医技科室管理规范与操作常规系列丛书

放射科管理规范与操作常规

主　编　张俊仁　郭　力

编　者（按姓氏笔画排序）：

于　涛　　王　雷　　王红微　　付那仁图雅

刘艳君　孙石春　孙丽娜　齐丽娜

何　飞　　何　影　　张　彤　　张　楠

张俊仁　张黎黎　李　东　李　瑞

郭　力　董　慧

U0218859

中国协和医科大学出版社

图书在版编目（CIP）数据

放射科管理规范与操作常规／张俊仁，郭力主编. —北京：中国协和医科大学出版社，2018.1

（医技科室管理规范与操作常规系列丛书）

ISBN 978-7-5679-0819-2

Ⅰ．①放…　Ⅱ．①张…②郭…　Ⅲ．①放射医学-医院-管理-规范　Ⅳ．①R81-65 ②R197.32-65

中国版本图书馆 CIP 数据核字（2017）第 152715 号

医技科室管理规范与操作常规系列丛书

放射科管理规范与操作常规

主　　编：张俊仁　郭　力

责任编辑：吴桂梅

出版发行：**中国协和医科大学出版社**
　　　　　（北京东单三条九号　邮编 100730　电话 65260431）

网　　址：www.pumcp.com

经　　销：新华书店总店北京发行所

印　　刷：北京新华印刷有限公司

开　　本：710×1000　1/16 开

印　　张：23.75

字　　数：390 千字

版　　次：2018 年 1 月第 1 版

印　　次：2018 年 1 月第 1 次印刷

定　　价：59.00 元

ISBN 978-7-5679-0819-2

（凡购本书，如有缺页、倒页、脱页及其他质量问题，由本社发行部调换）

前　言

　　放射科是医院重要的临床检查科室，在现代化医院建设中，放射科是一个集 DR、CT、MRI 及介入性放射学为一体的重要综合诊疗科室，临床各科许多疾病都需通过放射科设备检查达到明确诊断和辅助诊断的目的。回顾以往，伦琴伟大的发现奠定了放射学的基础，经过百年的发展历程，放射学的发展是极其迅速的，尤其是 20 世纪 70 年代以来计算机的发展，以及信息的存储、传输、显示、处理等技术的进步，放射学手段愈来愈多，技术也日益先进。放射学的发展，对医学诊断、治疗、教学、科研等产生极大的影响。另外，国内近 30 年来，医学影像技术随着设备的更新呈飞跃式发展，对临床医学的进步有着巨大的推动作用。国内放射技术知识的普及工作相对于设备的普及速度，相对滞后，放射学检查也缺乏规范，想做好放射工作，必须掌握很好的管理与操作规范，充分利用多种成像技术手段，正确辨别各种成像技术的优劣，扬长避短，做到有的放矢。因此为了使放射科工作人员和管理人员在医疗实践活动中做到有章可循、规范操作，加强医学影像学诊疗技术操作的规范化和标准化，进一步推动放射科全面质量管理和控制的实施，我们编写了本书。

　　医疗质量是医院永恒的主题，医技科室工作人员严格执行管理规范和操作常规是医疗质量的根本保证。本书从放射科管理者及放射科诊断医师的视角，主要介绍了放射科各项管理规范以及 X 线摄影技术、X 线透视检查技术、X 线造影检查技术、DSA 检查技术、CT 检查技术、MRI 检查技术等一系列操作常规。本书内容科学实用，可操作性强，针对性强，是一本有参考价值的规范的从业指导用书。编写本书的目的是使每一个放射学工作者，不论是实习医师、进修医师，还是有经验的临床医生均能受益，不论其设备先进与否，均能在广度和深度上得到提高。

　　本书可供放射科诊疗医、技、护人员，特别是科室管理人员及卫生行政部门管理人员阅读参考。

　　鉴于目前国内各家单位使用设备厂家不同及设备更新换代速度很快，放射学技术知识更是发展的博大精深，新理论、新技术层出不穷，各种设备的规范化检查方案将根据最新的临床医学和放射学的进展不断修改和更新。由于编者水平有限，书中若存在疏漏或未尽之处，恳请广大读者批评指正，以便再版时修订。

编者

2017 年 10 月

目　　录

第一篇　放射科管理规范

第二篇　放射科诊疗技术操作常规

第一篇

放射科管理规范

第一章

放射科建设与管理规范

第一节 放射科诊疗场所基本布局

放射科是为患者提供常规 X 线摄影（CR、DR 等）、CT、MRI 检查或介入放射诊疗的场所，楼层和位置应方便门诊、急诊和住院患者检查、治疗以及大型设备的搬运安装。房屋和设施应符合国家环境保护标准、职业卫生标准、医院感染控制和放射防护等要求。

一、机房的选址

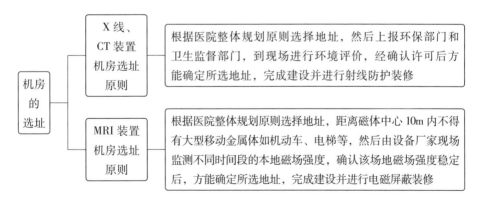

二、机房的使用面积和要求

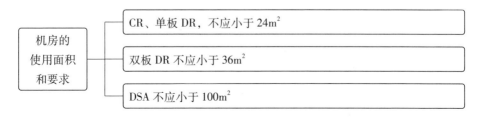

续流程

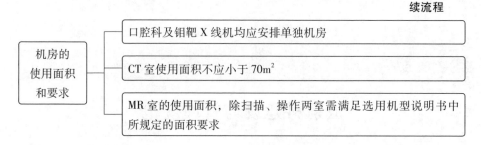

口腔科及钼靶 X 线机均应安排单独机房

CT 室使用面积不应小于 70m²

MR 室的使用面积，除扫描、操作两室需满足选用机型说明书中所规定的面积要求

三、电力供给和接地

DR、数字减影血管造影装置（DSA）、CT、MR 等均为大功率的设备，需要设置专用大功率电力变压器，专线供电，以满足电量，稳定电压。禁止其他电器设备并入供电网络，影响仪器设备的正常运行。接地电阻应不大于 4Ω，应配备稳压和计算机部分应配备不间断电源装置。

四、机房温度和湿度

机房应配备相应功率的空调机，室内温度一般保持在 20～25℃。相对湿度保持在 50%～80%，或按所选用机器的要求指标调定。

五、放射科诊断部门总体布局

放射科诊断部门总体布局与科室设置（X 线、CT、MRI、介入放射诊疗）、工作任务、设备类型和数量以及整体建筑结构形式有密切关联。总之，要求布局科学合理，符合工作程序，有利于防护，方便患者就诊，易于管理。

1. 二级医院

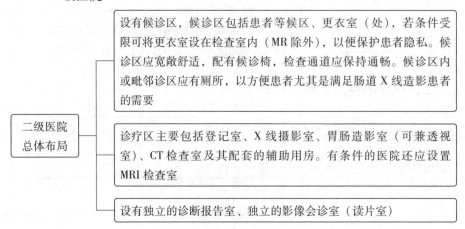

设有候诊区，候诊区包括患者等候区、更衣室（处），若条件受限可将更衣室设在检查室内（MR 除外），以便保护患者隐私。候诊区应宽敞舒适，配有候诊椅，检查通道应保持通畅。候诊区内或毗邻诊区应有厕所，以方便患者尤其是满足肠道 X 线造影患者的需要

诊疗区主要包括登记室、X 线摄影室、胃肠造影室（可兼透视室）、CT 检查室及其配套的辅助用房。有条件的医院还应设置 MRI 检查室

设有独立的诊断报告室、独立的影像会诊室（读片室）

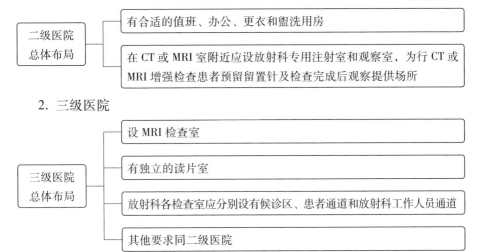

续流程

二级医院总体布局
- 有合适的值班、办公、更衣和盥洗用房
- 在 CT 或 MRI 室附近应设放射科专用注射室和观察室，为行 CT 或 MRI 增强检查患者预留留置针及检查完成后观察提供场所

2. 三级医院

三级医院总体布局
- 设 MRI 检查室
- 有独立的读片室
- 放射科各检查室应分别设有候诊区、患者通道和放射科工作人员通道
- 其他要求同二级医院

六、放射科导管室总体布局

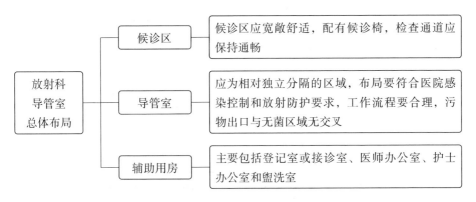

放射科导管室总体布局
- 候诊区：候诊区应宽敞舒适，配有候诊椅，检查通道应保持通畅
- 导管室：应为相对独立分隔的区域，布局要符合医院感染控制和放射防护要求，工作流程要合理，污物出口与无菌区域无交叉
- 辅助用房：主要包括登记室或接诊室、医师办公室、护士办公室和盥洗室

第二节 放射科的组织建制

一、组织建制的目标

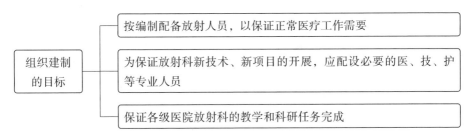

组织建制的目标
- 按编制配备放射人员，以保证正常医疗工作需要
- 为保证放射科新技术、新项目的开展，应配设必要的医、技、护等专业人员
- 保证各级医院放射科的教学和科研任务完成

二、组织建制的要求

组织建制的要求

- 要求专业人员在精通传统 X 线诊断知识的同时，能够贯彻执行全面质量管理（QA）和质量控制（QC）的各项规定，并能在 X 线诊断工作中加强放射卫生防护的意识和行动，从而保证每一位受检者和工作人员在最低的辐射剂量下获得安全的、稳定的、高质量的诊疗效果
- 要求掌握更为丰富的多学科的医疗知识，从而使放射诊疗技术能广泛地应用于临床
- 能熟练运用各种类型先进技术、新仪器，其中包括高精密度 DR、DSA、CT、MR 等医疗设备，同时还要懂得电子医学的基本理论，掌握操作技能和参与协调维护新型的医疗设备

三、科室设置

1. 设置内容

放射科下设传统 X 线诊断、CT、MRI、介入放射学 4 部分工作。

科室设置内容

- X 线诊断仍是放射科工作中最常用的项目，各级医院放射科应配备足够的医技人员和必需的仪器设备
- CT、MRI 的诊断方法和 X 线诊断基本相同，应隶属于放射科，各级医院应按国家和各省市的相关规定进行配置 CT、MR 的数量
- 省、市级综合性医院的放射科，可根据需要，配备相应的放射专业人员，健全呼吸、消化、泌尿、骨骼、神经和心血管等专业分组，以利于诊疗质量的提高、新技术的开展和人才的培养
- 各级医院放射科应创造条件将介入放射学作为重点开展项目，有计划地逐步实施

2. 人员配备

```
                    ┌─────────────────────────────────────┐
                    │ 放射科工作人员包括医师、技师、护士和工勤人员，│
                    │ 人员配备应满足医院临床放射检查、设备操作和诊断│
                    │ 需要，以及承担教学、夜间值班、节假日值班和放射│
                    │ 科工作人员的休假等需要                      │
                    └─────────────────────────────────────┘

                    ┌─────────────────────────────────────┐
                    │ 三级综合医院的放射科负责人应当具有主任医师专业技│
                    │ 术任职资格，从事放射诊断工作10年以上。二级综合│
                    │ 医院的放射科负责人应当具有副主任医师以上职称的任│
                    │ 职资格，从事放射诊断工作10年以上。其他医疗机构│
                    │ 放射科负责人应当具有中级专业技术职务的任职资格   │
                    └─────────────────────────────────────┘

                    ┌─────────────────────────────────────┐
                    │ 独立从事放射诊断操作必须具有执业医师资格，二级│
                    │ 以上医院签发放射科诊断报告应该具有主治医师或主│
    ┌──────────┐     │ 治医师以上职称。CT 或 MRI 诊断医师应具有相应 CT │
    │  人员配备  │─────┤ 医师上岗证或 MRI 医师上岗证。从事介入治疗医师要 │
    └──────────┘     │ 取得介入诊疗技术准入资格，从事介入治疗执业医师│
                    │ 中至少有1名具有放射医学副高级及以上专业技术职│
                    │ 务的任职资格                              │
                    └─────────────────────────────────────┘

                    ┌─────────────────────────────────────┐
                    │ 放射科技术人员必须具有中专以上学历或已经取得放│
                    │ 射科技士资格，能独立操作 CT、MRI 或 DSA 等乙类大│
                    │ 型放射科设备，且必须具有相应技术上岗证。MRI 技 │
                    │ 术上岗证可以代替 CT 技术上岗证               │
                    └─────────────────────────────────────┘

                    ┌─────────────────────────────────────┐
                    │ 放射科护士必须具有执业护士资格证             │
                    └─────────────────────────────────────┘

                    ┌─────────────────────────────────────┐
                    │ 登记人员应通过培训，熟悉放射科工作流程和各种放│
                    │ 射科检查的要求，熟悉各种检查注意事项，熟悉电脑│
                    │ 操作                                      │
                    └─────────────────────────────────────┘
```

3. 分工

各级医院放射科均实行科主任负责制。省级医院放射科主任应由高级职称的正（副）主任医师担任；市级医院科主任可由副主任医师担任，县级医院如无高级职称医技人员，可由主治医师担任。凡无相应职称专业人员的医院应积极培养或引进。

医、教、研任务较重的省级医院放射科可设科秘书，协助科主任做好行政及业务技术管理工作。

全科成员按工作性质分为诊疗组、技术组、医学资料管理组。

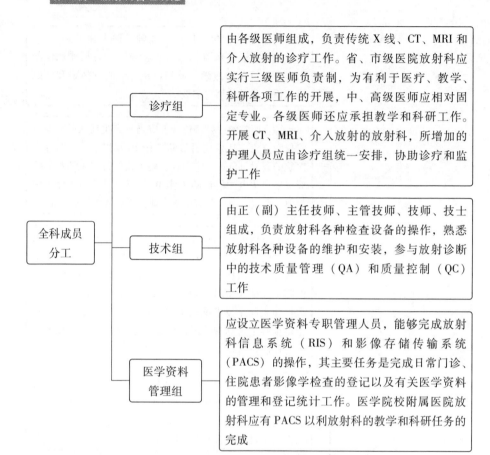

全科成员分工

诊疗组：由各级医师组成，负责传统 X 线、CT、MRI 和介入放射的诊疗工作。省、市级医院放射科应实行三级医师负责制，为有利于医疗、教学、科研各项工作的开展，中、高级医师应相对固定专业。各级医师还应承担教学和科研工作。开展 CT、MRI、介入放射的放射科，所增加的护理人员应由诊疗组统一安排，协助诊疗和监护工作

技术组：由正（副）主任技师、主管技师、技师、技士组成，负责放射科各种检查设备的操作，熟悉放射科各种设备的维护和安装，参与放射诊断中的技术质量管理（QA）和质量控制（QC）工作

医学资料管理组：应设立医学资料专职管理人员，能够完成放射科信息系统（RIS）和影像存储传输系统（PACS）的操作，其主要任务是完成日常门诊、住院患者影像学检查的登记以及有关医学资料的管理和登记统计工作。医学院校附属医院放射科应有 PACS 以利放射科的教学和科研任务的完成

卫生勤杂人员不属医技人员编制，其数目应根据科室的面积、设备数量及工作量设编。

第三节　放射科设备配置要求

放射科设备是放射科开展医疗业务及教学、科研、健康管理工作的必要设备。为了适应医院各学科开展的医疗业务，完整的放射科设备需要配备 X 线摄影成像装置、X 线造影装置、CT 装置、MRI 装置、数字减影血管造影装置（DSA），以及相关的辅助设备，如胶片打印机、数字化图像存储和传输系统（PACS）等。在配备这些设备的时候，应从业务发展需要出发，配置适当的数量、合适的参数、保证设备的基本功能齐全和具有一定先进的硬件和软件功能。如引进了影像学设备，对于放射科管理者来说，设备机房也需要了

解，协助医院职能部门完成机房装修、设备安装和调试，保证设备长久、安全、正常使用。

一、X 线装置

X 线摄影装置配置，包括 X 线摄影设备和图像输出设备，是放射科的常规 X 线检查设备配置，最基本的要求设备配备数量大致如下。

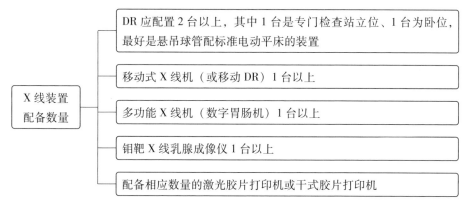

基于不同部位的 X 线检查分开并同时进行检查的考虑，根据每天患者检查数量设置 DR 设备的台数。一般情况下，每台 X 线设备每小时可以完成 60 次曝光的胸部检查，结合科室的工作实际，就可以得出科室具体需要的 DR 装置的台数。目前已经普及 DR，关于 DR 的配备计划，作为放射科工作人员，尤其是科室负责人，应该十分了解相关 DR 技术和性能参数名称，为医院在引进 DR 前论证及安装后更好地使用提供临床支持。

二、CT 装置

CT 是目前临床非常重要的影像学检查技术，在临床诊疗中起到十分重要的作用，也是医院投入较大的医疗设备之一。CT 设备配置多少台，配置什么型号，应该结合医院实际需要、患者检查数量、放射科医技人员的技术水平等方面进行考虑。一般医院最基本的要求设备配备数量大致如下。

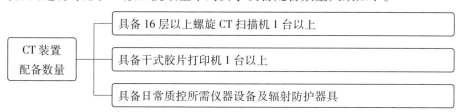

对于"三甲"医院，目前多数医院都配备 64 层 CT 或更高层数的 CT 装

置。16 层 CT 主要配备到"二级"医院或以下医院。

三、MRI 装置

MRI 装置是放射科的特殊影像学设备。根据目前的要求，并不是所有医院都配备 MRI 装置。但如果二级医院以上，诊疗达到一定规模，临床的医疗、保健、教学等工作需要，也可以申请配置。一般医院最基本 MRI 设备配置大致如下。

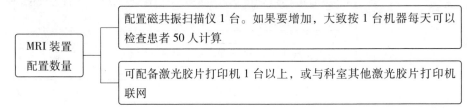

MRI 装置配置数量

- 配置磁共振扫描仪 1 台。如果要增加，大致按 1 台机器每天可以检查患者 50 人计算
- 可配备激光胶片打印机 1 台以上，或与科室其他激光胶片打印机联网

四、DSA 装置

DSA 即数字减影血管造影装置，主要利用平板探测器采集图像。由于该检查有一定创伤性，在疾病诊断方面，通常只应用在心脑血管性疾病等比较小的血管显示。DSA 技术最主要的应用于血管性疾病、肿瘤性疾病的介入治疗。

卫生行政部门对 DSA 装置的引进有比较严格的控制。必须是"三甲"医院，基于临床的医疗、保健、教学等工作需要，或具有放射介入诊疗准入的医院才批准购买。需要配备 DSA 的医院，一般应具备以下条件：

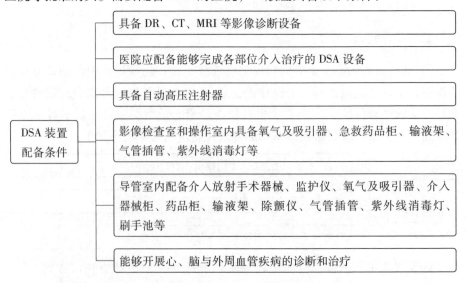

DSA 装置配备条件

- 具备 DR、CT、MRI 等影像诊断设备
- 医院应配备能够完成各部位介入治疗的 DSA 设备
- 具备自动高压注射器
- 影像检查室和操作室内具备氧气及吸引器、急救药品柜、输液架、气管插管、紫外线消毒灯等
- 导管室内配备介入放射手术机械、监护仪、氧气及吸引器、介入器械柜、药品柜、输液架、除颤仪、气管插管、紫外线消毒灯、刷手池等
- 能够开展心、脑与外周血管疾病的诊断和治疗

五、防护设备

每个具有 X 线辐射的机房都应配备工作人员防护用品和患者个人防护用品，包括铅衣、铅帽、铅手套、铅围脖和铅眼镜。导管床要有床下铅屏风和床上悬挂式铅玻璃屏。

六、急救设备

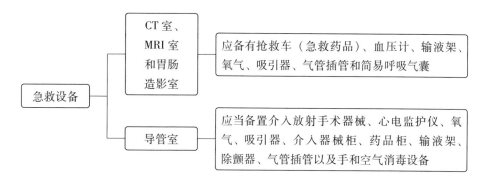

七、PACS/RIS 设备

放射科数字图像存储和传输系统/信息放射系统（PACS/RIS），它不是一台机器，而是集成计算机、存储器、服务器、数据转换器、终端阅读计算机等硬件设备，以及相应的图像传送、存储等管理软件的数字化局部网络系统。系统采集了放射科的 X 线成像、DSA、CT、MRI 等影像学检查数据以数字化信息并存储形成网络数据，同时融合了放射科的患者信息及诊疗管理信息，达到数字化、网络化管理，最终与医院的信息系统（HIS）融合，达到全院共享。在 PACS/RIS 构建时，需要了解相关的硬件、软件配置及功能，包括相应的参数，以保证放射科图像传送、存储的网络安全，保证放射科诊疗正常开展。

第二章

放射科规章制度

　　放射科诊疗工作主要是借助设备及其技术来完成临床诊疗工作的科室，具体涉及如何保证设备的正常运行，如何有效地组织医师、技师、护士及工程人员开展临床诊疗工作，如何做好登记室、报告分发室等工勤人员协调工作等，使得多个工作场所、多个部门、多种不同工作性质的放射科工作得以有条不紊地运行。制订相应规章制度，可以使大家在工作中有章可循、照章办事，从而保障科室诊疗有序地运行，减少工作差错或失误，降低科室诊疗的运作成本，防止管理的任意性。

　　目前各个医院放射科还没有统一规定的诊疗管理规章制度，主要是根据科室的现状和诊疗工作需要进行制订，其具体内容主要包括诊疗管理涉及的工作内容、范围和工作程序、方式如何开展等，在工作运行中也可不断完善和修订。制订的规章制度不能太多，过多可能无所适从；也不能太少，过少不利于工作开展。

第一节　放射科组织管理制度

放射科组织管理制度

实行院长领导下的科主任负责制，放射科主任对放射科医疗质量、医疗安全、医风建设和教学科研负责。放射科主任对放射科各个部门（包括普通 X 线诊断、CT、MRI 和介入治疗等）的统一领导和管理，实施大放射科的管理模式。科主任一般应当由学科带头人或高年资医生担任，三级甲等综合医院应由主任医师担任

分设副主任、助理或组长协助科主任工作。根据医院功能定位和放射科设备配置状况，分设若干专业组，由副高以上专业职称技术人员负责。提倡三级医院放射科按人体解剖系统划分亚专业

续流程

放射科组织管理制度

- 低年资医师应实行不同影像学方法的轮转学习，全面掌握普通X线诊断、CT和MRI等各种诊断技术以及介入放射诊疗，发挥放射科综合诊断的优势
- 技术人员要掌握放射科各种设备的技术操作，高年资技术人员岗位相对固定，应定期轮转，实现一专多能
- 科主任要全面抓好科室的全面质量管理（QA），执行影像诊疗规程
- 专人负责设备、仪器、物资和药品的领取、保管及账册注销工作
- 管理好各岗位人员的工作落实情况，有计划地安排好各级人员的专业培养，以提高全科人员的技术水平

第二节 放射科医疗工作制度

一、放射科工作制度总则

放射科工作制度总则

- 各种X线检查、CT检查、MRI检查、介入放射诊疗均由临床医师填写影像检查申请单，经登记编号后，方可检查。急诊患者随到随检，普通X线检查项目当天完成检查，CT、MRI及各种特殊造影检查应事先预约（48小时内）
- 做各种医学影像检查治疗时，必须认真审查申请单，查对患者姓名、年龄、ID号、部位、目的；做特殊（有创）放射检查或造影时，还要审查术前准备情况，是否已履行知情同意书签字手续等，对比剂过敏试验及必需的各项检查前准备是否已执行
- 重要的影像检查，由医师和技术人员共同确定投照技术、检查序列。特检摄片、重要摄片，待观察照片合格后方嘱患者离开

续流程

放射科
工作制度总则

阅片及书写报告时，要查对科别、病房、姓名、性别、年龄、ID 号、部位。影像诊断要密切结合临床。进修或实习医师书写的诊断报告，应经上级医师签名，严格执行上级医师审核制

危重患者或做特殊造影检查、CT、MRI 增强等检查的患者，必要时应由临床医师携带急救药品陪同检查，对不宜搬动的患者应到床旁检查（X 线平片）

放射科人员每天集体阅片，经常研究诊断和投照技术，解决疑难问题，不断提高工作质量

注意用电安全，严防差错事故。各种影像设备应指定专人保养，定期进行检修

影像学医师应经常深入临床科室、病理科和手术室追查验证诊断报告结果，并就随访资料汇集保存，以利提高诊断水平

审阅外院影像学资料按规定办理会诊手续后，按会诊管理完成诊疗

发报告时，再次查对科别、病房、姓名、年龄、ID 号及检查结果。急诊检查 30 分钟内发报告，普通 X 线片一般 2 小时发报告，特殊检查、疑难病例、CT、MRI 检查 24 小时发报告

严格遵守操作规程，做好防护工作。工作人员要定期进行健康体检，并要妥善安排休假

各种影像图像是医院工作的原始记录，对医疗、教学、科研工作都有重要作用。全部影像图像都应由医院信息科统一管理（数字化管理），保存时间一般以 10 年为限。资料存储可以离线存储，但需要有 3 年的在线资料存储。CT、MRI 及数字照片的影像图片可以由患者保存 1 份

二、急诊制度

急诊制度

- 各科医师应根据患者病情需要在影像诊疗申请单上签注"急"字，申请目的及检查部位均应填写明确，并注明患者住址
- 检查时，必须强调安全、快速细心、谨慎，及时签发诊疗报告
- 重危患者应由经治医师携带急救药品陪同检查
- 遇有疑难诊疗问题，应请上级医师指导处理
- 急诊报告及时发出。次日对科内留档资料应经主治医师以上人员复审，如发现差错立即纠正，并迅速通知经治医师，以利抢救工作

三、值班交接班制度

值班交接班制度

- 各级医院放射科一般除行政工作时间外，包括非办公时间和节假日，均应安排值班人员，实行 24 小时值班制
- 值班人员（中班、夜班）必须坚守工作岗位，履行职责，不得擅离职守
- 值班人员应检查科室范围内的门、窗、水、暖、电和煤气，保证科内安全
- 中班、夜班接班人员需提前 10 分钟接班，负责中午和夜间急诊检查和诊疗报告工作
- 严格执行 X 线检查的操作规程及科室制度，防范差错事故发生，做好医疗安全工作
- 值班医师对疑难病例、急危重症患者影像学诊断有困难时，须请示上级医师或二线值班医师，以明确诊断，及时做出合适诊疗意见
- 值班医师、技术员遇到突发事件，如大批患者、重大工伤车祸应及时向科主任和总值班汇报，请求增援

续流程

值班交接班制度

- 医技人员交接班时首先巡视各机房及其他房间，对机器、空调、电脑、门窗、水龙头、灯、电风扇进行检查，以免发生意外。同时注意防火、防盗
- 医技人员值班期间不得在科室内做诊疗之外的事情
- 值班的医技人员负责保证机器完好、环境卫生，遇有当班不能解决的问题应及时汇报，并向接班医技人员说明
- 医技人员在值班期间做好各项文字记录及交接班记录

四、查对制度

查对制度

- 接收放射科诊疗申请单时，要查填写是否符合规范；查初步诊断、部位与检查目的是否相符；查交费手续是否完备
- 技术人员照片和医师进行 X 线诊疗及签发报告等各环节均应查对片号、姓名、性别、年龄、申请科别、住院号（门诊号）、检查部位和目的，防止差错
- 在诊疗过程中，应查对比剂及药物名称、剂量、浓度、用法；查对比剂及药物有无变质；瓶口有无松动、裂缝，查患者有无碘及其他药物过敏史，查使用药物有无配伍禁忌。使用大剂量对比剂或危重病例术前，应查安全急救措施是否完备，并注意术后反应

五、造影检查制度

造影检查制度

- 检查医师必须正确掌握造影检查的适应证与禁忌证
- 使用碘剂造影前注意询问有无变态反应（过敏反应）史
- 造影前，必须做好准备工作，并按照各项造影操作常规进行检查
- 造影时，应备有急救药品和抢救需用器械，并熟悉急救方法。一旦发生严重变态反应，应迅速对患者进行抢救处理，并请有关科室协助抢救
- 造影后，应妥善交待注意事项。

六、DSA、CT、MRI 检查制度

DSA、CT、MRI 检查制度
- 各类诊疗工作均系预约进行
- CT 机每日开机后应连续使用，为减少机器耗损，工作完毕关机后，一般不再开机，急诊除外
- MRI 室医师应严格掌握使用 MRI 检查的适应证和禁忌证。在成像全过程中，患者及允许陪同者均不能携带任何含铁、镍、钴质的物品，如起搏器、手表、相机、信用卡、金属饰物等进入室内。同时详细查询体内有否金属植入物或器官金属修补物，防止进入磁场后发生危险
- 各室机房凡要求达净化室标准者，应保证达到恒温、恒湿、无尘要求
- 非本室医技人员严禁进入设备控制室

七、介入诊疗管理制度

介入诊疗管理制度
- 从事介入放射诊疗者必须取得执业医师资格证，能独立实施介入放射诊疗，医师准入资格应符合国家卫生计生委介入诊疗技术管理规范的要求
- 放射科介入诊疗医师和主管医师共同决定治疗方案，介入诊疗手术由介入诊疗医师负责。疑难病例的介入诊疗应由副主任医师以上人员决定治疗方案。三级以上介入诊疗手术由具有副主任医师以上专业技术职务任职资格的本院介入医师决定，术者由具有副主任医师以上专业技术职务任职资格的本院介入医师担任
- 临床医师开具介入诊疗会诊单，由放射科主治医师以上人员进行会诊
- 严格把握介入诊疗适应证，恶性肿瘤的介入诊疗必须以病理诊断或典型影像诊断及结合典型临床诊断为治疗依据
- 介入诊疗医师术前要与家属谈话，记录谈话内容，说明可供选择的治疗方案，介入手术目的、手术经过、预后、术后注意事项、不良反应及其预防和处理方法。谈话医师和患者或家属应共同签署知情同意书

续流程

介入放射诊疗室必须建立严格的管理制度和消毒灭菌制度，介入放射诊疗的器械消毒灭菌必须遵照医院内感染管理的要求，使用经药品监督管理部门审批的外周血管介入诊疗器材，不得违规重复使用一次性介入诊疗器材

建立外周血管介入诊疗器材登记制度，保证器材来源可追溯。在介入诊疗患者住院病历的手术记录部分中留存介入诊疗器材条形码或者其他合格证明文件。严格执行国家物价、财务政策，按照规定收费

介入诊疗过程中必须注意术者和患者的 X 线防护，避免不必要的照射。实施血管内介入诊疗必须有造影记录。介入诊疗过程中治疗方案的变更应及时与经管医师协商，并取得患者或家属的知情同意

介入诊疗管理制度

危重患者的急诊介入诊疗应有经管医师陪同

介入诊疗结束后应及时做好介入手术记录，包括介入治疗过程、术中所用药物及有无不良反应等。术后告知患者注意事项

介入诊疗术后的医嘱由介入诊疗医师与经管医师共同协商决定

如有留置导管，应由介入诊疗医师拔除或经协商后由经管医师拔除

做好介入诊疗病例的术后随访、疗效追踪及统计资料的保存，以不断提高介入治疗的工作质量

八、巡诊制度

应解决技术人员处理不了的技术难题，根据申请检查科室初步诊断和检查目的，协同选择投照部位和位置

接待院内、外 X 线片的会诊。临时安排特殊、急、重、危症患者的诊疗问题

巡诊制度

解决和处理当日科内的医疗工作

检查常规及造影湿片是否符合诊断要求，决定是否重照或补照

九、综合读片和疑难读片讨论制度

综合读片和疑难读片讨论制度

- 设立专用的读片室或兼用读片室，最好配有投影设备或大屏幕显示器

- 科主任或高年资医师每天应组织全科医师、进修医师和实习医师进行读片

- 读片的医师应提前收集病史、体格检查及其他必要的检查资料进行充分讨论

- 推荐定期或不定期与相关科室联合读片，以提高诊断水平

- 放射科医师在日常诊断工作中遇疑难病例应提交科室进行疑难病例讨论，以便集思广益，提高诊疗质量

- 记录读片讨论结果，诊断报告要体现科室综合读片意见。疑难病例应进行随访，随访结果可以在下一轮疑难读片时公布

十、诊断报告书写及审核制度

诊断报告书写及审核制度

- 放射科诊断报告书写的内容和格式要统一规范。诊断报告的书写由本科室低年资住院医师、本专业进修医生、研究生及实习医生完成。诊断报告的审定和签发由主治医师以上及主任授权的高年资住院医师完成

- 阅片及书写报告时，首先查对科别、病房、姓名、性别、年龄、ID号、部位。影像诊断要密切结合临床。报告书写人员要及时完成诊断报告的书写，以便上级医师按照报告发放的时限规定内完成报告的审核、签名

- 低年资医师完成影像诊断报告书写后，主治医师以上及主任授权的高年资住院医师再次对科别、病房、姓名、性别、年龄、ID号、部位等患者信息进行查对，并及时修改、审核影像诊断报告，保证诊断的准确性，在报告发放的时限规定内完成报告审核，并签名

- 坚持集体阅读各种影像图片制度，对于疑难、少见病例全科会诊后再书写报告。年资低的医师在诊断报告书写过程中遇到疑难问题及时请示上级医师，在上级医师指导下完成报告书写

十一、检查技术质量评价制度

検查技术
质量评价
制度

> 规定每周确定某个时间作为影像检查技术质控活动时间，由技术组长主持，全科技师除当班外，全员参加。在 PACS 上抽查本周 DR、CT、MRI、DSA 图像各 50 份进行评价

> DR 图像评价，观察包括检查部位是否包括完全、病变显示清晰度、有无伪影、所用的照相条件以及有无对患者进行辐射防护等方面进行评价。照片质量等级评价一般以主观目测方式，对照片的位置是否正确、片内是否有异常伪影、影像的对比度、黑化度、清晰度等方面进行评价，把照片分为甲级片、乙级片、丙级片、废片四个等级

> CT 图像评价，观察扫描部位是否包括完全，扫描层厚、角度是否正确，重建图像是否符合诊断要求，增强扫描时间和延迟时间的选择是否正确，是否应用低 X 线量扫描技术等

> MRI 图像评价，观察扫描序列是否正确、合理、图像是否清晰、增强扫描应用是否合理、特殊技术应用是否得当以及所显示的病变效果等方面

> DSA 图像评价，观察包括血管造影位置是否包括完全、显示的血管是否清楚、是否能够显示细小血管及其病变等

> 分析讨论需要有专人记录，评价结果报告科室主任，并与个人绩效挂钩

十二、病例随访制度

病例随访
制度

> 对放射科诊断报告应进行对照随访，以统计影像诊断的正确率

> 由相关医师分工负责对手术患者进行追踪随访并作记录，或每周安排人员负责对手术患者进行追踪随访

> 有手术病理结果的，应及时记录；无手术病理结果的，可以对照出院记录或通过电话、信访收集患者病情转归情况

> 定期进行手术随访结果的讨论，尤其是对诊断不符合的病例，应通过分析讨论，不断提高诊断水平

十三、危急病报告制度

危急病是指在放射科影像检查中意外发现的（临床已经诊断的除外），如不给予患者迅速有效的处理，可能危及患者生命或引起严重不良后果的一类疾病。

1. 放射科需要报告的相关危急病

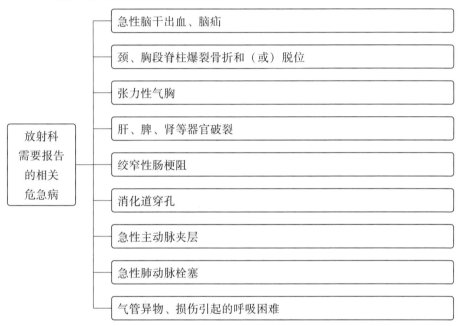

2. 危急病报告流程和要求

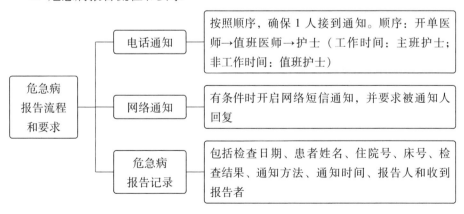

十四、导管室规章制度

导管室规章制度

- DSA 设备须由具备资质的专业技术人员按操作程序进行操作。未经导管室技师许可，其他人员不得随意操作 DSA 设备
- 技术操作参数，如造影程序、对比剂的总量以及高压注射器注射的流量等须在医生的指导下设置
- 做好患者的辐射防护，如必须要有家属或医务人员陪同者，则要做好相应的辐射防护工作
- DSA 设备应每周保养一次，做到干净、清洁和卫生
- 在导管室工作的工作人员，均须严格遵守无菌操作原则，保持室内肃静和整洁。入室人员均须戴口罩、帽子，穿白大衣，套鞋套或换室内鞋
- 进入导管室见习或参观人员须经有关部门批准，未经同意，见习者和参观人员不得在房间内随意走动和出入

第三节　放射科医学资料管理制度

一、登记制度

登记制度

- 任何诊疗申请单必须办妥手续，如批价、缴费登记后，方可进行检查。初诊患者应依次序编排新号；复诊患者要查找老号，同时取出老片资料，供诊疗参考
- 各项特殊造影检查应发给预约单，向病区医护人员或患者交代诊疗前的准备及注意事项。住院患者优先预约
- 照片入档前，要核对检查部位、照片张数与登记数是否相符，发现缺份应及时查找。同时应做好患者姓名及病名索引
- 及时送发诊疗报告，并有签收手续

续流程

登记制度	经集体读片会诊后，如需作进一步检查时，登记员应及时负责通知患者来科复查
	按月做好各项工作量的统计工作
	非本室人员不得进入登记室或片库自行取片

二、影像管理制度

影像管理制度	修改和删除图像：因各种原因需要删除图像，必须经过网管操作执行，删除网上图像仅授权于网络管理员，其他任何人不能删除图像，网管对所删除图像进行记录。必要时保存被删除图像到其他存储中，以备他用
	备份影像：不能私自给患者或他人备份影像资料（刻录光盘、U盘），科研、教学需要，通知网管完成影像备份

第四节 放射科医疗设备管理制度

一、医疗设备管理分工制度

医疗设备管理分工制度	全科各室（X线、介入放射、CT、MRI）医疗设备、仪器、手术器械等均由科主任委派专人负责统一请领、报账、销账事务及保管总账册和分户账册
	科内仪器设备应统一建立分户账卡，做到账账（院设备科、器材科与放射科账）、账物、账卡相符
	大型设备应指定专人管理，按操作规程使用。建立《机器设备使用情况》记录本，要有详细的使用、故障、修理更换元器件品种及数量、线路改动等情况记录。操作使用人员要经过专业技术培训和考核，合格者方可上岗操作
	大型设备的账卡和档案资料应由专人负责保管。保管人员变动时，要认真办理清点移交，做到账卡与物核对无误，账卡不得涂改或遗失

二、大型设备档案管理制度

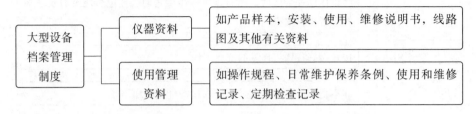

三、设备维修保养制度

设备维修保养制度

- 由专业设备维护人员（保修公司）进行维护和保养。使用人员负责对设备进行定期校正与日常保养，每台设备的维护与保养的监督工作应落实到人。要求设备的运行完好率>95%

- 每日开机前确保机房环境条件（温度、湿度等）符合设备要求。开机后先检查设备是否正常，有无提示错误等，如有异常或报错，及时联系相关人员，予以排除

- 严格遵守设备操作规程，使用中若遇到异常情况应立即切断电源，并请专业维修人员进行检查和维修

- 在使用CT前应先预热球管后才能工作。在使用MRI前应先查看液氮存储及压力情况

- 每日工作完后，及时清洁设备上的污物

- 每日记录设备运行状况

- 待维修的设备应放置警示告知，以避免误操作

- 设备须定期维护并要做好记录，设备供应商对设备的检修维护须有留底

第五节 放射科安全管理制度

一、放射科诊疗质量与安全管理制度

医疗质量和医疗安全是放射科工作的核心，放射科工作量大，检查设备多，容易忽视检查环节和诊断细节，造成不同程度的技术和诊断缺陷，甚至

造成误诊或漏诊。放射科的医疗安全问题涉及多个方面，为保障患者的医疗安全，应落实以下各个工作环节的管理。

放射科诊疗质量与安全管理制度

- 科主任、医疗技术骨干和护理人员组成科室医疗质量和医疗安全管理小组。设立科室质量管理员，由其负责科室医疗质量和医疗安全管理的具体工作

- 制订科室医疗质量与医疗安全工作方案、教育与培训计划和质量与安全目标。三级医院大型普放检查阳性率≥50%，CT、MRI检查阳性率≥60%；放射诊断与手术病理诊断符合率：三级甲等医院≥94%，三级乙等医院≥92%，二级甲等医院≥90%

- 制订不良事件报告制度、医疗差错事故防范及其报告、检查、处置规范和流程

- 人员保证：放射科工作人员的资质必须符合准入要求，独立从事放射诊断操作的要求必须具有执业医师资格，二级以上医院签发放射科诊断报告的至少为主治医师。技术人员必须具有中专学历或已经取得放射科技师资格，护士必须具备执业护士资格，独立操作CT、MRI或DSA等乙类大型放射科设备必须具备相应上岗证

- 设备准入和安全保证：依法取得《放射诊疗许可证》和《大型医用设备配置许可证》，放射科各种设备性能必须通过技术监督部门的检查后方为合格。X线设备检查辐射剂量在允许范围内。检查机械装置安全性能是否良好，应检查环境是否安全

- 每日保养机器，维修人员定期检查、维护机器，使机器处于良好运行状态，减少故障发生及辐射量，保证影像质量

- 落实放射科核对制度，抓好各环节管理，避免出现差错。控制影像成像质量和诊断质量，减少误诊，避免漏诊

- 放射科应配备必要的抢救药品、抢救设备和抢救用品

- 有对比剂使用规范和指导，有对比剂严重变态（过敏）反应抢救预案、流程、制度，有放射事件应急处理预案，有放射诊疗质量控制与放射防护管理制度。对抢救及应急处理预案要定期进行演练，切实保护工作人员及群众和环境的安全

续流程

放射科诊疗质量与安全管理制度

- 严格掌握放射科各种影像检查的适应证和注意事项，熟悉各种放射科设备特性对患者的风险，尤其要加强 MRI 检查前的安全评估

- 制订辐射应急预案和停电停水应急处理预案，防止意外伤害

- 制订放射科网络系统故障应急预案，保证医疗信息资料的完整性以及网络系统故障修复过程中的正常工作

- 对放射科的医疗质量、医疗安全管理应做到经常性的检查、督导，随时发现医疗安全隐患并及时整改

- 质量与安全管理考核结果应用于科室和个人考核，对未执行制度的个人，按医院质量评分的规定给予扣分和扣发绩效奖金，严重的按有关法规给予处罚

二、放射科辐射安全管理制度

为了加强放射科射线装置放射防护的监督管理，保障从事放射工作人员和公众的健康与安全，预防和控制职业病的危害，促进射线技术的应用与发展，根据《放射诊疗管理规定》和《放射科 X 线辐射防护管理规定》，遵守医疗照射正当化和放射防护最优化的原则，制订放射科辐射安全管理制度。

放射科辐射安全管理制度

- 在分管院长和相关职能部门的指导下，放射科主任负责放射科辐射防护管理，并设兼职放射防护管理人员，以协助科主任对放射科辐射防护的管理

- 放射科 DR、普通 X 线机房、CT 机房和 DSA 机房的房门上有电离辐射警示标志，并有醒目的工作指示灯和辐射告示

- 采用放射技术与方法对受检者进行诊断检查时，应当按照操作规程，严格控制受照剂量。对邻近照射野的敏感器官和组织应当进行屏蔽防护。对育龄妇女的腹部或骨盆进行 X 线检查前，应询问是否怀孕。对孕妇的 X 线检查应向患者说明可能的危害，在患者本人知情同意并在本人或直系亲属签字后方可实施此类检查。非特殊需要，对受孕后 8～15 周的育龄妇女，不得进行下腹部放射影像检查

续流程

技术人员要严格执行各种放射设备操作规程，以确保影像质量，避免重复照射。在不影响诊断的前提下，X 线摄影、透视或介入治疗等应尽可能采用高电压、低电流和小光圈

各 X 线机房内配备必要的辐射防护用品，X 线检查过程中无关人员不得进入机房，确需陪同的，应采取预防辐射措施，并嘱陪同人员应尽量远离 X 线球管

X 线机房、CT 和 DSA 机房应符合辐射防护要求。X 线诊断装置的防护性能和与照射质量有关的各项技术指标，应当符合有关标准要求，定期予以检测

放射科辐射安全管理制度

从事放射工作的人员经健康体检、放射防护专业知识和相关法规知识培训合格，持有放射工作人员证后方可上岗。按有关规定按时组织科室工作人员参加上岗培训、复训及健康体检

工作人员在工作时间应佩戴个人剂量仪，接受个人剂量监测，并建立个人剂量档案。在岗期间，放射工作人员每 2 年接受健康检查，并建立个人健康档案

放射工作人员根据国家有关规定享受有关补贴、休养及休假等放射保健福利

三、放射科 PACS/RIS 信息安全管理制度

在放射科主任领导下，有专职或兼职工程技术人员维护和管理放射科 PACS/RIS 系统。应定期同医院信息部门联系，发现问题及时处理

放射科 PACS/RIS 信息安全管理制度

PACS 机房建设要符合相关规定，应配备独立不间断电源、烟雾探测系统和消防系统。机房内保持合适的温度、湿度和环境整洁。无关人员不得进入机房，机房内严禁吸烟。定期进行电力、防火、防潮、防磁和防鼠检查

PACS/RIS 信息运行要设置防火墙，安装防病毒软件，限制输出端口，拒绝外来的恶意攻击和病毒感染

续流程

放射科 PACS/RIS 信息安全管理制度	增强网络安全意识，自觉遵守信息安全管理有关法律、法规，不泄密、不制作和传播有害信息
	对操作人员的权限严格按照岗位职责设定，设置不同的访问权限、相应的密码及口令。严禁操作人员泄露自己的口令。系统管理员定期检查操作人员的权限
	保护患者个人隐私，不得随意公布和拷贝与患者有关的资料，无关人员不得随意浏览工作电脑。完成工作或暂时离开时要及时关闭工作电脑，或设定延时自动关闭功能，防止信息外露和被盗

第六节　导管室消毒隔离制度

导管室消毒隔离制度	严格执行无菌操作规程，术前必须穿手术衣，戴口罩、防护眼罩和帽子以及按外科手术洗手规程消毒洗手
	凡规定一次性使用的无菌医疗用品不可回收再利用，一次性使用导管不得重复使用
	国家药品监督管理部门审批的医用产品，其说明书未规定一次性使用的物品如要重复使用，应按去污、清洗和灭菌的程序进行处理
	每天用含氯消毒液擦拭物体表面
	每台介入手术结束后，应作好终末消毒，及时处理医疗废物，将医疗污染垃圾扔入专用污物袋，按规定统一处理。传染病患者所用用品必须与普通患者分开放置、使用和处理
	设专门的无菌物品存放室，无菌物品存放应符合医院感染规定
	每天常规进行1次空气消毒，必要时随时消毒，并记录在册。每月进行1次空气培养，如不符合标准，应立即查明原因并进行消毒处理
	每月监测：手指、空气、消毒液、操作台和医用器材
	机房应定期通风，以保持室内空气清洁

第 三 章

放射科各级人员岗位职责

第一节　放射科主任职责

一、科主任职责

科主任职责

在院长/分管院长领导下，实行科主任负责制。全面负责本科室的医疗、教学、科研、预防、廉政建设及行政管理工作，及时完成上级有关部门及医院的指令性任务

制订本科室工作计划，对常规 X 线摄影（CR、DR）、CT、MRI、DSA 和介入诊疗实行统一领导和管理，经常督促检查，持续改进服务质量，按期总结汇报

根据本科室任务和人员情况进行科学分工和管理，保证对患者进行及时的诊断和治疗

实施科室主任领导下的常规 X 线摄影（CR、DR）、CT、MRI 和介入治疗综合读片制度，科主任定期主持集体阅片，审签重要的诊断报告，亲自参加临床会诊和对疑难病例的诊断治疗。经常检查放射诊断、介入治疗和影像技术质量

参加医院工作会议，主持科务会，经常和临床科室联系，征求意见，改进工作

学习和引进国内外先进医疗技术，开展科学研究。担任教学工作，对进修、实习人员做好培训工作

督促科内人员做好资料积累与登记、统计工作

续流程

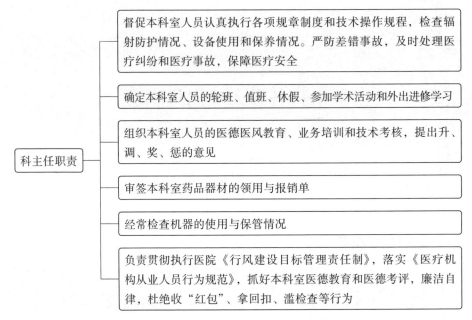

科主任职责

督促本科室人员认真执行各项规章制度和技术操作规程，检查辐射防护情况、设备使用和保养情况。严防差错事故，及时处理医疗纠纷和医疗事故，保障医疗安全

确定本科室人员的轮班、值班、休假、参加学术活动和外出进修学习

组织本科室人员的医德医风教育、业务培训和技术考核，提出升、调、奖、惩的意见

审签本科室药品器材的领用与报销单

经常检查机器的使用与保管情况

负责贯彻执行医院《行风建设目标管理责任制》，落实《医疗机构从业人员行为规范》，抓好本科室医德教育和医德考评，廉洁自律，杜绝收"红包"、拿回扣、滥检查等行为

二、科副主任职责

协助科主任负责相应工作，科主任外出或休假时应全面负责本科室工作。

第二节　放射科医师职责

一、主任/副主任医师职责

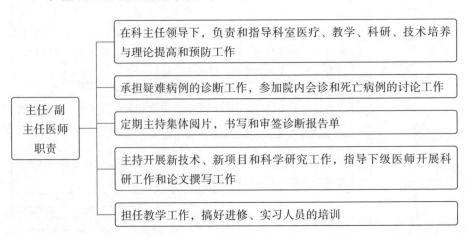

主任/副主任医师职责

在科主任领导下，负责和指导科室医疗、教学、科研、技术培养与理论提高和预防工作

承担疑难病例的诊断工作，参加院内会诊和死亡病例的讨论工作

定期主持集体阅片，书写和审签诊断报告单

主持开展新技术、新项目和科学研究工作，指导下级医师开展科研工作和论文撰写工作

担任教学工作，搞好进修、实习人员的培训

续流程

主任/副主任医师职责

- 督促下级医师认真执行各项规章制度和技术操作规程
- 指导本科室各级医师做好综合影像诊断工作，有计划地开展基本功训练
- 对各级医师的理论水平、业务能力和工作实绩做出评定
- 完成医院和科室指定的其他工作
- 副主任医师参照主任医师职责执行

二、主治医师职责

主治医师职责

- 在科主任领导和主任医师指导下，负责科室一定范围内的医疗、教学、科研和预防工作
- 重点承担疑难病例的诊断、治疗工作。主持每天的集体阅片，书写和审签诊断报告单
- 认真执行各项规章制度和技术操作规程，经常检查医疗质量，严防差错事故
- 学习和运用国内外先进的医疗技术，开展新技术、新项目，参与科研工作。做好资料积累，及时总结经验
- 完成科室指定的其他工作
- 其他职责同住院医师

三、总住院医师职责

总住院医师职责

- 在科主任领导和主任医师指导下进行工作。定期在各个部门轮训，参加常规 X 线（CR、DR）、CT、MRI 诊断和介入治疗等各项工作
- 协助主治医师，检查、指导住院医师、进修医师、实习医师的诊断报告的书写、特殊检查操作以及各项记录，了解住院医师、进修医师的技术情况，定期向上级医师汇报
- 总住院医师实行 24 小时工作负责制

续流程

```
               ┌─ 负责诊断书写工作，按时完成诊断报告，遇有疑难问题应及时请
               │  示上级医师或科主任解决
               │
               ├─ 加强与临床科室的联系，不断提高诊断符合率
               │
 ┌──────┐      ├─ 认真执行各项规章制度和技术操作规程
 │总住院│      │
 │医师职责├─────┼─ 认真学习和积极开展新技术和新项目，并及时总结经验
 └──────┘      │
               ├─ 协助科主任做好进修、实习人员的带教工作
               │
               └─ 总住院医师任职期间兼任医疗质量检查员工作，每月向科主任汇
                  报医疗质量情况
```

四、医师职责

```
               ┌─ 在科主任领导和主治医师指导下进行工作
               │
               ├─ 负责影像诊断和诊断报告书写工作，遇有疑难问题，及时请示上
               │  级医师
               │
 ┌──────┐      ├─ 随同上级医师参加会诊和临床病例讨论会
 │医师职责├─────┤
 └──────┘      ├─ 承担一定的科研和教学任务，做好进修、实习人员的培训工作
               │
               ├─ 掌握X线机的一般原理、性能、使用及检查技术，遵守操作规
               │  程，做好防护工作，严防差错事故
               │
               └─ 加强与临床科室密切联系，不断提高诊断符合率
```

第三节　放射科技师职责

一、主任技师职责

```
 ┌──────┐      ┌─ 在科主任领导下，指导本科的影像检查技术、教学、科研工作
 │主任技师│      │
 │职责   ├──────┤
 └──────┘      └─ 参加部分影像检查技术工作，协助科主任检查、提高科内的影像
                  检查质量及技术水平，重点解决影像检查技术上的复杂疑难问题
```

续流程

主任技师职责

- 定期主持影像技术读片，讲评 X 线摄影、CT 及 MRI 扫描技术质量
- 负责本专业科研项目立题、论证、组织实施并总结汇报；指导下级技师开展科研工作，发表相关论文及申报成果
- 随时掌握国内外本专业的新进展、新技术，指导下级技术人员改进影像检查技术
- 指导下级技师对各种技术参数的制订工作，做好影像技术质控工作，提高放射工作质量
- 指导并督促下级技术人员，严格执行各项规章制度和技术操作规范
- 配合科主任完善科室行政管理，负责编写科室各种影像检查技术的标准化操作规范
- 经常向科主任提出工作建议、设备购置、维护保养及其他意见，不断改进和完善科室工作
- 指导协调设备的安装、调试、保养、维修工作
- 副主任技师参照主任技师职责执行

二、技师长职责

技师长职责

- 在科主任领导下，负责管理本科的技师、技士、技工。协助科主任对上述人员进行科学分工，安排他们的轮班、值班、业务学习和技术考核
- 检查、指导上述技术人员的各项技术操作，负责组织安排人员对本科设备的日常保养
- 负责器材与药品的请领与报废
- 负责组织安排每日抽查各种影像质量，把住质量关

续流程

技师长职责

- 负责检查技术岗位责任制落实的情况
- 在人员紧张的情况下，参加一定的检查技术工作
- 负责检查患者的辐射防护情况
- 负责检查技术组各项规章制度和操作规程执行情况，并将检查结果进行登记总结，严防医疗差错事故
- 协助科主任做好贵重仪器和物资的请购及规章制度和操作规程的制定工作
- 带领技术人员开展新技术、新检查，参加一定的科研和教学工作
- 定期与临床科室联系，不断改进影像检查的工作流程和提高影像图像质量

三、主管技师职责

主管技师职责

- 在科主任领导和主任技师、副主任技师的指导下，开展影像检查、科研、教学工作的落实及实施，指导下级技术人员工作，负责监管影像检查的质量
- 参加日常影像检查技术工作，解决日常工作中涉及的疑难技术问题
- 负责影像技术的临床实习工作，指导进修、实习人员的学习，培养提高下级技术人员的技术水平，负责对技师的培训和考核
- 努力参加科研工作，协助科主任落实科研规划
- 了解国内外本专业的新技术，对改进影像检查的投照及扫描工作流程和技术手段提出建议
- 定期主持影像技术读片，讲评投照质量
- 完成科主任交付的其他工作

四、技师职责

技师职责
- 在科主任领导下以及主治医师和主管技师指导下进行工作
- 参加日常影像检查技术工作，参加较复杂的技术操作，并帮助和指导技士、技术员工作
- 负责本科机器的检查、保养和管理工作，督促和指导技士、技术员遵守技术操作规程和安全规则，严防差错事故
- 开展技术革新和科学研究，指导进修、实习人员的技术操作，并担任一定的教学工作
- 主持及参加集体阅片，讲评投照质量
- 完成科室指定的其他工作

五、技士职责

技士职责
- 在技师、医师指导下，承担所分配的日常诊疗技术工作
- 按照医师的要求，负责 X 线摄影、图像处理、归档工作
- 参加集体评片，并评价照片质量
- 配合技师进行本科机器的日常保养、整理和清拭工作
- 认真执行科内各项规章制度和技术操作规程，遵守 X 线防护条例，重视消毒隔离、安全保卫等工作，严防差错事故
- 负责机器附件、药品、胶片等物品的请领、保管及登记统计工作
- 积极参加技术改进工作
- 填写技术工作量日报表

第四节　放射科工程技术人员职责

放射科工程技术人员职责
- 在科主任领导下，协同主任技师负责科室设备管理工作
- 负责协调全科设备的安装、调试、保养、检修工作，并及时记录在册
- 根据放射科诊疗医师要求，参与制订各种技术参数，做好质量控制（质控）工作
- 定期进行大型设备的调试和校正
- 负责设备常用零配件的保管
- 协助科主任督促设备维修保养制度的落实
- 完成科室指定的其他工作

第五节　放射科护士职责

一、CT室护士职责

CT室护士职责
- 在护理部主任（医技科室护士长）和科主任领导下进行工作
- 认真执行各项护理制度和技术操作规程，正确执行医嘱。及时完成各项护理工作，严格执行"三查七对"制度，防止差错事故的发生
- 热情接待患者，做好CT检查前后的解释工作，做好CT检查患者的心理护理工作
- 熟练掌握CT检查前后的注意事项，做好患者检查前准备工作，了解有无对比剂使用的禁忌证，确认患者已经签署增强扫描知情同意书

续流程

CT 室护士职责

- 负责增强扫描后患者的观察，遇不良反应须及时处理，并报告当班医生。准备各种急救用品，在抢救过程中协助医生工作
- 陪送患者进入机房，协助技师摆放患者的扫描体位
- 负责 CT 室抢救药品和抢救物品的管理，定期清点并记录
- 当天工作结束后及时整理 CT 室内物品，清洁高压注射器。指导工人处理医疗垃圾
- 完成科室指定的其他工作

二、MRI 室护士职责

MRI 室护士职责

- 在护理部主任（医技科室护士长）和科主任领导下进行工作
- 认真执行各项护理制度和技术操作规程，正确执行医嘱。及时完成各项护理工作，严格执行"三查七对"制度，防止差错事故的发生
- 热情接待患者，做好 MRI 检查前后的相关事项介绍，做好 MRI 检查患者的心理护理工作
- 熟练掌握 MRI 检查前后的注意事项，做好扫描前患者的准备工作，尤其要了解有无 MRI 检查禁忌证和对比剂使用禁忌证，确认患者已经签署增强扫描知情同意书
- 负责增强扫描后患者的观察，遇不良反应须及时处理，并报告当班医生。准备好各种急救用品，在抢救过程中协助医生工作
- 护送患者进入机房，协助技师摆放患者的扫描体位
- 负责 MRI 室抢救药品和抢救物品的管理，定期清点并记录
- 当天工作结束后应及时整理 MRI 室内物品，清洁高压注射器。指导工人处理医疗垃圾
- 完成科室指定的其他工作

三、造影导管室护士职责

造影导管室护士职责

- 在护理部主任（门诊护士长）和科主任领导下工作。负责导管室的日常管理

- 认真执行各项护理制度和技术操作规程，正确执行医嘱。及时完成各项护理工作，严格执行"三查七对"制度，严防差错事故的发生

- 接待介入诊疗患者，核对患者姓名、性别、年龄、床号、手术名称、各种药物试验结果和手术区皮肤准备情况。重危患者和行特殊治疗者要测好心率、呼吸和血压，并做好心电监护

- 术前引导患者卧于检查床，术后协助搬送患者

- 严格执行无菌操作，遵守导管室消毒隔离制度，督促手术人员无菌操作，并做好记录

- 做好患者心理护理，术中巡视和观察患者血压，有异常情况及时报告医师，积极配合医生做好抢救工作

- 介入诊疗前铺好床单和枕头，准备好手术包和手术器械。术后及时清理机房内物品，做好室内消毒

- 每日清点各种药品、抢救器械，发现缺少、故障及时通知有关人员

- 指导工人做好导管室清洁卫生，做好垃圾分类处理

- 完成科室指定的其他工作

第四章

放射科诊疗人员、设备和技术配备要求

第一节 X 线检查室

一、X 线诊断专业人员配备要求

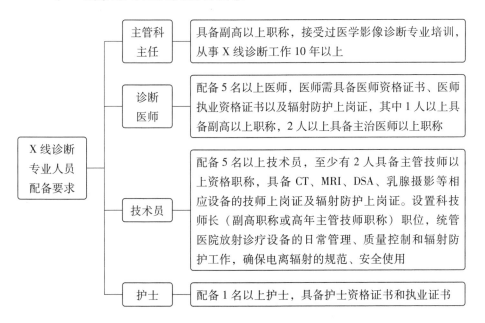

X 线诊断专业人员配备要求	主管科主任	具备副高以上职称，接受过医学影像诊断专业培训，从事 X 线诊断工作 10 年以上
	诊断医师	配备 5 名以上医师，医师需具备医师资格证书、医师执业资格证书以及辐射防护上岗证，其中 1 人以上具备副高以上职称，2 人以上具备主治医师以上职称
	技术员	配备 5 名以上技术员，至少有 2 人具备主管技师以上资格职称，具备 CT、MRI、DSA、乳腺摄影等相应设备的技师上岗证及辐射防护上岗证。设置科技师长（副高职称或高年主管技师职称）职位，统管医院放射诊疗设备的日常管理、质量控制和辐射防护工作，确保电离辐射的规范、安全使用
	护士	配备 1 名以上护士，具备护士资格证书和执业证书

二、基本 X 线检查设备配备要求

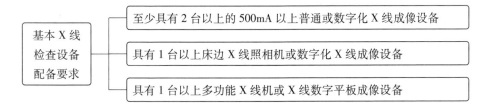

基本 X 线检查设备配备要求	至少具有 2 台以上的 500mA 以上普通或数字化 X 线成像设备
	具有 1 台以上床边 X 线照相机或数字化 X 线成像设备
	具有 1 台以上多功能 X 线机或 X 线数字平板成像设备

续流程

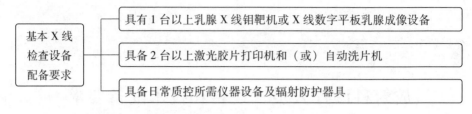

三、开展基本的 X 线检查技术

能够开展门急诊和住院患者全身各部位的普通 X 线摄影、床边 X 线摄影，消化系统、泌尿生殖系统等各部位的造影检查及乳腺 X 线摄影，以及相应的疾病诊断。以下是放射科 X 线检查的常规技术。

1. X 线摄片检查

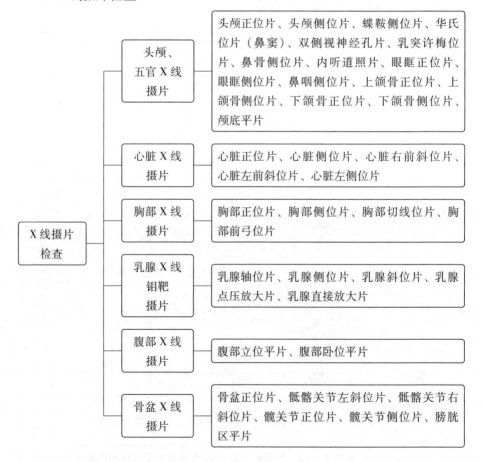

续流程

	脊椎 X 线摄片	颈椎正位片、颈椎侧位片、颈椎左斜位片、颈椎右斜位片、颈椎过伸位片、颈椎过屈位片、胸椎正位片、胸椎侧位片、腰椎正位片、腰椎侧位片、腰椎左斜位片、腰椎右斜位片、腰椎过伸位片、腰椎过屈位片、骶尾椎正位片、骶尾椎侧位片、全脊柱（脊柱全景）正位片、全脊柱（脊柱全景）侧位片
X 线摄片检查	四肢骨、关节 X 线摄片	肩关节正位片、胸骨正位片、胸骨侧位片、锁骨正位片、肱骨正位片（上臂）、肱骨侧位片（上臂）、肘关节正位片、肘关节侧位片、尺桡骨正位片（前臂）、尺桡骨侧位片（前臂）、腕关节正位片、腕关节侧位片、手正位片、手斜位片、手指正位片、手指侧位片、双髋正位片、股骨正位片（大腿）、股骨侧位片（大腿）、髌骨侧位片、髌骨轴位片、膝关节正位片、膝关节侧位片、胫腓骨正位片（小腿）、胫腓骨侧位片（小腿）、肿物切线位片、踝关节正位片、踝关节侧位片、足正位片、足斜位片、跟骨侧位片、跟骨轴位片、足趾正位片、足趾侧位片

2. X 线造影检查

	五官 X 线造影	泪道造影、鼻窦造影、腮腺导管造影
X 线造影检查	胸部 X 线造影	支气管造影、乳导管造影
	消化道 X 线钡剂造影	食管吞钡造影、上消化道钡剂造影、胃气钡双重造影、小肠钡剂造影、全消化道钡剂造影
	大肠灌肠 X 线造影	结肠钡剂灌肠造影、结肠气钡灌肠双重造影

续流程

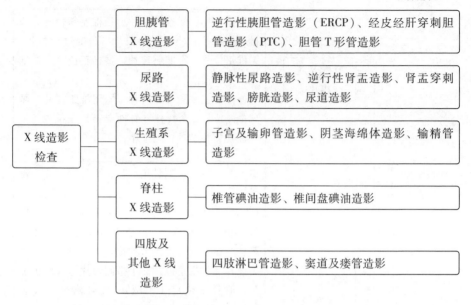

第二节　CT 检查室

一、CT 专业人员配备要求

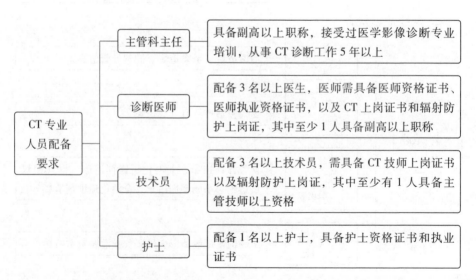

二、基本 CT 设备配备要求

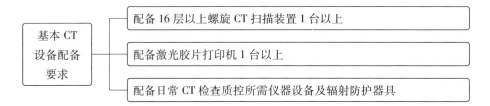

基本 CT
设备配备
要求

- 配备 16 层以上螺旋 CT 扫描装置 1 台以上
- 配备激光胶片打印机 1 台以上
- 配备日常 CT 检查质控所需仪器设备及辐射防护器具

三、开展基本的 CT 检查技术

目前 CT 检查一般为多排螺旋 CT 扫描，常规扫描主要是全身各部位平扫，以及需要时进行普通的对比增强扫描。对于血管性疾病、肿瘤性疾病有时需要进行增强多期扫描、动态增强扫描。获得的 CT 图像，通过后处理技术，还可进行扫描器官、病变组织、血管的二维重建、三维重建、内镜重建，可以更好地显示病变。以下是 CT 检查技术的基本项目。

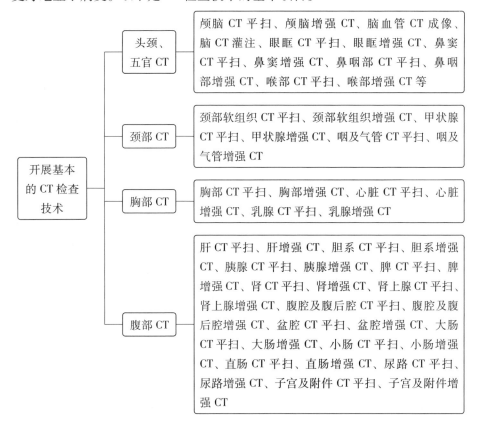

开展基本
的 CT 检查
技术

- 头颈、五官 CT：颅脑 CT 平扫、颅脑增强 CT、脑血管 CT 成像、脑 CT 灌注、眼眶 CT 平扫、眼眶增强 CT、鼻窦 CT 平扫、鼻窦增强 CT、鼻咽部 CT 平扫、鼻咽部增强 CT、喉部 CT 平扫、喉部增强 CT 等
- 颈部 CT：颈部软组织 CT 平扫、颈部软组织增强 CT、甲状腺 CT 平扫、甲状腺增强 CT、咽及气管 CT 平扫、咽及气管增强 CT
- 胸部 CT：胸部 CT 平扫、胸部增强 CT、心脏 CT 平扫、心脏增强 CT、乳腺 CT 平扫、乳腺增强 CT
- 腹部 CT：肝 CT 平扫、肝增强 CT、胆系 CT 平扫、胆系增强 CT、胰腺 CT 平扫、胰腺增强 CT、脾 CT 平扫、脾增强 CT、肾 CT 平扫、肾增强 CT、肾上腺 CT 平扫、肾上腺增强 CT、腹腔及腹后腔 CT 平扫、腹腔及腹后腔增强 CT、盆腔 CT 平扫、盆腔增强 CT、大肠 CT 平扫、大肠增强 CT、小肠 CT 平扫、小肠增强 CT、直肠 CT 平扫、直肠增强 CT、尿路 CT 平扫、尿路增强 CT、子宫及附件 CT 平扫、子宫及附件增强 CT

续流程

		颅骨 CT 平扫、颅骨增强 CT、颌面骨 CT 平扫、颌面骨增强 CT、颞骨 CT 平扫、颞骨高分辨 CT、肩关节 CT 平扫、肩关节增强 CT、肱骨 CT 平扫、肱骨增强 CT、肘关节 CT 平扫、肘关节增强 CT、前臂 CT 平扫、前臂增强 CT、腕关节 CT 平扫、腕关节增强 CT、手掌 CT 平扫、手掌增强 CT、胸骨 CT 平扫、胸骨增强 CT、肋骨 CT 平扫、肋骨增强 CT、骨盆 CT 平扫、骨盆增强 CT、髋关节 CT 平扫、髋关节增强 CT、股骨 CT 平扫、股骨增强 CT、膝关节 CT 平扫、膝关节增强 CT、小腿 CT 平扫、小腿增强 CT、踝关节 CT 平扫、踝关节增强 CT、足部 CT 平扫、足部增强 CT
	骨骼、肌肉 CT	
	脊柱 CT	颈椎 CT 平扫、颈椎增强 CT、胸椎 CT 平扫、胸椎增强 CT、腰椎 CT 平扫、腰椎增强 CT、骶尾椎 CT 平扫、骶尾椎增强 CT
开展基本的 CT 检查技术	血管 CT 成像	颅脑血管 CT 成像、颈部血管 CT 成像、心冠状动脉血管 CT 成像、肺动脉血管 CT 成像、肺静脉血管 CT 成像、胸主动脉血管 CT 成像、腹主动脉血管 CT 成像、髂动脉血管 CT 成像、肝动脉血管 CT 成像、肝门静脉血管 CT 成像、肾动脉血管 CT 成像、肠系膜上动脉血管 CT 成像、肠系膜下动脉血管 CT 成像、上肢动脉血管 CT 成像、下肢动脉血管 CT 成像、脑静脉窦血管 CT 成像、下腔静脉血管 CT 成像、上肢静脉血管 CT 成像、下肢静脉血管 CT 成像
	CT 内镜成像	气管及支气管内镜成像、冠状动脉内镜成像、大动脉内镜成像、胃内镜成像、大肠内镜成像等
	CT 灌注成像	脑 CT 灌注成像、心肌 CT 灌注成像、肝 CT 灌注成像、肾 CT 灌注成像

第三节　磁共振检查室

一、MRI 专业人员配备要求

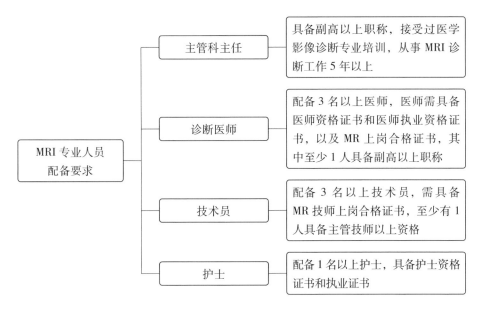

二、基本 MRI 设备配备要求

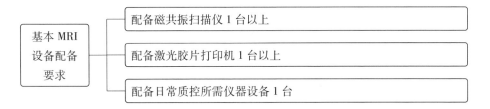

三、开展基本的 MRI 检查技术

MRI 检查技术包括全身各部位常规平扫及增强检查。此外，还有一些特殊序列，如 MR 水成像技术、MR 脂肪抑制成像技术、MR 弥散成像技术、MRI 灌注技术、MR 血管成像技术、MR 波谱成像、MR 弥散张量成像等。以下是目前 MR 常用的检查技术。

1. 常规 MR 成像

常规 MR 成像	颅脑常规 MRI	颅脑 MRI 平扫、颅脑增强 MRI、垂体 MRI 平扫、垂体动态增强 MRI
	头颈部常规 MRI	鼻及鼻腔 MRI 平扫、鼻及鼻腔增强 MRI、鼻窦 MRI 平扫、鼻窦增强 MRI、咽部 MRI 平扫、咽部增强 MRI、涎腺 MRI 平扫、涎腺增强 MRI、口腔 MRI 平扫、口腔增强 MRI、颌面部 MRI 平扫、颌面部增强 MRI、鼻咽 MRI 平扫、鼻咽增强 MRI、颈部软组织 MRI 平扫、颈部软组织增强 MRI、眼眶 MRI 平扫、眼眶增强 MRI、中耳 MRI 平扫、中耳增强 MRI、内耳 MRI 平扫、内耳增强 MRI、喉部 MRI 平扫、喉部增强 MRI、甲状腺 MRI 平扫、甲状腺增强 MRI
	胸部常规 MRI	肺及纵隔 MRI 平扫、肺及纵隔增强 MRI
	心脏常规 MRI	心脏 MRI 平扫、心脏增强 MRI
	乳腺常规 MRI	乳腺 MRI 平扫、乳腺增强 MRI、乳腺动态增强 MRI
	腹部常规 MRI	肝 MRI 平扫、肝增强 MRI、胆系 MRI 平扫、胆系增强 MRI、胰腺 MRI 平扫、胰腺增强 MRI、脾 MRI 平扫、脾增强 MRI、肾 MRI 平扫、肾增强 MRI、肾上腺 MRI 平扫、肾上腺增强 MRI、腹腔及腹后腔 MRI 平扫、腹腔及腹后腔增强 MRI、大肠 MRI 平扫、大肠增强 MRI、小肠 MRI 平扫、小肠增强 MRI、尿路 MRI 平扫、尿路增强 MRI
	盆腔常规 MRI	盆腔 MRI 平扫、盆腔增强 MRI、直肠 MRI 平扫、直肠增强 MRI、直肠高分辨率 MRI、子宫及附件 MRI 平扫、子宫及附件增强 MRI、前列腺 MRI 平扫、前列腺增强 MRI、前列腺高分辨率 MRI

续流程

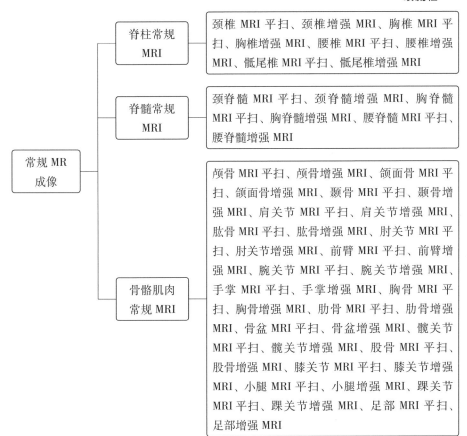

| 脊柱常规MRI | 颈椎 MRI 平扫、颈椎增强 MRI、胸椎 MRI 平扫、胸椎增强 MRI、腰椎 MRI 平扫、腰椎增强 MRI、骶尾椎 MRI 平扫、骶尾椎增强 MRI |
| 脊髓常规MRI | 颈脊髓 MRI 平扫、颈脊髓增强 MRI、胸脊髓 MRI 平扫、胸脊髓增强 MRI、腰脊髓 MRI 平扫、腰脊髓增强 MRI |

2. 特殊 MR 成像

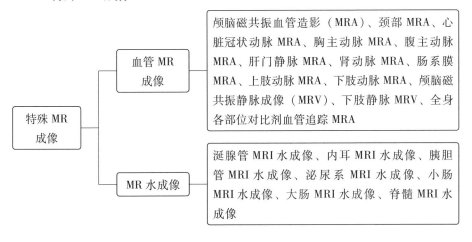

续流程

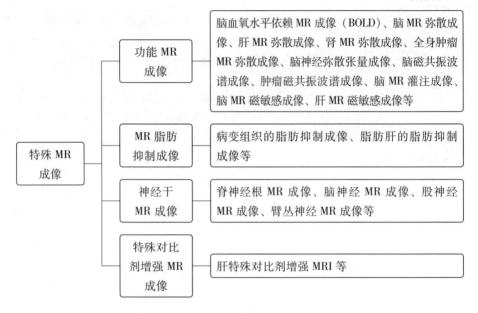

第四节　造影及介入性放射学室

一、造影及介入性放射学专业人员配备要求

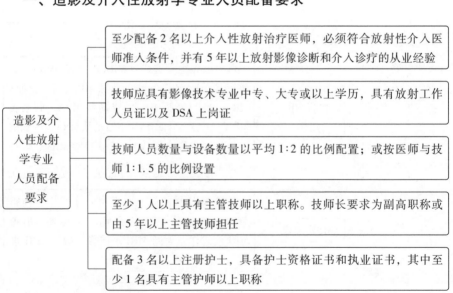

二、基本介入性放射学设备配备要求

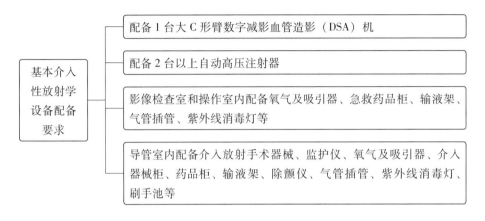

基本介入性放射学设备配备要求

- 配备 1 台大 C 形臂数字减影血管造影（DSA）机
- 配备 2 台以上自动高压注射器
- 影像检查室和操作室内配备氧气及吸引器、急救药品柜、输液架、气管插管、紫外线消毒灯等
- 导管室内配备介入放射手术器械、监护仪、氧气及吸引器、介入器械柜、药品柜、输液架、除颤仪、气管插管、紫外线消毒灯、刷手池等

三、开展基本的造影及介入性放射学诊疗技术

放射科的造影及介入性放射学室，担负着全院的心血管造影、比较复杂的造影以及介入性放射学诊疗工作。以下是放射科需要开展的基本血管造影及介入性放射学诊疗技术。

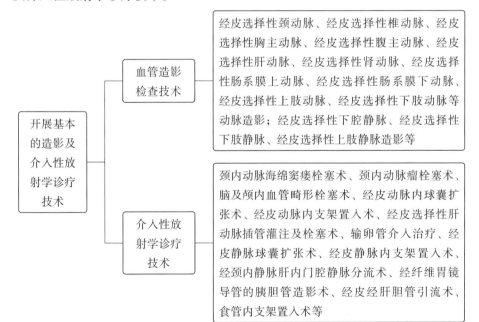

开展基本的造影及介入性放射学诊疗技术

- 血管造影检查技术

经皮选择性颈动脉、经皮选择性椎动脉、经皮选择性胸主动脉、经皮选择性腹主动脉、经皮选择性肝动脉、经皮选择性肾动脉、经皮选择性肠系膜上动脉、经皮选择性肠系膜下动脉、经皮选择性上肢动脉、经皮选择性下肢动脉等动脉造影；经皮选择性下腔静脉、经皮选择性下肢静脉、经皮选择性上肢静脉造影等

- 介入性放射学诊疗技术

颈内动脉海绵窦瘘栓塞术、颈内动脉瘤栓塞术、脑及颅内血管畸形栓塞术、经皮动脉内球囊扩张术、经皮动脉内支架置入术、经皮选择性肝动脉插管灌注及栓塞术、输卵管介入治疗、经皮静脉球囊扩张术、经皮静脉内支架置入术、经颈内静脉肝内门腔静脉分流术、经纤维胃镜导管的胰胆管造影术、经皮经肝胆管引流术、食管内支架置入术等

第五章

放射科防护管理

第一节　概　　述

一、医用射线装置的分类

按照国家环境保护总局和卫生部联合制定的《射线装置分类办法》［环发2006（26）号公告］，根据射线装置对人体健康和环境可能造成危害的程度，将射线装置从高到低分为以下三类。

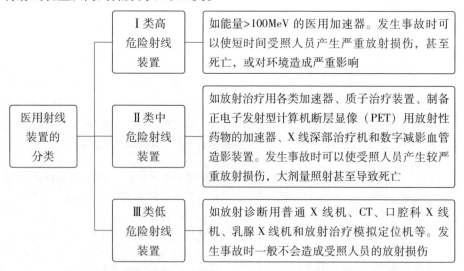

医用射线装置的分类	Ⅰ类高危险射线装置	如能量>100MeV 的医用加速器。发生事故时可以使短时间受照人员产生严重放射损伤，甚至死亡，或对环境造成严重影响
	Ⅱ类中危险射线装置	如放射治疗用各类加速器、质子治疗装置、制备正电子发射型计算机断层显像（PET）用放射性药物的加速器、X线深部治疗机和数字减影血管造影装置。发生事故时可以使受照人员产生较严重放射损伤，大剂量照射甚至导致死亡
	Ⅲ类低危险射线装置	如放射诊断用普通 X 线机、CT、口腔科 X 线机、乳腺 X 线机和放射治疗模拟定位机等。发生事故时一般不会造成受照人员的放射损伤

二、放射诊疗中照射的分类

照射是指辐射源发出电离辐射（波长<100nm 的电磁辐射）而使人或物受到照射的过程。为有针对性地采取有效的防护措施，将医疗机构中的照射按照受照人员不同分为三类。

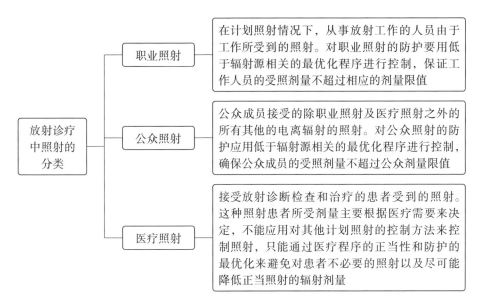

职业照射：在计划照射情况下，从事放射工作的人员由于工作所受到的照射。对职业照射的防护要用低于辐射源相关的最优化程序进行控制，保证工作人员的受照剂量不超过相应的剂量限值

公众照射：公众成员接受的除职业照射及医疗照射之外的所有其他的电离辐射的照射。对公众照射的防护应用低于辐射源相关的最优化程序进行控制，确保公众成员的受照剂量不超过公众剂量限值

医疗照射：接受放射诊断检查和治疗的患者受到的照射。这种照射患者所受剂量主要根据医疗需要来决定，不能应用对其他计划照射的控制方法来控制照射，只能通过医疗程序的正当性和防护的最优化来避免对患者不必要的照射以及尽可能降低正当照射的辐射剂量

三、放射防护原则

辐射防护贯穿于整个照射过程，从对辐射源的安全管理到受照射的个人防护，以达到防止确定性效应的发生，将随机性效应的发生率降低到可以接受的尽可能低的水平的防护目标。

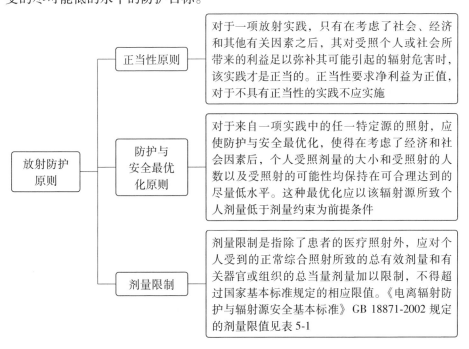

正当性原则：对于一项放射实践，只有在考虑了社会、经济和其他有关因素之后，其对受照个人或社会所带来的利益足以弥补其可能引起的辐射危害时，该实践才是正当的。正当性要求净利益为正值，对于不具有正当性的实践不应实施

防护与安全最优化原则：对于来自一项实践中的任一特定源的照射，应使防护与安全最优化，使得在考虑了经济和社会因素后，个人受照剂量的大小和受照射的人数以及受照射的可能性均保持在可合理达到的尽量低水平。这种最优化应以该辐射源所致个人剂量低于剂量约束为前提条件

剂量限制：剂量限制是指除了患者的医疗照射外，应对个人受到的正常综合照射所致的总有效剂量和有关器官或组织的总当量剂量加以限制，不得超过国家基本标准规定的相应限值。《电离辐射防护与辐射源安全基本标准》GB 18871-2002 规定的剂量限值见表 5-1

表 5-1　公众和放射职业人员辐射剂量限值

限值类型	职业照射	公众照射
有效剂量	20mSv/a（连续 5 年内平均）	1mSv/a
眼晶体当量剂量	150mSv/a	15mSv/a
皮肤	500mSv/a	50mSv/a
四肢	500mSv/a	—

四、外照射防护的基本方法

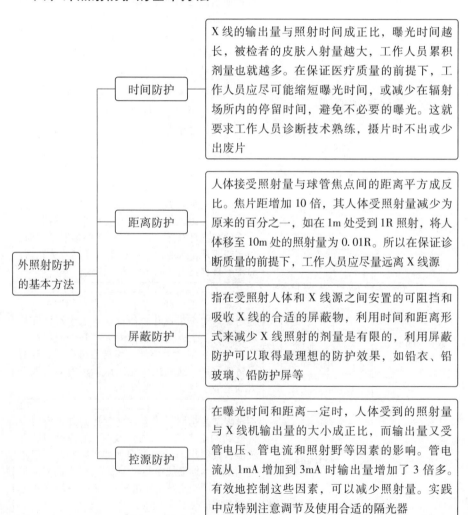

外照射防护的基本方法

时间防护：X 线的输出量与照射时间成正比，曝光时间越长，被检者的皮肤入射量越大，工作人员累积剂量也就越多。在保证医疗质量的前提下，工作人员应尽可能缩短曝光时间，或减少在辐射场所内的停留时间，避免不必要的曝光。这就要求工作人员诊断技术熟练，摄片时不出或少出废片

距离防护：人体接受照射量与球管焦点间的距离平方成反比。焦片距增加 10 倍，其人体受照射量减少为原来的百分之一，如在 1m 处受到 1R 照射，将人体移至 10m 处的照射量为 0.01R。所以在保证诊断质量的前提下，工作人员应尽量远离 X 线源

屏蔽防护：指在受照射人体和 X 线源之间安置的可阻挡和吸收 X 线的合适的屏蔽物，利用时间和距离形式来减少 X 线照射的剂量是有限的，利用屏蔽防护可以取得最理想的防护效果，如铅衣、铅玻璃、铅防护屏等

控源防护：在曝光时间和距离一定时，人体受到的照射量与 X 线机输出量的大小成正比，而输出量又受管电压、管电流和照射野等因素的影响。管电流从 1mA 增加到 3mA 时输出量增加了 3 倍多。有效地控制这些因素，可以减少照射量。实践中应特别注意调节及使用合适的隔光器

在放射防护工作中，上述四种防护措施通常应配合使用，做到放射防护的最优化。

第二节　放射科诊疗许可证的申请与管理

放射科诊疗的日常是在院长领导和医院各职能科室统一协调下完成的。放射诊疗活动在依法执业中，往往都要借助影像设备，这当中的绝大多数设备都是 X 线装置，涉及 X 线辐射与安全防护问题，也就是诊疗的安全问题。作为放射科管理者，要熟悉国家和地方有关放射诊疗的法律、法规及标准，在依法取得放射诊疗许可证后才能开展放射诊疗工作。

一、放射诊疗许可申请

医疗机构开展放射诊疗工作，应当具备与其开展的放射诊疗工作相适应的条件，经所在地县级以上地方卫生行政部门的放射诊疗许可。开展放射治疗、核医学工作的，应向省级卫生行政部门申请办理。开展介入放射学工作的，应向设区的市级卫生行政部门申请办理。开展 X 线影像诊断工作的，向县级卫生行政部门申请办理。同时开展不同类别放射诊疗工作的，向具有高类别审批权的卫生行政部门申请办理。

医疗机构取得《放射诊疗许可证》后，应当悬挂在明显位置，接受监督，并到核发《医疗机构执业许可证》的卫生行政部门办理相应诊疗科目登记手续，将医学影像科核准到二级诊疗科目。

二、放射诊疗许可证校验与变更

放射诊疗许可证要定期进行校验，按规定放射诊疗许可证与医疗机构执业许可证可同时校验，并应当提交以下材料。

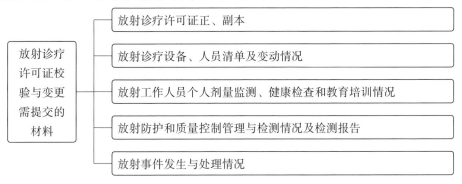

校验不符合相关要求的，要进行限期整改，整改后仍不符合要求的，或者逾期不申请校验的，卫生行政部门将注销其放射诊疗许可证。

同时，取得放射诊疗许可证后，如果需要增加新的放射诊疗设备应向卫生行政部门申请放射诊疗许可证"变更许可登记"。同样，有放射诊疗设备淘汰停止使用的，也要向卫生行政部门申请该设备的"注销"。

第三节　放射诊疗设备和工作场所防护要求

一、放射诊疗设备防护要求

```
                    ┌─────────┐   ┌──────────────────────────────────────┐
                    │ 放射诊疗 │   │ 医疗照射所使用的放射诊疗设备应符合国家标 │
                    │ 设备性能 │   │ 准规定的要求，配有设备性能规格和操作及维 │
                    │ 的技术  │───│ 修说明书，设置辐射束控制装置，并带有射束 │
                    │ 要求    │   │ 对中准直装置，以便将照射尽可能限制在被检 │
                    └─────────┘   │ 查或治疗的部位上。在设备功能的设计上，对 │
       ┌─────────┐                │ 于摄影用 X 线机，应有能调节有用线束照射野 │
       │ 放射诊疗 │                │ 的限束装置，并且应提供可标示照射野的灯光 │
       │ 设备防护 │                │ 野指示装置。对于口腔科 X 线机和移动式 X 线 │
       │ 要求    │                │ 机应配备有能阻止使用焦皮距过短的装置和符 │
       └─────────┘                │ 合标准长度的连接电缆。在 X 射线管套的防护 │
                                  │ 性能上，其在最大输出能量加载条件下的泄漏 │
                                  │ 辐射的平均空气比释动能率应符合标准的限值。│
                                  │ 在影像质量控制的要求上，其管电压指示的偏 │
                                  │ 离、输出量、有用线束半值层和几何学特性等 │
                                  │ 检测指标应符合相应标准的要求            │
                                  └──────────────────────────────────────┘
                    ┌─────────┐   ┌──────────────────────────────────────┐
                    │ 放射诊疗 │   │ 医疗机构的放射诊疗设备应定期进行稳定性检 │
                    │ 设备性能 │   │ 测、校正和维护保养，由省级以上卫生行政部 │
                    │ 的定期  │───│ 门资质认证的检测机构每年至少进行 1 次状态 │
                    │ 检测    │   │ 检测，检测合格后方可使用。对检测结果不符 │
                    └─────────┘   │ 合相应标准的，应采取可行的校正措施。如无 │
                                  │ 法校正的，应考虑更换部件、限制使用范围或 │
                                  │ 更换设备                              │
                                  └──────────────────────────────────────┘
```

二、放射工作场所防护要求

1. 机房防护设施的技术要求

医用诊断 X 线机机房的设置必须充分考虑邻室及周围场所的防护与安全，一般可设在建筑物底层的一端。机房应有足够的使用面积，一般每台 X 射线机都应有独立的机房。

摄影机房中有用线束朝向的墙壁应有 2mm 铅当量的防护厚度，其他侧墙壁应有 1mm 铅当量的防护厚度。透视机房各侧墙壁应有 1mm 铅当量的防护厚度。CT 机房各侧墙壁一般要求不低于 2.5mm 铅当量的屏蔽。设于多层建筑中的机房，天棚和地板应视为相应侧墙壁考虑，充分注意上下邻室的防护与安全。机房下面无建筑室的地板和设于二层以上的机房窗外 10m 之内无建筑物时相应的窗墙可不考虑建筑屏蔽。

机房内布局要合理，不得堆放与诊断工作无关的杂物。机房要保持良好的通风。机房门外要有电离辐射标志，并安设醒目的工作指示灯。

2. 放射工作场所的防护检测

医疗机构应当每年委托取得省级以上卫生行政部门资质认可的放射卫生技术服务机构对放射诊疗工作场所和防护设施进行放射防护检测，保证辐射水平符合有关规定或标准。

三、个人防护用品的配置要求

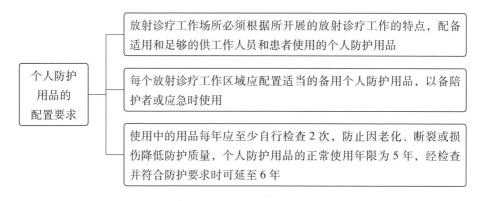

个人防护用品的配置要求

- 放射诊疗工作场所必须根据所开展的放射诊疗工作的特点，配备适用和足够的供工作人员和患者使用的个人防护用品
- 每个放射诊疗工作区域应配置适当的备用个人防护用品，以备陪护者或应急时使用
- 使用中的用品每年应至少自行检查 2 次，防止因老化、断裂或损伤降低防护质量，个人防护用品的正常使用年限为 5 年，经检查并符合防护要求时可延至 6 年

第四节 患者影像检查中 X 线防护措施

在日常的影像检查中，患者在完成 DR、CT、DSA 以及各种造影检查的同

时，都不同程度、不可避免地受到 X 线辐射。放射科工作人员必须认真执行辐射防护制度，加强辐射防护意识，从影像检查适应证、检查计划、检查流程、检查的辐射屏蔽等方面切实做好防护工作，确保患者检查安全。

患者影像检查中 X 线防护措施

- 对从事放射工作人员进行上岗培训，接受放射防护知识教育
- 对射线及射线装置要经过上级监督部门检测合格后方可使用。控制台上的部件和指示器完好、准确可靠，保证正确投照条件
- 设备操作人员如发现毫安量或曝光量不准，应停机检查
- 放射科的一切检查，必须根据患者诊断需要，不得进行不必要的检查。在检查适应证方面，尽可能选择无辐射、低辐射的检查技术。能够用超声、磁共振检查代替的检查，则不用 X 线检查；能够用 DR 照片解决的检查，则不用 CT 检查
- 在 DR、CT、DSA 以及各种造影等检查中尽可能减少曝光次数，杜绝不必要的复查
- 在 DR、CT、DSA 以及各种造影等检查中，检查的照射野应尽可能缩小
- 要求医技人员工作熟练、细致、准确，避免失误，杜绝或尽可能减少误照和重照
- 在检查前确认检查室关闭
- 重视对患者进行放射防护宣教，告知患者接受射线检查可能对身体健康造成影响，告知检查中应与医技人员配合，确保一次检查成功
- 在 DR、CT、DSA 以及各种造影等检查中，对患者身体敏感和重点部位如性腺、甲状腺、眼睛等，进行铅橡皮屏蔽的射线防护
- 对妊娠早期妇女应当避免 X 线检查。避免产前 X 线骨盆测量
- 患者应尽量在有防护的区域候诊、绝不允许在机房内候诊

第五节　CT 检查 X 线辐射防护措施

CT 检查为临床疾病诊疗提供了很多信息。但与普通 X 线相比，CT 扫描中患者所接受的 X 线辐射剂量也提高了。特别是多排 CT 应用于临床以来，由于扫描层厚越来越薄、扫描范围加大以及多期扫描、CT 灌注等技术开展，不同程度增加了 X 线辐射剂量。CT 扫描中 X 线剂量问题，已经成为大家共同关注的问题，CT 扫描中降低 X 线辐射剂量已经成为 CT 检查安全的一个非常重要内容。我们要在获得适当的图像质量和诊断信息的前提下，尽可能减少扫描范围、扫描层数和扫描次数，以减少患者接受的 X 线辐射。在临床检查中，我们必须从理论上和实际工作中，重视 CT 扫描 X 线辐射问题，既要保证图像质量和诊断信息最大化，也要保证患者检查中接受 X 线辐射最小化。

一、CT 扫描和辐射剂量相关的参数

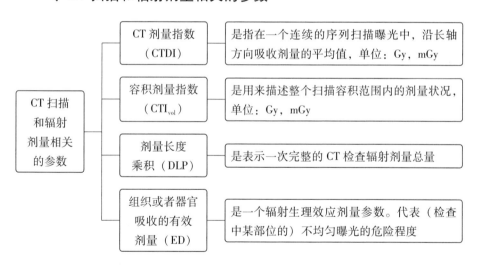

- CT 剂量指数（CTDI）：是指在一个连续的序列扫描曝光中，沿长轴方向吸收剂量的平均值，单位：Gy，mGy
- 容积剂量指数（CTI_vol）：是用来描述整个扫描容积范围内的剂量状况，单位：Gy，mGy
- 剂量长度乘积（DLP）：是表示一次完整的 CT 检查辐射剂量总量
- 组织或者器官吸收的有效剂量（ED）：是一个辐射生理效应剂量参数。代表（检查中某部位的）不均匀曝光的危险程度

二、CT 低剂量扫描临床和应用

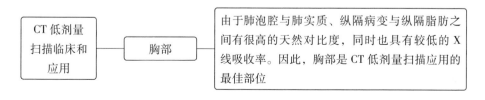

- CT 低剂量扫描临床和应用 — 胸部：由于肺泡腔与肺实质、纵隔病变与纵隔脂肪之间有很高的天然对比度，同时也具有较低的 X 线吸收率。因此，胸部是 CT 低剂量扫描应用的最佳部位

续流程

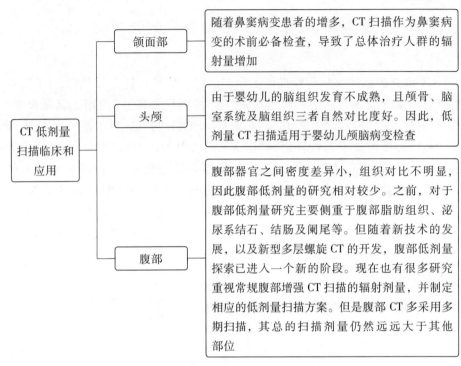

颌面部 —— 随着鼻窦病变患者的增多，CT 扫描作为鼻窦病变的术前必备检查，导致了总体治疗人群的辐射量增加

头颅 —— 由于婴幼儿的脑组织发育不成熟，且颅骨、脑室系统及脑组织三者自然对比度好。因此，低剂量 CT 扫描适用于婴幼儿颅脑病变检查

CT 低剂量扫描临床和应用

腹部 —— 腹部器官之间密度差异小，组织对比不明显，因此腹部低剂量的研究相对较少。之前，对于腹部低剂量研究主要侧重于腹部脂肪组织、泌尿系结石、结肠及阑尾等。但随着新技术的发展，以及新型多层螺旋 CT 的开发，腹部低剂量探索已进入一个新的阶段。现在也有很多研究重视常规腹部增强 CT 扫描的辐射剂量，并制定相应的低剂量扫描方案。但是腹部 CT 多采用多期扫描，其总的扫描剂量仍然远远大于其他部位

三、低剂量 CT 评价标准

低剂量 CT 评价标准

现行的临床影像图像质量标准

—— 受检器官的图像噪声值 SD ≤ 35，与 CT 机监测的标准相同，即 N ≤ 0.35%

—— 得到的图像必须能够满足临床诊断需求，通常用 5 分法来判断图像质量是否合格。评分标准：

5 分，图像非常好，噪声控制好，无伪影

4 分，图像好，噪声和伪影少

3 分，图像一般，有一些噪声和（或）伪影，不影响诊断

2 分，图像较差，有严重噪声和（或）伪影，影响诊断

1 分，检查失败，图像噪声和（或）伪影太大，无法诊断

续流程

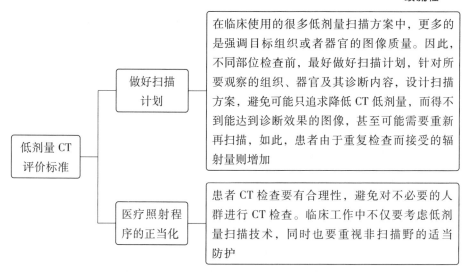

| 低剂量CT评价标准 | 做好扫描计划 | 在临床使用的很多低剂量扫描方案中，更多的是强调目标组织或者器官的图像质量。因此，不同部位检查前，最好做好扫描计划，针对所要观察的组织、器官及其诊断内容，设计扫描方案，避免可能只追求降低CT低剂量，而得不到能达到诊断效果的图像，甚至可能需要重新再扫描，如此，患者由于重复检查而接受的辐射量则增加 |
| | 医疗照射程序的正当化 | 患者CT检查要有合理性，避免对不必要的人群进行CT检查。临床工作中不仅要考虑低剂量扫描技术，同时也要重视非扫描野的适当防护 |

第六节　MRI 检查安全与防护措施

由于 MRI 检查没有辐射，因此，通常不必担心患者在检查中接受辐射的问题。但是，MRI 检查中仍然存在其他影响安全的因素。比如，由于磁共振设备的强大的磁场，患者检查中如果体内、体外携带有金属物质，那可能对患者造成伤害，并且对设备造成损害；目前的磁共振扫描时间较长，患者在机房内接受检查时间就很长，对于较重的患者、老年患者、小儿患者、体弱患者等，可能存在病情突发变化；磁共振机架小，患者可能产生幽闭恐惧症。因此，为了保证磁共振检查的安全性，必须采取相关防范措施。

一、禁忌证

严格执行检查规范，以下情况为 MRI 检查的禁忌证，即不能进行 MRI 检查，并且也不能让其靠近磁共振扫描室。

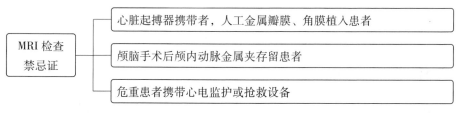

MRI 检查禁忌证	心脏起搏器携带者，人工金属瓣膜、角膜植入患者
	颅脑手术后颅内动脉金属夹存留患者
	危重患者携带心电监护或抢救设备

续流程

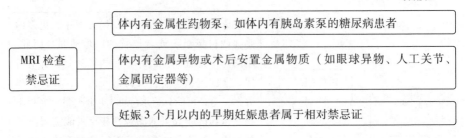

MRI 检查禁忌证
- 体内有金属性药物泵，如体内有胰岛素泵的糖尿病患者
- 体内有金属异物或术后安置金属物质（如眼球异物、人工关节、金属固定器等）
- 妊娠 3 个月以内的早期妊娠患者属于相对禁忌证

二、检查前注意事项

MRI 检查前应注意以下事项：

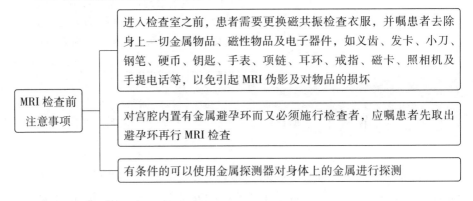

MRI 检查前注意事项
- 进入检查室之前，患者需要更换磁共振检查衣服，并嘱患者去除身上一切金属物品、磁性物品及电子器件，如义齿、发卡、小刀、钢笔、硬币、钥匙、手表、项链、耳环、戒指、磁卡、照相机及手提电话等，以免引起 MRI 伪影及对物品的损坏
- 对宫腔内置有金属避孕环而又必须施行检查者，应嘱患者先取出避孕环再行 MRI 检查
- 有条件的可以使用金属探测器对身体上的金属进行探测

三、健康宣教

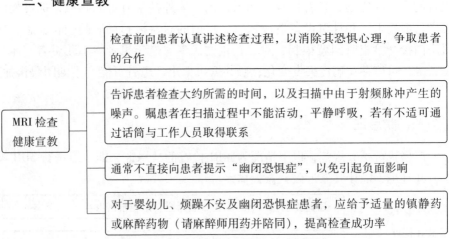

MRI 检查健康宣教
- 检查前向患者认真讲述检查过程，以消除其恐惧心理，争取患者的合作
- 告诉患者检查大约所需的时间，以及扫描中由于射频脉冲产生的噪声。嘱患者在扫描过程中不能活动，平静呼吸，若有不适可通过话筒与工作人员取得联系
- 通常不直接向患者提示"幽闭恐惧症"，以免引起负面影响
- 对于婴幼儿、烦躁不安及幽闭恐惧症患者，应给予适量的镇静药或麻醉药物（请麻醉师用药并陪同），提高检查成功率

四、设备保养和检测

在日常工作中，要采取以下措施进行设备保养和检测，以保证设备的正

常运行，从而确保患者检查安全。

```
                    ┌─────────────────────────────────────────────────┐
                    │ 磁共振机房应保持适当的温度（16～22℃）、湿度（40%～60%），│
                    │ 以及良好的清洁度。应定时对机房、操作室及计算机室吸尘      │
                    └─────────────────────────────────────────────────┘
                    ┌─────────────────────────────────────────────────┐
                    │ 非本室工作人员不得进入机房，包括操作室和磁体房。凡需进入  │
                    │ 操作室和磁体房的人员必须穿工作服，并换拖鞋才能入内      │
                    └─────────────────────────────────────────────────┘
                    ┌─────────────────────────────────────────────────┐
                    │ 操作人员在使用磁共振成像扫描仪及其附属设备时，应首先熟悉  │
                    │ 机器的使用方法，严格执行操作规程，发现问题应及时通知维修  │
                    │ 人员，不得擅自动机器                                  │
                    └─────────────────────────────────────────────────┘
                    ┌─────────────────────────────────────────────────┐
                    │ 每日应认真填写工作日志，记录机器运转情况。机器出现故障时，│
                    │ 应及时记录，并通知维修人员                            │
                    └─────────────────────────────────────────────────┘
   ┌──────────┐    ┌─────────────────────────────────────────────────┐
   │ 设备保养  │    │ 要保持供给 MRI 扫描仪的电源稳定，配备专门配电室和稳压器，│
   │ 和检测    ├────│ 最好能使用不间断电源（UPS），如遇停电，应立即关机，以防计│
   └──────────┘    │ 算机损坏                                          │
                    └─────────────────────────────────────────────────┘
                    ┌─────────────────────────────────────────────────┐
                    │ 开机和关机应由专人负责，并应将机器运转情况记录在案，夏季  │
                    │ 如遇空调机不能保持机房温度时，应及时停机                │
                    └─────────────────────────────────────────────────┘
                    ┌─────────────────────────────────────────────────┐
                    │ 每日在开机前应有专人负责检查记录液氦在机内的存贮量。如液  │
                    │ 氦量低达 60%，应停止使用，并采取消磁措施，以防失超      │
                    └─────────────────────────────────────────────────┘
                    ┌─────────────────────────────────────────────────┐
                    │ 磁共振如发生失超，医技人员应迅速组织患者疏散和撤离，打开  │
                    │ 一切通风装置，并立即通知工程维修人员前来处理，以防止失超  │
                    │ 的进一步发展                                        │
                    └─────────────────────────────────────────────────┘
                    ┌─────────────────────────────────────────────────┐
                    │ 严格禁止携带金属物品进入磁场，以免伤人和损坏机器。如有较  │
                    │ 大金属物吸入磁场不能拔出时，不要试图自己拔出吸入物体，应  │
                    │ 立即通知工程维修人员进行处理                          │
                    └─────────────────────────────────────────────────┘
```

第七节　造影室、导管室检查安全与预防措施

放射科造影室和导管室是具有检查与治疗功能的部门。所进行的血管造影及介入治疗都是有创伤性操作。因此，除了检查中辐射防护等涉及患者检查安全问题外，还要十分注意院内感染的问题。要保持造影室及导管室内无

菌状态。具体应做到以下预防措施：

```
                    ┌──────────────────────────────────────────────────┐
                    │ 造影室和导管室设计需要划分污染区和无菌区，无关人员不得随 │
                    │ 意出入。同时注意空气与环境清洁                        │
                    └──────────────────────────────────────────────────┘
                    ┌──────────────────────────────────────────────────┐
                    │ 在进行无菌技术操作前，操作者必须戴好帽子、口罩，按照手术 │
                    │ 洗手标准洗手后戴手套                                 │
                    └──────────────────────────────────────────────────┘
                    ┌──────────────────────────────────────────────────┐
                    │ 操作中取用无菌物品时，必须用无菌钳，凡未经消毒的手或物品， │
                    │ 不可触及或超越无菌区（保持约 20cm 距离），无菌物品取出后， │
                    │ 不能再放回原处                                       │
                    └──────────────────────────────────────────────────┘
┌─────────┐        ┌──────────────────────────────────────────────────┐
│ 造影室、 │        │ 无菌物品与非无菌物品必须分别放置。无菌物应放在清洁干燥的固 │
│导管室检查│        │ 定地方，并定期检查无菌期，一般为 1~2 周，梅雨季节不超过 1 周 │
│ 安全与   │────────┤                                                  │
│ 预防措施 │        └──────────────────────────────────────────────────┘
└─────────┘        ┌──────────────────────────────────────────────────┐
                    │ 一切无菌物品不能在空气中暴露过久，疑有污染时，即不可使用， │
                    │ 须重新无菌处理                                       │
                    └──────────────────────────────────────────────────┘
                    ┌──────────────────────────────────────────────────┐
                    │ 一份无菌物品，只能提供给一例患者使用，避免发生交叉感染    │
                    └──────────────────────────────────────────────────┘
                    ┌──────────────────────────────────────────────────┐
                    │ 造影室和导管室的物品要专人保管，定期清洁、及时补充，严格 │
                    │ 执行交接班制度                                       │
                    └──────────────────────────────────────────────────┘
                    ┌──────────────────────────────────────────────────┐
                    │ 造影室和导管室内每周用紫外线照射 1 小时进行消毒         │
                    └──────────────────────────────────────────────────┘
                    ┌──────────────────────────────────────────────────┐
                    │ 传染病患者在造影室和导管室内所接触过的一切物品，必须严格 │
                    │ 消毒，方可使用                                       │
                    └──────────────────────────────────────────────────┘
```

第八节   放射工作人员操作的防护技术措施

```
┌─────────┐        ┌──────────────────────────────────────────────────┐
│ 放射     │        │ 实施放射诊断检查前应当对不同检查方法进行利弊分析，在保证 │
│ 工作人员 │        │ 诊断效果的前提下，优先选用对人体健康影响较小的诊断技术    │
│ 操作的   │────────┤                                                  │
│ 防护技术 │        └──────────────────────────────────────────────────┘
│ 措施     │        ┌──────────────────────────────────────────────────┐
└─────────┘        │ 尽量缩小照射野。缩小照射野不仅减少直接受照射的器官和组织， │
                    │ 邻近器官所受散射线的照射也相应减少。同时缩小照射野，减少 │
                    │ 散射线，还可以提高影像的对比度                        │
                    └──────────────────────────────────────────────────┘
```

续流程

缩短透视时间。当有些放射诊断造影、介入诊断和治疗不得不用透视方法时，为了尽可能地缩短透视时间，术前应对患者病情充分了解，做到有的放矢。在不影响操作的前提下，开展低剂量透视

注意摄影条件和体位的选择。尽量选择最佳的工作条件，在不影响摄影质量前提下应尽可能采用"高电压、低电流、厚滤过和小视野"进行操作。摄影时尽量使非受检的重要器官远离照射野

摄片时，必须根据使用不同管电压更换合适的附加滤过片。在进行 X 线检查、CT 检查和介入造影时，无关人员不得留在机房内

放射工作人员操作的防护技术措施

用携带式或移动式 X 线机摄片时，工作人员必须离开 X 线机球管 2m 以外，并注意周围人员的防护安全。只有在把患者转移到固定放射学检查设备是不现实的或医学上不可接受的情况下，并采取相应防护措施（包括距离和屏蔽防护等）后，才可使用移动或便携式 X 线机施行检查。携带式 X 线机不宜于常规透视

优化 CT 扫描程序，在不影响诊断的情况下，尽量缩小扫描野，降低扫描条件。扫描中尽可能取得患者的合作，减少不必要的重复扫描。胸部 CT 体检应采用低剂量扫描，扫描剂量控制在 1mSv 左右

在行 DSA 检查过程中，在不影响观察的情况下，尽量缩小视野，采用脉冲透视

应保证实施放射诊断的设备是合适的，在考虑了相应专业机构所制订的可接受图像质量标准和有关医疗指导水平后，确保患者所受到的照射是达到预期诊断目标所需的最小照射，并注意查阅以往的检查资料，以避免不必要的额外检查

认真选择并综合使用各种参数（如检查部位、准直、管电压和管电流等），以使患者所受到的照射是与可接受的图像质量和临床检查目的相一致的最低照射

第九节　放射工作人员的职业培训及健康管理

一、放射工作人员的准入条件

放射工作人员是指在放射工作单位从事放射职业活动中受到电离辐射照射的人员。不仅包括放射科的工作人员，心内科、骨科、口腔科和体外碎石等职业性接触电离辐射的医护人员均属于放射工作人员的范畴。放射工作人员应当具备下列基本条件。

放射工作人员的准入条件
- 年满18周岁。经职业健康检查，符合放射工作人员的职业健康要求
- 从事放射诊疗的医、技、护人员，必须是医学院校毕业并经过专业培训，且持有医师资格证、技师资格证或护士资格证等医学专业资格证书，持有放射工作人员证

二、放射工作人员的职业培训

放射工作人员的职业培训
- 放射工作人员上岗前应当接受放射防护和有关法律知识培训，培训时间不少于4天，考核合格方可参加相应的工作
- 放射工作单位应当定期组织本单位的放射工作人员接受放射防护和有关法律知识培训，两次培训的时间间隔不超过2年，每次培训时间不少于2天，并将每次培训的情况及时记录在《放射工作人员证》中
- 辖区内医疗机构放射工作人员的培训由各市级卫生监督机构承担。省级医疗机构放射工作人员的培训由省卫生监督所承担

三、放射性职业健康检查和休假

放射性职业健康检查和休假
- 放射工作单位应组织放射工作人员到经过省卫生厅批准的职业健康体检机构接受上岗前、在岗期间定期和离岗前的职业健康检查，定期检查的时间间隔不超过2年
- 放射工作单位应当在收到职业健康检查报告的7日内，如实告知放射工作人员职业健康检查情况，并将检查结论记录在《放射工作人员证》中

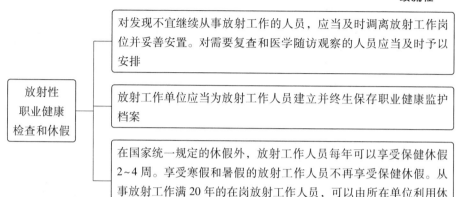

续流程

放射性职业健康检查和休假
- 对发现不宜继续从事放射工作的人员，应当及时调离放射工作岗位并妥善安置。对需要复查和医学随访观察的人员应当及时予以安排
- 放射工作单位应当为放射工作人员建立并终生保存职业健康监护档案
- 在国家统一规定的休假外，放射工作人员每年可以享受保健休假2~4周。享受寒假和暑假的放射工作人员不再享受保健休假。从事放射工作满20年的在岗放射工作人员，可以由所在单位利用休假时间安排健康疗养

四、放射工作人员个人剂量监测

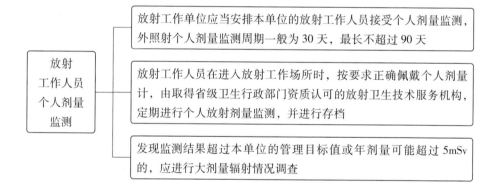

放射工作人员个人剂量监测
- 放射工作单位应当安排本单位的放射工作人员接受个人剂量监测，外照射个人剂量监测周期一般为30天，最长不超过90天
- 放射工作人员在进入放射工作场所时，按要求正确佩戴个人剂量计，由取得省级卫生行政部门资质认可的放射卫生技术服务机构，定期进行个人放射剂量监测，并进行存档
- 发现监测结果超过本单位的管理目标值或年剂量可能超过5mSv的，应进行大剂量辐射情况调查

第十节 放射防护台账管理

医疗机构应结合本单位的放射诊疗实际，既注重实体工作，又重视台账建设。建立由单位领导统一协调、有关科室分工负责的放射诊疗管理机制，制订并实施针对性的放射诊疗管理制度，落实岗位责任制，检查、督促本单位放射诊疗相关科室落实各项要求，逐步培养科学的安全文化素养，进一步提高管理效能和水平，确保国家的各项放射诊疗管理制度和要求得到有效落实。根据医院放射科的工作实际，可建立以下四类放射防护工作台账。

一、放射诊疗许可档案

	放射诊疗建设项目评价与卫生审查文件［含建设项目职业病危害预评价和控制效果评价报告表（书）和卫生行政部门出具的相应建设项目审查批复文件等］
放射诊疗许可档案	放射诊疗许可管理文件（含放射诊疗许可、校验及变更等申办资料，放射诊疗许可证正、副本复印件，法人证书或营业执照、医疗机构执业许可证和辐射安全许可证等复印件）
	辐射源管理（含放射诊疗设备清单和每台射线装置照片和大型医用设备配置许可文件）等

二、放射防护管理制度档案

	放射诊疗管理法规标准文件
放射防护管理制度档案	放射诊疗管理责任制相应文件
	质量保证方案及监测规范
	年度放射防护工作计划与实施方案和总结等

三、质量控制与安全防护实施档案

	放射诊疗设备定期状态检测及维护证明材料
质量控制与安全防护实施档案	放射工作场所防护管理，含工作场所清单、工作场所防护检测评价报告书、入口处警示标志张贴、工作指示灯设置记录（可附照片）和危害告知牌
	放射防护用品管理
	自我管理与接受监督资料，包括自查自纠记录，年度放射诊疗工作量统计记录，卫生行政部门检查形成的现场监督笔录、卫生监督意见书和整改报告等

四、放射工作人员职业健康管理档案

放射工作人员职业健康管理档案

放射工作人员管理，包括放射工作人员清单（含持证情况）、放射工作人员证、申请资料及清单和CT、介入放射等特殊资格要求证书（专业技术人员任职资格证书和大型医用设备上岗证等）

工作人员职业健康检查管理，包括放射工作人员历年职业健康检查（含岗前、在岗和离岗）报告书。职业健康损害可疑人员的复查结果

个人剂量管理，包括历次个人剂量监测报告书和异常结果处理资料

法规与防护知识培训管理，包括防护知识培训组织资料和培训合格证明

放射性职业病患者管理（包括职业病诊断证明书、定期复查报告、诊疗记录和职业病待遇情况等）

第 六 章

放射科应急预案管理

第一节　设备故障、网络故障和停电应急预案

设备故障、网络故障或停电等均会严重影响放射科的正常工作，甚至危及患者安全，引起医患纠纷，所以，应制订相应应急预案。

一、设备故障

设备故障应急预案
- 发生放射科检查设备故障时，应立即告知正在接受检查的患者；MRI检查过程中发生机器故障时，应立即将患者移出检查室，以保证患者安全，同时做好解释工作
- 介入治疗过程中发生设备故障时，应立即停止治疗。有多台设备的，可将患者移至另一台设备处继续进行介入治疗
- CT机、X线机在检查患者时如果出现曝光不终止，操作人员应立即就近按下机器旁或墙上的红色应急按钮，也可按下控制台的关机按钮，或拉下墙上的闸刀开关，断开机器电源
- 通知维修人员，同时向科主任汇报。如果短时间内无法修复设备，科主任要向医院报告。根据排除故障所需时间的长短，合理安排检查
- 设备修复后，按操作规程恢复设备正常运转并做好相关记录
- 通知患者来科室检查，优先安排原已预约待检的患者做检查

二、网络故障

目前医院和放射科信息化发展很快，一旦发生故障，将影响正常工作，必须做好应急预案。

	放射科医学影像管理与传输系统（PACS）最好有系统双机热备份，一旦主系统遇到故障或受到攻击，应保证备用系统能及时替换主系统提供服务
网络故障应急预案	放射科信息系统（RIS）、PACS 必须配有不间断电源（UPS），以防停电引起数据丢失
	当 RIS、PACS 发生故障时，要采取措施，能够采用电脑单机登记并及时检查和出具诊断报告。也可采用手工登记和记账的形式，及时检查和出具诊断报告。不能因为 RIS、PACS 发生故障而停止患者的检查，尤其要优先保证急诊患者的检查。RIS、PACS 故障排除后，将手工记录的信息完整、准确地输入计算机中

三、停电

	放射科应该有电源备份，在突然停电情况下，尽可能通过备份电源恢复供电，保证设备恢复正常运行，避免造成设备故障，影响患者诊疗正常开展
	发生各种意外停电时，首先要保证正在检查患者的安全，如 CT、MRI 检查中停电，要协助患者离开检查床
停电应急预案	如果由于电源故障造成的设备停止运行，立即与后勤部门联系，了解电源故障原因。并请专业人员前来放射科处理电源故障，保证患者检查安全与设备安全
	根据发生停电时间的长短，妥善做好等待检查患者的安置工作
	确认供电恢复正常后，按操作规程恢复设备正常运转，继续进行患者检查，并做好相关记录
	及时向科主任汇报，并做好相关交接班工作。短时间内设备无法修复的，科主任应向医院报告

续流程

停电 应急预案	有预告的停电，医院管理部门应提前告知放射科，以保证患者和设备的安全
	电源或设备故障排除，设备恢复正常状态，马上检查设备硬盘上和 PACS 上的患者检查图像与信息是否存在。如果图像和信息缺少，尽可能采取补救措施

第二节　放射科患者紧急意外情况抢救处理应急预案

重危患者到放射科检查以及使用对比剂的患者均有可能发生意外，为保证放射科就诊患者医疗安全和放射诊断质量，增强放射科工作人员的医疗安全意识，防患于未然，须制订放射科患者紧急意外情况抢救处理应急预案。

放射科患者 紧急 意外情况 抢救处理 应急预案	放射科主任或指定专人负责应急预案的管理，组织科内人员学习和演练，也可请临床医师进行演练指导
	放射科实行科主任、副主任听班制度，保证 24 小时联系畅通，并迅速到位
	放射科各级人员要熟悉对比剂不良反应的临床表现，掌握对比剂变态反应（过敏反应）的应急处理，发生中度以上对比剂变态反应（过敏反应）的，须及时报告
	各病区、急诊室（含 ICU）、门诊等急危重症患者，一定需要临床医师陪同，并要求在病情稳定后才可以进行检查
	在放射科检查和诊断性操作过程中，应注意观察患者生命体征，对于脊柱外伤患者，在摄片检查过程中，应正确搬动体位，避免脊髓损伤。颅底骨折者，应禁止摄颏顶位
	一般患者在检查过程中，若发生意外或病情突然加重，应立即停止检查，同时对患者实施现场抢救。在 MRI 检查室内发生意外的，首先将患者抬到 MRI 检查室外后再实施抢救

续流程

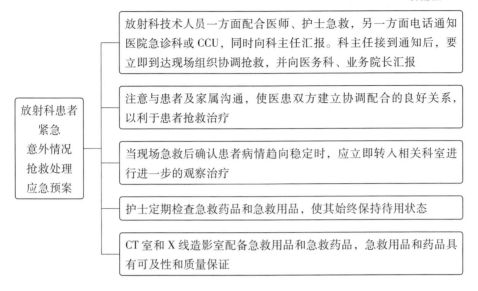

第三节 放射科影像诊断危急值及其报告流程

危急值是指辅助检查结果与正常预期偏离较大的检测数据。当出现这种检验结果时，提示患者可能正处于有生命危险的边缘状态。作为首先发现危急值的医技科室部门医师，不必按照常规流程进行检查报告，应立即通过口头、通讯、书面等方式向临床主治医师紧急报告，让临床主治医师及时得到检查信息，迅速给予患者有效的干预措施或治疗，以挽救患者生命，否则就有可能出现严重后果，失去最佳抢救机会。这就是所谓的危急值的报告。

一、建立危急值报告制度

中国医院协会《2007年患者安全目标》第4点明确要求建立"危急值"报告制度，原卫生部2011年等级医院评审要求医院必须建立危急值报告制度，除了检验科之外，要求进行影像诊断危急值报告的还有超声科、放射科等医技科室。

放射科在制订影像诊断危急值报告制度时，需要经过充分讨论，切实将应该作为影像诊断危急值报告的疾病列为报告疾病对象。最好与相关的临床专家沟通，明确定量诊断标准，使放射科医师在诊断中有所依据。

二、危急值疾病

	急性肺动脉栓塞	CT 扫描是急性肺动脉栓塞最简单、最有效的影像学诊断，是目前临床诊断的"金标准"。放射科医师通过 CT 增强及螺旋 CT 肺动脉造影（CTPA）可以进行肺动脉栓塞的明确诊断。在 CT 诊断中，需要进行肺动脉栓塞的定量诊断，如果发现栓塞的肺动脉超过两个肺叶，或超过 7 支血管的栓塞，则提示大面积肺栓塞，应该马上报告临床医师，临床医师应立即采取溶栓治疗，避免患者病情的恶化
危急值疾病	急性主动脉夹层	是急性胸痛三联征之一。通常利用多排螺旋 CT 进行"一站式"扫描，并进行明确诊断。主动脉的增强 CT 及 CTA 表现为主动脉出现"双腔"（主动脉的真腔与假腔）以及其中的低密度条带状动脉内膜瓣。二维或三维血管重建可以明确夹层破口。结合患者有急性胸痛，发病在 14 天之内，可以明确诊断急性主动脉夹层，并立即报告临床医师采取治疗措施，避免急性主动脉夹层急性破裂
	大血管破裂出血	CT 是常用的检查方法，平扫可见破裂血管周围形成软组织肿块，增强扫描动脉期可见对比剂溢出血管外。发现大血管破裂，必须紧急向主治医师报告，采取手术等紧急处理
	急性颅内血肿	通过 CT 扫描可以直接对血肿进行诊断，CT 表现为颅脑内均匀高密度的肿块，CT 值为 60～80Hu。当首次 CT 发现在幕上的血肿≥30ml，幕下的血肿≥10ml 应作为急性脑血肿危急值诊断。同时需要进行血肿的定量诊断
	急性蛛网膜下隙出血	CT 平扫可见脑沟、脑裂、脑池密度增高，形成蛛网膜下隙铸型，脑室内也有血肿。发现急性蛛网膜下隙出血应作为影像诊断危急值进行报告

续流程

```
           ┌─ 血气胸 ─────── 胸部 X 线片是最常用的影像学检查，可见一侧
           │                 胸腔无肺纹理极低密度区，称为"气胸带"，一
           │                 般在肺野外带。肺萎缩并向内带或肺门压缩，
           │                 纵隔向健侧移位。出现血胸，可见液平面。观
           │                 察肺受压程度可以间接评估气胸严重程度。当
           │                 出现肺压缩比例>50%时，应行血气胸影像诊断
           │                 危急值报告
           │
           │  肝、脾、        患者一般都有明显的急性的严重腹部外伤史，
           │  胰、肾等        急诊 CT 注意这些实质器官内高或高低混合肿
           ├─ 腹腔脏器 ───── 块，如为被膜下血肿则一般表现为弧形、带状
           │  挫裂伤、        高密度肿块，实质器官受压形成压迹。肝急性
           │  出血            血肿，如密度很高，增强扫描 CT 值达到 85～
           │                 350Hu，提示急性血肿，还可能有血管破裂存
危急值疾病 ─┤                 在，应该紧急向经治医师报告
           │
           │  消化道          最简单的影像学检查为腹部 X 线片，可见膈下
           ├─ 穿孔 ───────── 游离气体。少数诊断有疑问的情况下可以做 CT
           │                 扫描，可见腹腔气体、穿孔肠壁不规则，境界
           │                 不清、腹水等表现
           │
           │                 通常行 X 线胸部片可进行诊断。胸片上金属性异
           │                 物可在气管或支气管内呈现直接征象，非金属异
           │                 物则根据间接征象，判断异物存在与位置。气管
           │                 内异物可造成两肺含气增多，产生肺气肿，支气
           ├─ 气道异物 ───── 管内异物则可见患侧肺气肿。合并感染可见肺实
           │                 质片状密度增高影，出现肺不张，则可见相应肺
           │                 叶萎缩。少数情况下，也可行 CT 扫描，对发现
           │                 气道内异物及其继发征象显示更加清楚
           │
           │  脊柱骨折        X 线或 CT 检查可见脊柱骨折、脊柱长轴成角畸
           │  并脊髓          形、脊柱粉碎性骨折及血肿压迫硬脊膜囊，导
           └─ 严重受压 ───── 致椎管狭窄。脊髓受压或脊髓不连续，提示脊
                             髓损伤，此类患者进行影像检查时应在临床医
                             师指挥下进行搬动。发现脊髓损伤应立即进行
                             影像诊断的危急值报告
```

三、危急值报告流程

关于放射科影像诊断危急值报告，是关系到患者生命的重大问题，必须引起高度重视。一经发现上述危急值疾病，应按照以下流程进行危急值报告。

```
┌────────────────────────────────────────────────┐
│ 放射科影像诊断危急值报告必须由医师执行。发现危急值疾病时，首 │
│ 先要确认是否为仪器设备故障或不正常操作所致。在确认各个环节无 │
│ 异常情况下，再做出危急值疾病的诊断                │
└────────────────────────────────────────────────┘
                        ↓
┌────────────────────────────────────────────────┐
│ 技师在检查中发现危急值疾病：在非急诊时间，应立即通知各诊断组 │
│ 组长处理；在急诊时间应立即通知值班医师，必要时同时报告本科室 │
│ 负责人或相关人员                              │
└────────────────────────────────────────────────┘
                        ↓
┌────────────────────────────────────────────────┐
│ 接到危急值报告的医师，必须马上与主治该患者的临床医师电话口头 │
│ 报告，并做好危急值报告登记                      │
└────────────────────────────────────────────────┘
                        ↓
┌────────────────────────────────────────────────┐
│ 口头报告之后，尽快在 30 分钟内完成纸质诊断报告及胶片打印，对 │
│ 于疑难或需要进行血管重建等图像后处理者也应在 1 小时内完成    │
└────────────────────────────────────────────────┘
                        ↓
┌────────────────────────────────────────────────┐
│ 积极与临床沟通，为临床提供技术咨询，必要时进一步检查，保证诊 │
│ 断结果的准确性。诊断有困难时，及时请示二线及以上值班医师进一 │
│ 步诊断                                      │
└────────────────────────────────────────────────┘
                        ↓
┌────────────────────────────────────────────────┐
│ 放射科医师在向临床医师完成危急值报告之后，即对危急值处理的过 │
│ 程和相关信息做详细记录。记录内容包括：检查日期、患者姓名、科 │
│ 室、检查项目、检查结果、临床科室接报人、报告时间、报告人、备 │
│ 注等项目                                    │
└────────────────────────────────────────────────┘
```

第七章

放射科质量管理

第一节 常用影像照片的评价标准

一、常用数字 X 线甲级片评价标准

1. 成人胸部后前位甲级片评定标准

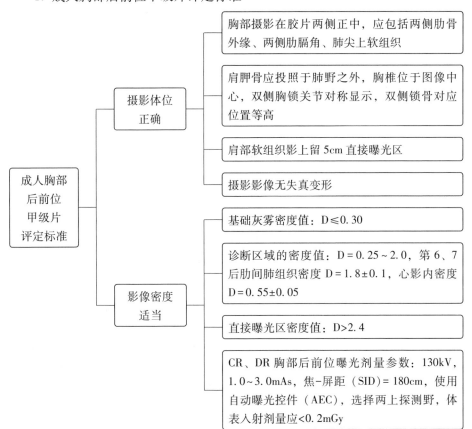

续流程

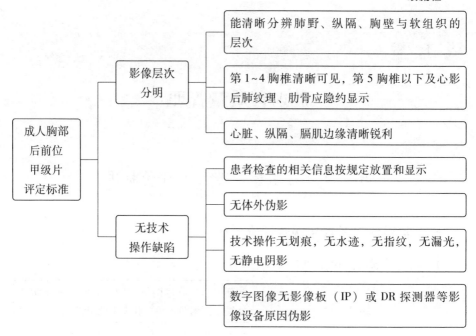

成人胸部后前位甲级片评定标准

- 影像层次分明
  - 能清晰分辨肺野、纵隔、胸壁与软组织的层次
  - 第1~4胸椎清晰可见，第5胸椎以下及心影后肺纹理、肋骨应隐约显示
  - 心脏、纵隔、膈肌边缘清晰锐利
- 无技术操作缺陷
  - 患者检查的相关信息按规定放置和显示
  - 无体外伪影
  - 技术操作无划痕，无水迹，无指纹，无漏光，无静电阴影
  - 数字图像无影像板（IP）或DR探测器等影像设备原因伪影

2. 成人胸部侧位甲级片评定标准

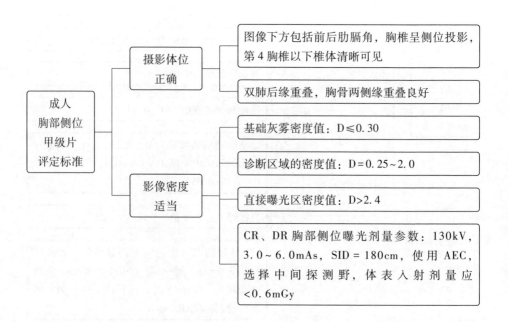

成人胸部侧位甲级片评定标准

- 摄影体位正确
  - 图像下方包括前后肋膈角，胸椎呈侧位投影，第4胸椎以下椎体清晰可见
  - 双肺后缘重叠，胸骨两侧缘重叠良好
- 影像密度适当
  - 基础灰雾密度值：D≤0.30
  - 诊断区域的密度值：D=0.25~2.0
  - 直接曝光区密度值：D>2.4
  - CR、DR胸部侧位曝光剂量参数：130kV，3.0~6.0mAs，SID=180cm，使用AEC，选择中间探测野，体表入射剂量应<0.6mGy

续流程

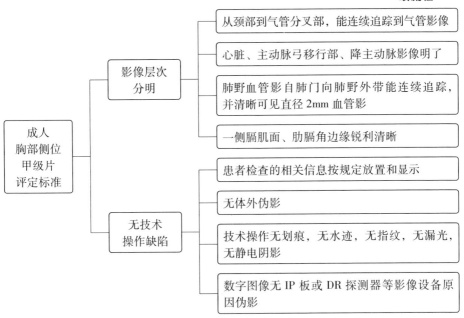

3. 膝关节正、侧位甲级片评定标准

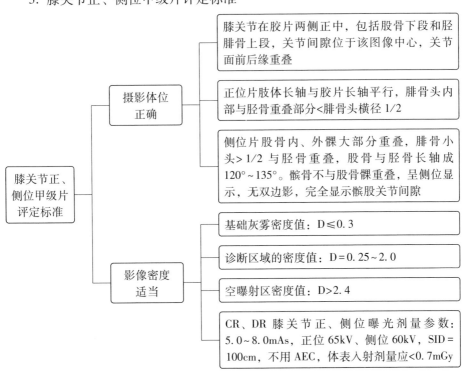

续流程

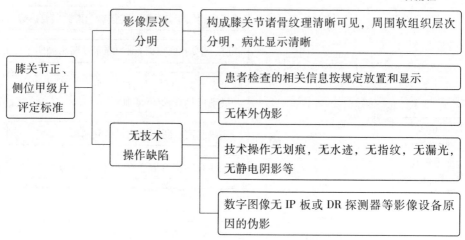

4. 胫腓骨正、侧位甲级片评定标准

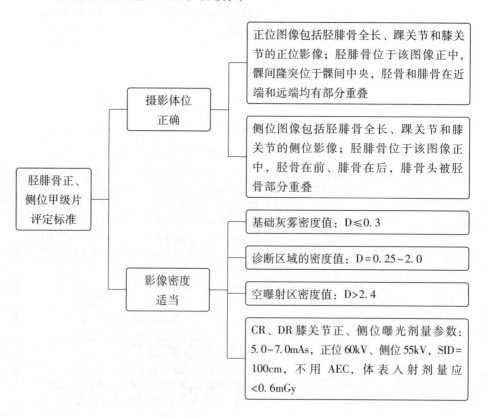

续流程

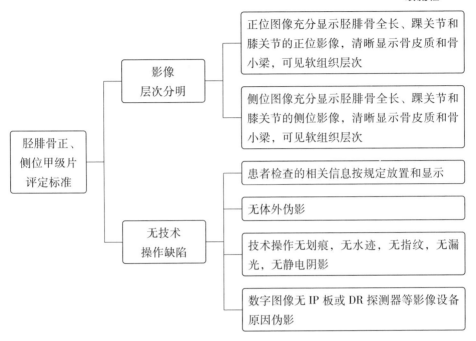

5. 腹部前后卧位（KUB）甲级片评定标准

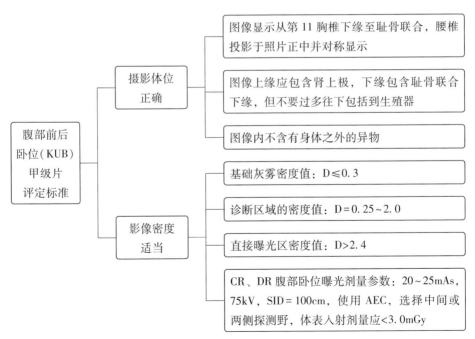

续流程

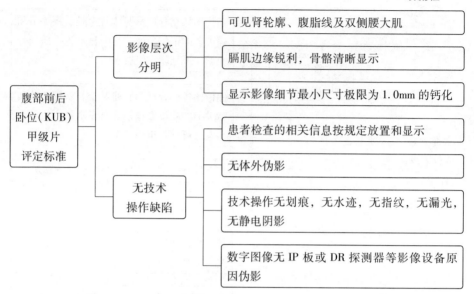

6. 腹部前后立位甲级片评定标准

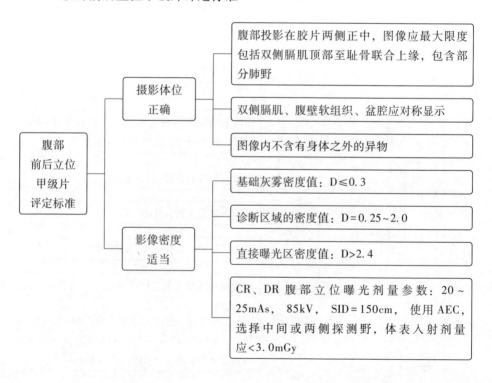

续流程

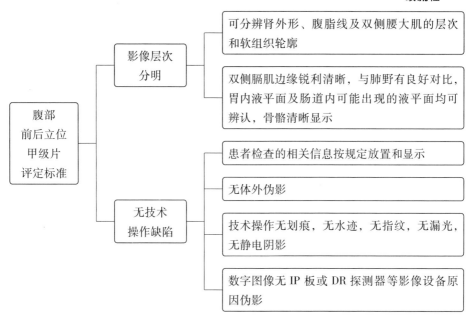

7. 第 1、2 颈椎开口位甲级片评定标准

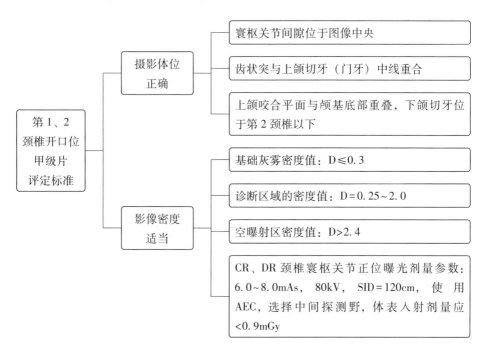

续流程

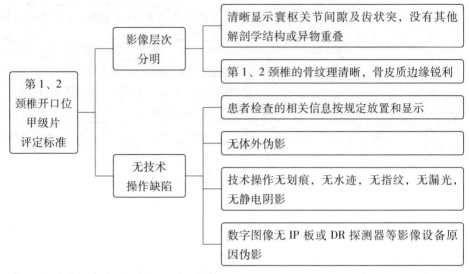

8. 颈椎正、侧位甲级片评定标准

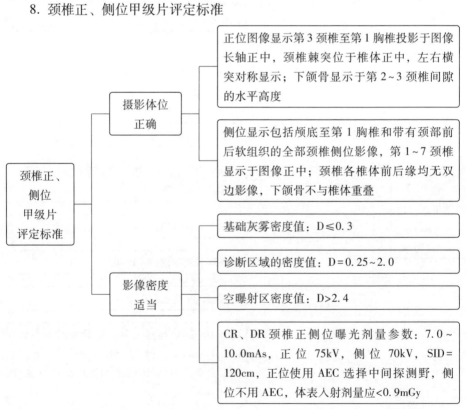

续流程

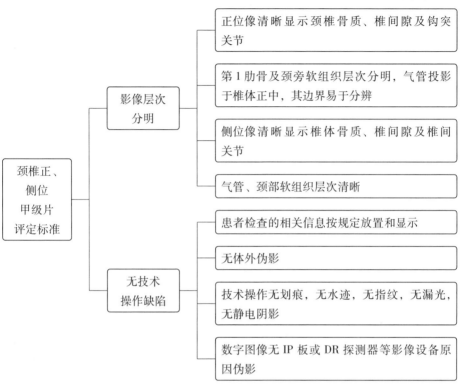

9. 颈椎前、后、左、右斜位甲级片评定标准

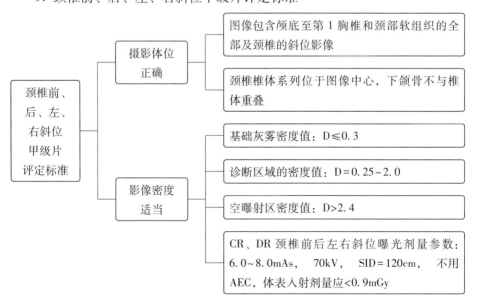

续流程

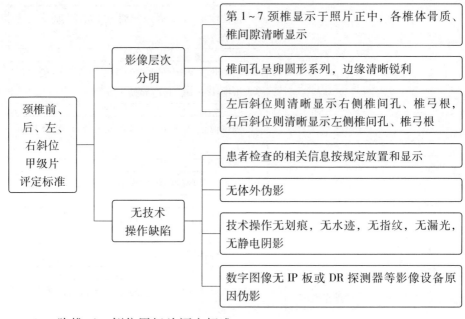

颈椎前、后、左、右斜位甲级片评定标准

影像层次分明
- 第1~7颈椎显示于照片正中，各椎体骨质、椎间隙清晰显示
- 椎间孔呈卵圆形系列，边缘清晰锐利
- 左后斜位则清晰显示右侧椎间孔、椎弓根，右后斜位则清晰显示左侧椎间孔、椎弓根

无技术操作缺陷
- 患者检查的相关信息按规定放置和显示
- 无体外伪影
- 技术操作无划痕，无水迹，无指纹，无漏光，无静电阴影
- 数字图像无IP板或DR探测器等影像设备原因伪影

10. 胸椎正、侧位甲级片评定标准

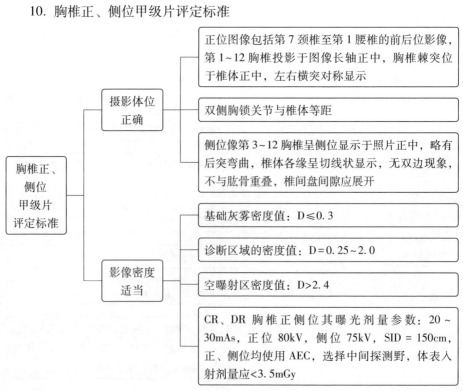

胸椎正、侧位甲级片评定标准

摄影体位正确
- 正位图像包括第7颈椎至第1腰椎的前后位影像，第1~12胸椎投影于图像长轴正中，胸椎棘突位于椎体正中，左右横突对称显示
- 双侧胸锁关节与椎体等距
- 侧位像第3~12胸椎呈侧位显示于照片正中，略有后突弯曲，椎体各缘呈切线状显示，无双边现象，不与肱骨重叠，椎间盘间隙应展开

影像密度适当
- 基础灰雾密度值：D≤0.3
- 诊断区域的密度值：D=0.25~2.0
- 空曝射区密度值：D>2.4
- CR、DR胸椎正侧位其曝光剂量参数：20~30mAs，正位80kV，侧位75kV，SID=150cm，正、侧位均使用AEC，选择中间探测野，体表入射剂量应<3.5mGy

续流程

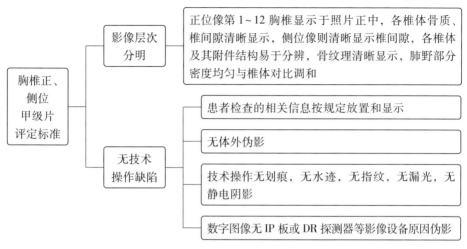

胸椎正、侧位甲级片评定标准

影像层次分明
正位像第 1~12 胸椎显示于照片正中，各椎体骨质、椎间隙清晰显示，侧位像则清晰显示椎间隙，各椎体及其附件结构易于分辨，骨纹理清晰显示，肺野部分密度均匀与椎体对比调和

无技术操作缺陷
- 患者检查的相关信息按规定放置和显示
- 无体外伪影
- 技术操作无划痕，无水迹，无指纹，无漏光，无静电阴影
- 数字图像无 IP 板或 DR 探测器等影像设备原因伪影

11. 腰椎正、侧位甲级片评定标准

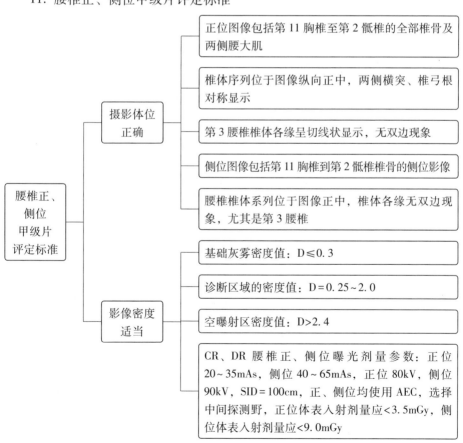

腰椎正、侧位甲级片评定标准

摄影体位正确
- 正位图像包括第 11 胸椎至第 2 骶椎的全部椎骨及两侧腰大肌
- 椎体序列位于图像纵向正中，两侧横突、椎弓根对称显示
- 第 3 腰椎椎体各缘呈切线状显示，无双边现象
- 侧位图像包括第 11 胸椎到第 2 骶椎椎骨的侧位影像
- 腰椎椎体系列位于图像正中，椎体各缘无双边现象，尤其是第 3 腰椎

影像密度适当
- 基础灰雾密度值：D≤0.3
- 诊断区域的密度值：D=0.25~2.0
- 空曝射区密度值：D>2.4
- CR、DR 腰椎正、侧位曝光剂量参数：正位 20~35mAs，侧位 40~65mAs，正位 80kV，侧位 90kV，SID=100cm，正、侧位均使用 AEC，选择中间探测野，正位体表入射剂量应<3.5mGy，侧位体表入射剂量应<9.0mGy

续流程

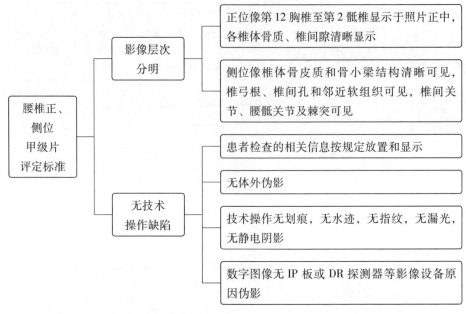

正位像第12胸椎至第2骶椎显示于照片正中，各椎体骨质、椎间隙清晰显示

侧位像椎体骨皮质和骨小梁结构清晰可见，椎弓根、椎间孔和邻近软组织可见，椎间关节、腰骶关节及棘突可见

患者检查的相关信息按规定放置和显示

无体外伪影

技术操作无划痕，无水迹，无指纹，无漏光，无静电阴影

数字图像无IP板或DR探测器等影像设备原因伪影

12. 腰椎左右斜位甲级片评定标准

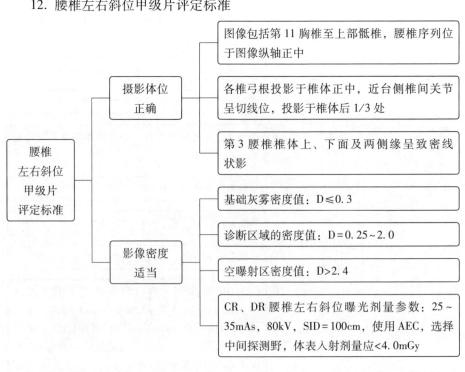

图像包括第11胸椎至上部骶椎，腰椎序列位于图像纵轴正中

各椎弓根投影于椎体正中，近台侧椎间关节呈切线位，投影于椎体后1/3处

第3腰椎椎体上、下面及两侧缘呈致密线状影

基础灰雾密度值：D≤0.3

诊断区域的密度值：D=0.25~2.0

空曝射区密度值：D>2.4

CR、DR腰椎左右斜位曝光剂量参数：25~35mAs，80kV，SID=100cm，使用AEC，选择中间探测野，体表入射剂量应<4.0mGy

续流程

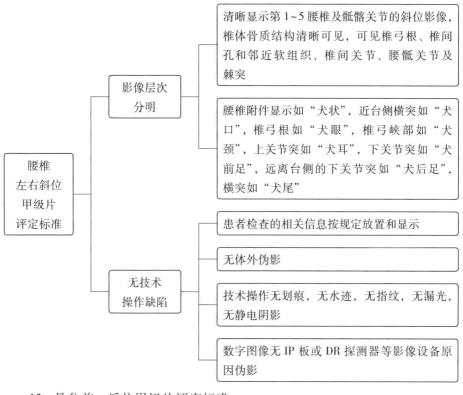

腰椎左右斜位甲级片评定标准

- 影像层次分明
  - 清晰显示第1~5腰椎及骶髂关节的斜位影像，椎体骨质结构清晰可见，可见椎弓根、椎间孔和邻近软组织、椎间关节、腰骶关节及棘突
  - 腰椎附件显示如"犬状"，近台侧横突如"犬口"，椎弓根如"犬眼"，椎弓峡部如"犬颈"，上关节突如"犬耳"，下关节突如"犬前足"，远离台侧的下关节突如"犬后足"，横突如"犬尾"
- 无技术操作缺陷
  - 患者检查的相关信息按规定放置和显示
  - 无体外伪影
  - 技术操作无划痕，无水迹，无指纹，无漏光，无静电阴影
  - 数字图像无IP板或DR探测器等影像设备原因伪影

13. 骨盆前、后位甲级片评定标准

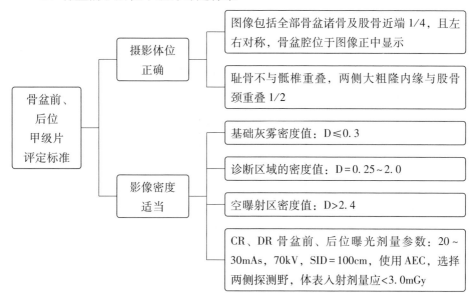

骨盆前、后位甲级片评定标准

- 摄影体位正确
  - 图像包括全部骨盆诸骨及股骨近端1/4，且左右对称，骨盆腔位于图像正中显示
  - 耻骨不与骶椎重叠，两侧大粗隆内缘与股骨颈重叠1/2
- 影像密度适当
  - 基础灰雾密度值：D≤0.3
  - 诊断区域的密度值：D=0.25~2.0
  - 空曝射区密度值：D>2.4
  - CR、DR骨盆前、后位曝光剂量参数：20~30mAs，70kV，SID=100cm，使用AEC，选择两侧探测野，体表入射剂量应<3.0mGy

续流程

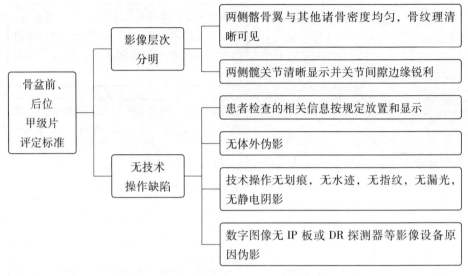

14. 头颅正、侧位甲级片评定标准

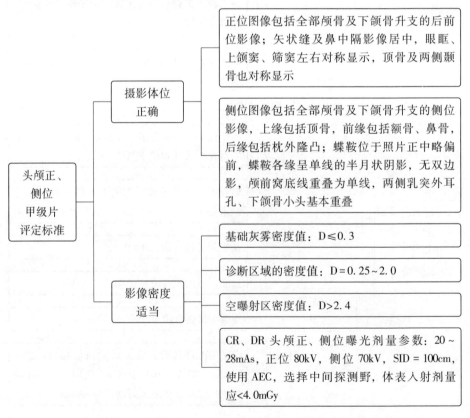

续流程

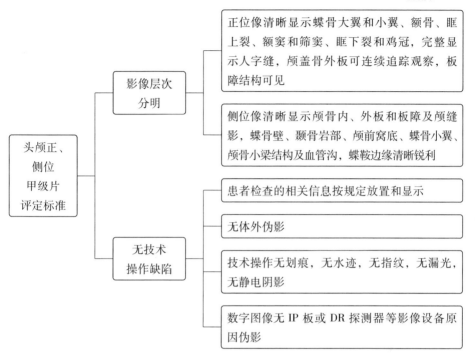

正位像清晰显示蝶骨大翼和小翼、额骨、眶上裂、额窦和筛窦、眶下裂和鸡冠、完整显示人字缝、颅盖骨外板可连续追踪观察、板障结构可见

侧位像清晰显示颅骨内、外板和板障及颅缝影、蝶骨壁、颞骨岩部、颅前窝底、蝶骨小翼、颅骨小梁结构及血管沟、蝶鞍边缘清晰锐利

头颅正、侧位甲级片评定标准 — 影像层次分明

头颅正、侧位甲级片评定标准 — 无技术操作缺陷

患者检查的相关信息按规定放置和显示

无体外伪影

技术操作无划痕、无水迹、无指纹、无漏光、无静电阴影

数字图像无 IP 板或 DR 探测器等影像设备原因伪影

15. 尺骨、桡骨正、侧位甲级片评定标准

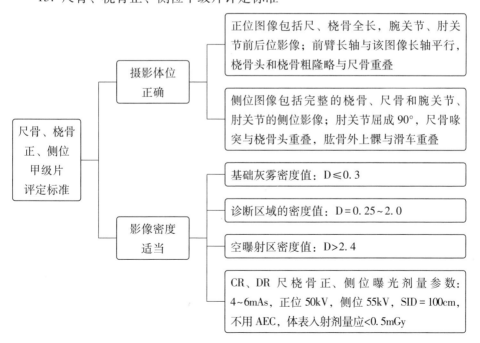

尺骨、桡骨正、侧位甲级片评定标准 — 摄影体位正确

正位图像包括尺、桡骨全长、腕关节、肘关节前后位影像；前臂长轴与该图像长轴平行、桡骨头和桡骨粗隆略与尺骨重叠

侧位图像包括完整的桡骨、尺骨和腕关节、肘关节的侧位影像；肘关节屈成90°，尺骨喙突与桡骨头重叠，肱骨外上髁与滑车重叠

尺骨、桡骨正、侧位甲级片评定标准 — 影像密度适当

基础灰雾密度值：D≤0.3

诊断区域的密度值：D=0.25~2.0

空曝射区密度值：D>2.4

CR、DR 尺桡骨正、侧位曝光剂量参数：4~6mAs，正位 50kV，侧位 55kV，SID=100cm，不用 AEC，体表入射剂量应<0.5mGy

续流程

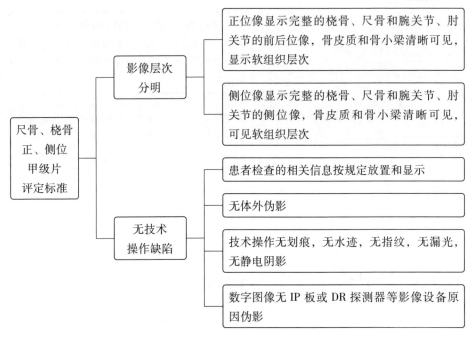

尺骨、桡骨正、侧位甲级片评定标准

- 影像层次分明
  - 正位像显示完整的桡骨、尺骨和腕关节、肘关节的前后位像，骨皮质和骨小梁清晰可见，显示软组织层次
  - 侧位像显示完整的桡骨、尺骨和腕关节、肘关节的侧位像，骨皮质和骨小梁清晰可见，可见软组织层次
- 无技术操作缺陷
  - 患者检查的相关信息按规定放置和显示
  - 无体外伪影
  - 技术操作无划痕，无水迹，无指纹，无漏光，无静电阴影
  - 数字图像无 IP 板或 DR 探测器等影像设备原因伪影

二、甲级 CT 图像评价标准

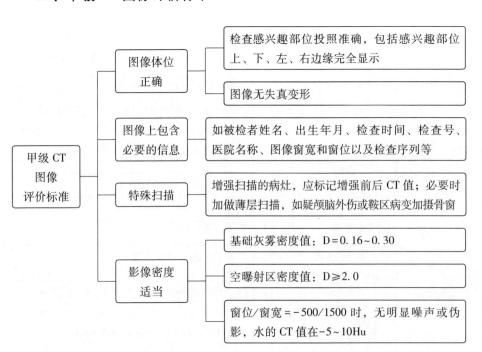

甲级 CT 图像评价标准

- 图像体位正确
  - 检查感兴趣部位投照准确，包括感兴趣部位上、下、左、右边缘完全显示
  - 图像无失真变形
- 图像上包含必要的信息
  - 如被检者姓名、出生年月、检查时间、检查号、医院名称、图像窗宽和窗位以及检查序列等
- 特殊扫描
  - 增强扫描的病灶，应标记增强前后 CT 值；必要时加做薄层扫描，如疑颅脑外伤或鞍区病变加摄骨窗
- 影像密度适当
  - 基础灰雾密度值：D=0.16~0.30
  - 空曝射区密度值：D≥2.0
  - 窗位/窗宽=−500/1500 时，无明显噪声或伪影，水的 CT 值在−5~10Hu

续流程

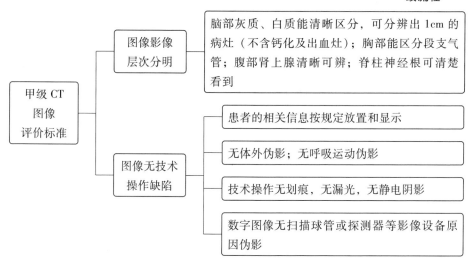

甲级 CT 图像评价标准 → 图像影像层次分明 → 脑部灰质、白质能清晰区分，可分辨出 1cm 的病灶（不含钙化及出血灶）；胸部能区分段支气管；腹部肾上腺清晰可辨；脊柱神经根可清楚看到

图像无技术操作缺陷 → 患者的相关信息按规定放置和显示

无体外伪影；无呼吸运动伪影

技术操作无划痕，无漏光，无静电阴影

数字图像无扫描球管或探测器等影像设备原因伪影

三、甲级 MRI 图像评价标准

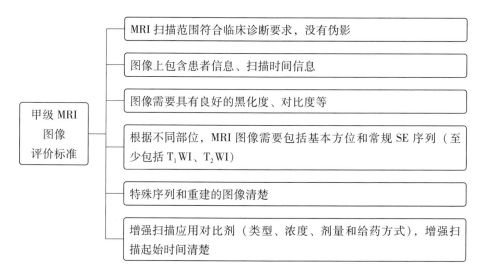

甲级 MRI 图像评价标准

MRI 扫描范围符合临床诊断要求，没有伪影

图像上包含患者信息、扫描时间信息

图像需要具有良好的黑化度、对比度等

根据不同部位，MRI 图像需要包括基本方位和常规 SE 序列（至少包括 T_1WI、T_2WI）

特殊序列和重建的图像清楚

增强扫描应用对比剂（类型、浓度、剂量和给药方式），增强扫描起始时间清楚

第二节　影像学检查技术评价

一、影像学检查应遵守的一般准则

影像学检查必须遵守的一般准则是指各种检查得到的图像或照片的基本

要求。内容主要包括图像或照片上的各种检查信息记录、影像清晰、无外来的影像等。

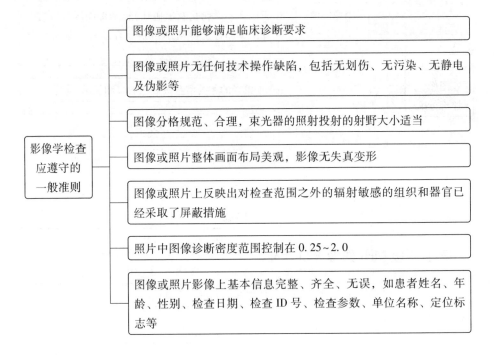

二、影像质量评价指标

1. 图像或照片诊断学要求的评价指标

（1）影像观察标准：观察标准是通过目测，观察不同部位图像或照片上是否能看到一些主要的解剖结构和细节，并且用可见程度等级来表征其性质。可见程度的观察分为三级：

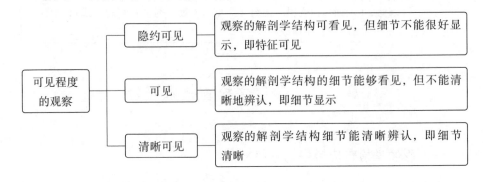

关于观察的解剖学结构和细节是否能在图像或照片上看到，还受到一些因素的影响，如技师设计的投照体位或扫描部位不正确，或患者对检查配合不符合要求，都可能影响图像上解剖学结构和细节的可见程度。当然，影像设备的技术性能及其质量，也影响着图像或照片质量。在进行图像或照片质量评价时，要区别造成图像质量不达标的可能原因，加以分析。同时，由于这种评价方法，都是技师主观视觉进行判断，因此，必须大家共同观察、分析和讨论，减少评价误差。

（2）重要的影像细节：就是要求图像或照片可以显示某一具体细节，这些细节可能是正常的解剖结构细节，也可能是病理性结构。影像技术学上要求不同部位或解剖有其影像细节最小可辨认细节的极限尺寸，作为影像质量的具体评价。在图像或照片评价时，如果这些细节能够显示，说明该部位的其他结构也就能够很好显示了。

2. 图像或照片的体位标准

根据各个摄影体位标准进行体位的影像质量评价。可以通过对相关检查部位的充分显示程度、在图像内应该能够观察到和应该观察到的结构、对称性解剖结构显示情况等进行分析。

3. 检查的技术条件

检查的技术条件评价主要是通过分析摄影技术参数是否符合要求。这些参数在不同的设备可能不完全一样，可以参考标准参数，按实际应用需要进行修改，重要的是评价所用的参数是否已达到满意的诊断要求。

4. 受检者接受的 X 线剂量水平

所谓的每一种选定摄影部位和体位的受检者剂量水平的规定，是以成年健康人标准型所需的体表入射剂量作为参考值，可以进行参考。在评价中，要鼓励在不影响诊断要求的情况下，多采用一些低 X 线剂量的扫描技术。

5. 图像或照片特定点的密度范围

密度是构成影像的基础，对比度是影像形成的本质。每个图像或照片都设定有不同部位特定点的密度范围，可以作为图像或照片质量的定量评价。

三、DR、CT、MRI 影像质量评价内容和方法

DR、CT、MRI 影像质量评价按照图像缺陷及其权重实行倒扣分（表 7-1、表 7-2、表 7-3）。

表 7-1 DR 影像评价内容及方法

项目	评价内容和方法	扣分
图像对比	查看电脑图像或胶片图像，对比欠佳	5
图像层次	看电脑图片或胶片，层次欠分明	5
投照野控制	投照野过大或包括不全	5
伪影	不影响诊断的伪影，如内衣扣、金属线等	5
	有可能误认为病变的伪影	50
	伪影范围较大，掩盖诊断区	50
	呼吸伪影或运动伪影	5~10
	抽查胶片，有污片、划片或粘片	5
图像标识	不完整	5
图像重要标识	如左右、姓名或性别错误	50
摄影体位	不标准	15~20
特殊体位	无标注，如腹部立位位，水平侧位	10
摄影部位错误	对照申请单和摄影部位是否一致	50
图像放大比例	抽查胶片，图像放大比例是否一致	5
用片统一，尺寸合理	抽查胶片	5

表 7-2 CT、MRI 影像评价内容及方法

项目	评价内容和方法	扣分
图像对比	查看电脑图像或胶片图像，对比欠佳	5
图像层次	查看电脑图像或胶片，层次欠分明	5
扫描范围	过大或包括不全	5
人为伪影	如未去除金属物引起的伪影	10
运动伪影	不影响诊断的伪影	5~10
设备伪影	不影响诊断的伪影	5~10
增强扫描增强效果	欠佳，但不影响诊断	10~15
图像标识	不完整	5
图像重要标识错误	如左右、姓名或性别错误	50

续　表

项目	评价内容和方法	扣分
定位相	抽查胶片，应有定位相	5
照片排列顺序不规范	抽查胶片	5
检查部位错误	对照申请单和检查部位是否一致	50

注：质量等级评价方法：结合 CT、MR 影像质量要求，每份图像为 100 分，扣完为止。优：≥90 分；良：80~89 分；差：70~79 分；不合格：<70 分

表 7-3　影像诊断报告评价内容及方法

项目	备注	扣分
描述内容与诊断结论欠一致		10
主要征象未描述		15
主要征象描述不全		5
主要征象描述错误		25
主要阴性征象未描述	指有鉴别诊断意义的阴性征象	5
用语不规范		10
逻辑错误	如男性盆腔检查出现子宫等词汇	10
描写简单		5
左右错误		50
特殊检查体位未描述	如 DR 站立位摄片、CT 俯卧位扫描	5
增强扫描情况未描述		15
明显的漏诊或误诊		50

第三节　各种影像检查的图像质量控制

一、数字化 X 线检查技术的质量控制

数字化 X 线摄影检查，临床应用广泛，涉及每个系统的日常诊疗，为临床诊疗发挥重要作用，包括 CR、DR、造影、乳腺钼靶等检查。为了做好这些 X 线检查，提高检查质量，确保检查安全，技师在工作中必须认真执行影像

学检查的相关规章制度，严把质量关。科室质控小组要从以下方面进行工作质量控制和监督。

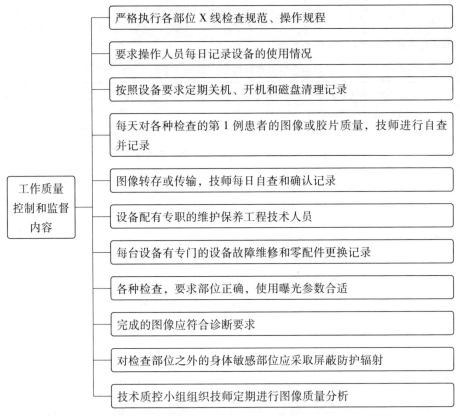

数字化图像或照片质量控制内容可以从以下几个方面进行分析：

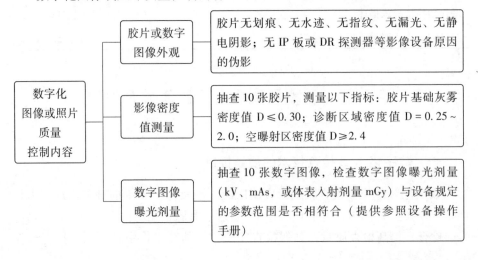

二、CT 检查技术的质量控制

CT 检查中各个环节的质量控制，包括按临床要求对每个部位正确的部位扫描、选择优化的扫描参数、坚持"双低"（低线量、低对比剂量）扫描等。以下是 CT 检查技术质量控制的基本要求。

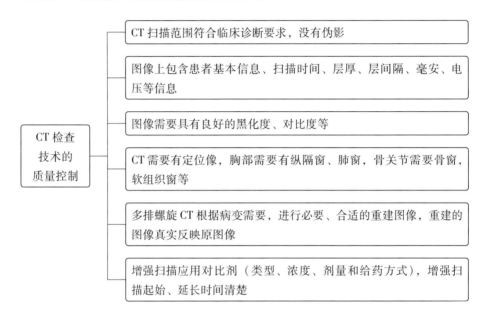

三、MRI 检查技术的质量控制

MRI 检查技术质量包括按临床要求对每个部位正确的部位扫描、选择优选的扫描参数以达到图像的最佳效果。以下是 MRI 检查技术质量控制的基本要求。

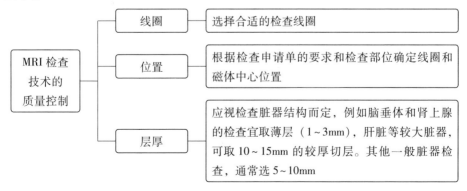

续流程

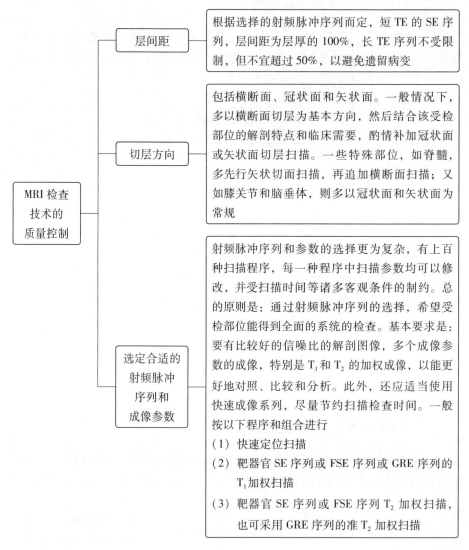

	层间距	根据选择的射频脉冲序列而定，短 TE 的 SE 序列，层间距为层厚的 100%，长 TE 序列不受限制，但不宜超过 50%，以避免遗留病变
MRI 检查技术的质量控制	切层方向	包括横断面、冠状面和矢状面。一般情况下，多以横断面切层为基本方向，然后结合该受检部位的解剖特点和临床需要，酌情补加冠状面或矢状面切层扫描。一些特殊部位，如脊髓，多先行矢状切面扫描，再追加横断面扫描；又如膝关节和脑垂体，则多以冠状面和矢状面为常规
	选定合适的射频脉冲序列和成像参数	射频脉冲序列和参数的选择更为复杂，有上百种扫描程序，每一种程序中扫描参数均可以修改，并受扫描时间等诸多客观条件的制约。总的原则是：通过射频脉冲序列的选择，希望受检部位能得到全面的系统的检查。基本要求是：要有比较好的信噪比的解剖图像，多个成像参数的成像，特别是 T_1 和 T_2 的加权成像，以能更好地对照、比较和分析。此外，还应适当使用快速成像系列，尽量节约扫描检查时间。一般按以下程序和组合进行 （1）快速定位扫描 （2）靶器官 SE 序列或 FSE 序列或 GRE 序列的 T_1 加权扫描 （3）靶器官 SE 序列或 FSE 序列 T_2 加权扫描，也可采用 GRE 序列的准 T_2 加权扫描

四、DSA 检查技术的质量控制

DSA 检查是有创性检查，因此，要求检查一次成功率非常高。除了需要执行检查的规章制度外，严格检查的查对制度、减少患者辐射，确保患者检查安全十分重要。技师在操作技术上的质量控制主要从以下方面进行。

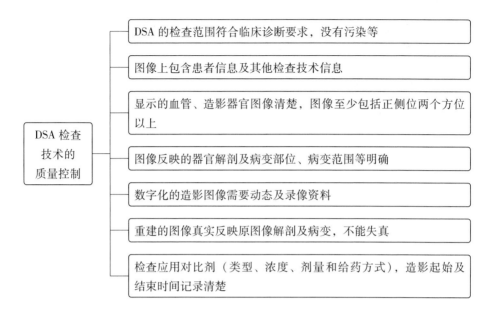

第四节 影像诊断质量控制与 PDCA 循环管理

一、PDCA 循环理论

PDCA 循环又称戴明环，是美国质量管理专家戴明博士提出的企业全面质量管理所应遵循的科学程序。PDCA 循环内容如下：

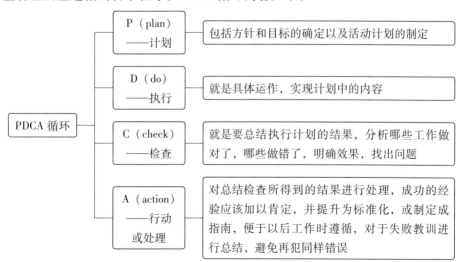

对于没有解决的问题，应放到下一个 PDCA 循环中去解决，使 PDCA 循环不停顿地周而复始地运转，从而不断地提高诊疗水平。

二、放射科关于 PDCA 循环理论的应用

从 PDCA 循环上来看，提高影像诊断质量，保证影像检查安全，使患者得到有效的影像学检查是放射科追求的目标。为了达到这个目标，科室质量控制领导小组及其成员，首先要清楚影响当前质控工作的因素，了解通过解决哪些方面问题可以提高质控质量。也就是说，影像诊断质量控制要从影像设备、从业人员资质、检查技术质量、诊断质量等 4 个方面严格要求和监管入手。之后着手做好质控的计划，并付之行动，切实从影像设备、从业人员资质、检查技术质量、诊断质量各个环节上做好每一项工作。

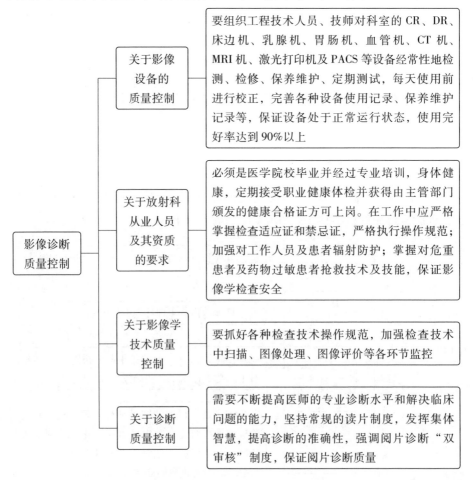

影像诊断质量控制

关于影像设备的质量控制：要组织工程技术人员、技师对科室的 CR、DR、床边机、乳腺机、胃肠机、血管机、CT 机、MRI 机、激光打印机及 PACS 等设备经常性地检测、检修、保养维护、定期测试，每天使用前进行校正，完善各种设备使用记录、保养维护记录等，保证设备处于正常运行状态，使用完好率达到90%以上

关于放射科从业人员及其资质的要求：必须是医学院校毕业并经过专业培训，身体健康，定期接受职业健康体检并获得由主管部门颁发的健康合格证方可上岗。在工作中应严格掌握检查适应证和禁忌证，严格执行操作规范；加强对工作人员及患者辐射防护；掌握对危重患者及药物过敏患者抢救技术及技能，保证影像学检查安全

关于影像学技术质量控制：要抓好各种检查技术操作规范，加强检查技术中扫描、图像处理、图像评价等各环节监控

关于诊断质量控制：需要不断提高医师的专业诊断水平和解决临床问题的能力，坚持常规的读片制度，发挥集体智慧，提高诊断的准确性，强调阅片诊断"双审核"制度，保证阅片诊断质量

通过抓好上述各个环节工作，在一定时期，一般在 1 个月后、3 个月后、6 个月后、1 年后分别进行工作分析，评价诊断质量控制效果，分析影像检查质量缺陷的原因，并加以整改落实，同时做好活动记录。这样就完成了一个 PDCA 循环。针对上一个循环中还没有做到的事情或做不好的事情，将在下一个循环中解决。其实，上述的 PDCA 循环可以认为是影像诊断质量控制管理中的大循环。在这个大循环中，影像设备、从业人员资质、检查技术质量、诊断质量各个环节又可以是一个个的小循环，小循环的问题也同样按照 PDCA 循环进行管理与监控，小循环的问题解决了，也就为大循环成功完成起到保证作用。这就是 PDCA 循环中小环套大环的说法。如果说，科室的所有设备运行良好，又拥有合格的、掌握先进的影像学技术的高素质专业人才，并且所有影像检查技术达标、规范，影像诊断质量一定能够得到提高。

第八章

放射科诊断报告书写规范

第一节　诊断报告书写常规要求

放射科在日常检查中，医师对 X 线照片、普通 X 线造影、血管造影、CT 扫描、MRI 扫描进行阅片后做出诊断。诊断的结果以书写影像诊断报告的形式表达。诊断报告书写描述规范，就是要对影像检查的器官或组织所表现的影像学进行客观、准确、专业的描述。书写诊断报告客观上反映了报告书写者的业务素质和能力、专业理论和临床知识水平。规范的报告书写描述和良好的书写习惯，可以避免病变的漏诊。要求我们在进行影像诊断过程中认真阅读图像和检查信息，掌握该检查中所表现的器官或组织的正常状态、异常表现以及所反映的病理变化，按照一定的书写规范，运用书写技巧，保证书写的报告条理清楚、文字流畅、通俗易懂，符合专业要求，可以更好地为临床诊疗提供影像学信息。

一、医学影像学诊断报告格式

X 线片、CT、MRI 和 DSA 等影像学资料反映疾病在某一阶段的病理变化和（或）功能改变，医学影像学诊断报告是提供给临床医师的重要诊断依据，对临床诊断治疗起到非常重要的作用。医学影像学诊断报告书的格式应包括以下 5 项。

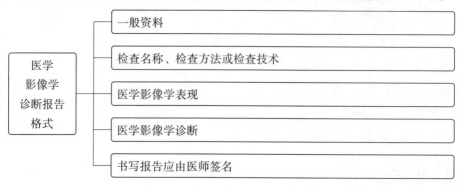

二、医学影像学诊断报告书的内容

医学影像学诊断报告书的 5 个项目所包括的内容各不相同，但却有一定的联系。每个项目应书写的内容如下：

一般资料	医学影像学的诊断报告书一般为表格式的，各家医院可以根据各种不同设备设计各自的表格，一般资料包括患者姓名、性别、年龄、科别、住院号、病区、病床、门诊号、检查号、检查日期和报告日期等
检查名称、检查方法或检查技术	对于常规检查要注明检查名称，特殊检查要注明检查方法或检查技术
医学影像学表现	阐明有无临床所疑疾病的表现或征象，如有则应对出现病变的部位、大小、范围、密度、形态及其与周围组织的关系等加以描述，未出现相关表现要说明未见 临床所疑疾病以外的阳性发现：①意外或偶然发现临床所疑疾病以外疾病的征象。如骨外伤患者所摄骨骼片上偶然发现骨肿瘤。②正常变异的表现。③成像伪影。④难以定性的或可疑的征象 对有鉴别诊断意义的阴性征象应加以描述
医学影像学诊断	医学影像学诊断有其局限性，不同疾病可有类似表现，同一疾病又可以有不同表现，而且随时间的改变，病变可以发生变化。所以医学影像学诊断要密切结合临床资料，必要时要亲自检查患者，以提高诊断符合率。医学影像学诊断为整个医学影像检查的结论，报告书写者必须根据医学影像学的表现恰如其分地做出检查结论 诊断结论一般分为以下 4 种情况：①正常或未见异常。②病变肯定，性质肯定。③病变肯定，性质不肯定，这种结论又可分为以下 2 种情况：以某一疾病为主但不典型；病变表现无特征性，有多种可能性，可依次说明可能的疾病。④可疑病变，所见表现不能肯定为病变，可能为正常变异或各种原因造成的假象 如需要患者做进一步检查，可在诊断结论后提出建议，如建议增强 CT 扫描或加做 MRI 其他序列的检查等
书写报告的医师签名	签名医师即是此份医学影像诊断报告书的责任人，影像报告应由具备资质的医学影像诊断专业医师出具。如书写报告者为住院医师、进修医师或实习医师，则应由上级医师审核签名后出具报告；如只有一名医师签名必须由主治医师或主治医师以上医师签名；对于正常工作时间外（如夜间）或二级以下医院，可根据实际情况，由放射科主任或医院授权高年资住院医师签发诊断报告

第二节 X 线检查诊断报告书书写要求

一、头颅和五官

1. 头颅平片 X 线诊断报告

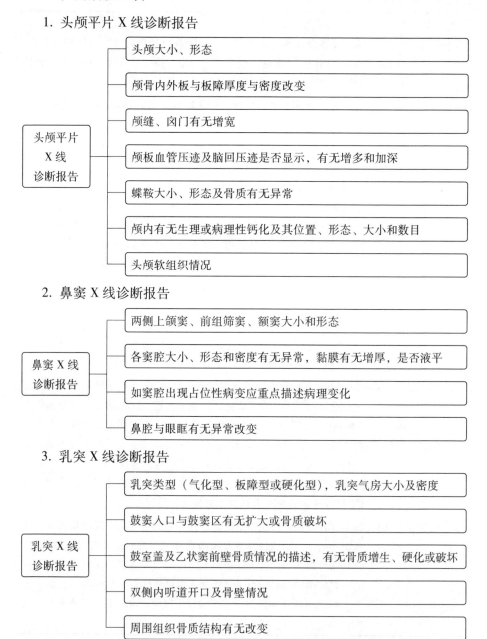

头颅平片 X 线诊断报告

- 头颅大小、形态
- 颅骨内外板与板障厚度与密度改变
- 颅缝、囟门有无增宽
- 颅板血管压迹及脑回压迹是否显示，有无增多和加深
- 蝶鞍大小、形态及骨质有无异常
- 颅内有无生理或病理性钙化及其位置、形态、大小和数目
- 头颅软组织情况

2. 鼻窦 X 线诊断报告

鼻窦 X 线诊断报告

- 两侧上颌窦、前组筛窦、额窦大小和形态
- 各窦腔大小、形态和密度有无异常，黏膜有无增厚，是否液平
- 如窦腔出现占位性病变应重点描述病理变化
- 鼻腔与眼眶有无异常改变

3. 乳突 X 线诊断报告

乳突 X 线诊断报告

- 乳突类型（气化型、板障型或硬化型），乳突气房大小及密度
- 鼓窦入口与鼓窦区有无扩大或骨质破坏
- 鼓室盖及乙状窦前壁骨质情况的描述，有无骨质增生、硬化或破坏
- 双侧内听道开口及骨壁情况
- 周围组织骨质结构有无改变

4. 眼眶 X 线诊断报告

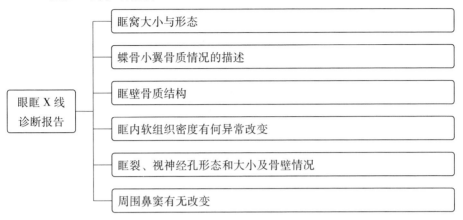

二、胸部

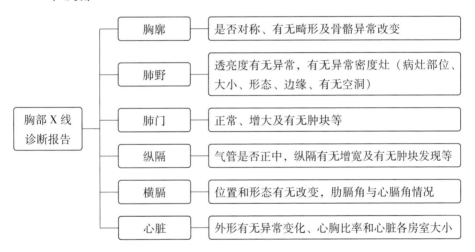

三、心脏平片

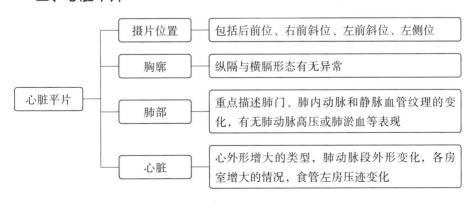

四、骨与关节系统

1. 骨与关节外伤 X 线诊断报告

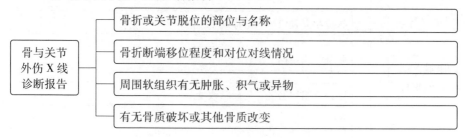

骨与关节外伤 X 线诊断报告

- 骨折或关节脱位的部位与名称
- 骨折断端移位程度和对位对线情况
- 周围软组织有无肿胀、积气或异物
- 有无骨质破坏或其他骨质改变

2. 关节病变 X 线诊断报告

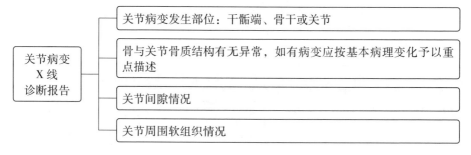

关节病变 X 线诊断报告

- 关节病变发生部位：干骺端、骨干或关节
- 骨与关节骨质结构有无异常，如有病变应按基本病理变化予以重点描述
- 关节间隙情况
- 关节周围软组织情况

3. 四肢长骨病变 X 线诊断报告

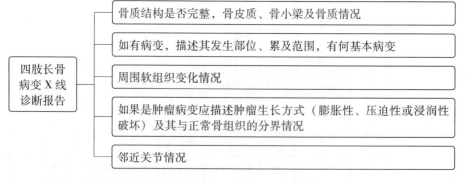

四肢长骨病变 X 线诊断报告

- 骨质结构是否完整，骨皮质、骨小梁及骨质情况
- 如有病变，描述其发生部位、累及范围，有何基本病变
- 周围软组织变化情况
- 如果是肿瘤病变应描述肿瘤生长方式（膨胀性、压迫性或浸润性破坏）及其与正常骨组织的分界情况
- 邻近关节情况

4. 脊柱病变 X 线诊断报告

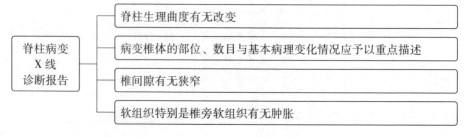

脊柱病变 X 线诊断报告

- 脊柱生理曲度有无改变
- 病变椎体的部位、数目与基本病理变化情况应予以重点描述
- 椎间隙有无狭窄
- 软组织特别是椎旁软组织有无肿胀

五、泌尿系统

1. 平片

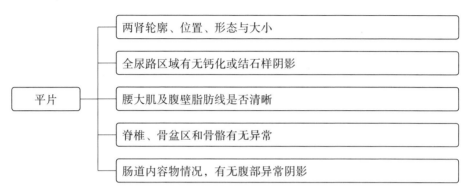

平片
- 两肾轮廓、位置、形态与大小
- 全尿路区域有无钙化或结石样阴影
- 腰大肌及腹壁脂肪线是否清晰
- 脊椎、骨盆区和骨骼有无异常
- 肠道内容物情况，有无腹部异常阴影

2. 排泄性尿路造影

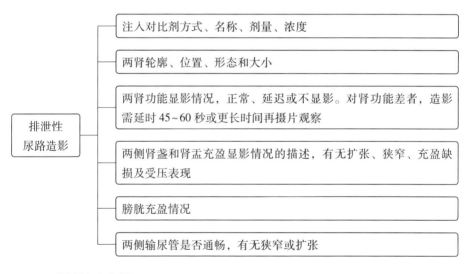

排泄性尿路造影
- 注入对比剂方式、名称、剂量、浓度
- 两肾轮廓、位置、形态和大小
- 两肾功能显影情况，正常、延迟或不显影。对肾功能差者，造影需延时 45~60 秒或更长时间再摄片观察
- 两侧肾盏和肾盂充盈显影情况的描述，有无扩张、狭窄、充盈缺损及受压表现
- 膀胱充盈情况
- 两侧输尿管是否通畅，有无狭窄或扩张

3. 逆行肾盂造影

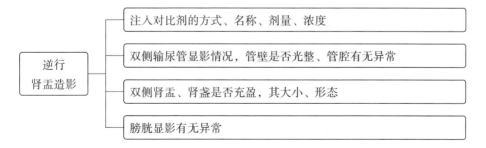

逆行肾盂造影
- 注入对比剂的方式、名称、剂量、浓度
- 双侧输尿管显影情况，管壁是否光整、管腔有无异常
- 双侧肾盂、肾盏是否充盈，其大小、形态
- 膀胱显影有无异常

4. 膀胱造影

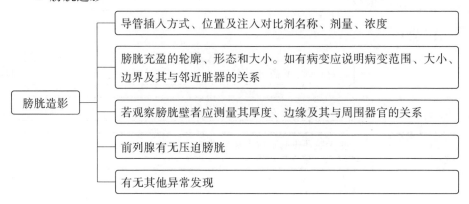

膀胱造影
- 导管插入方式、位置及注入对比剂名称、剂量、浓度
- 膀胱充盈的轮廓、形态和大小。如有病变应说明病变范围、大小、边界及其与邻近脏器的关系
- 若观察膀胱壁者应测量其厚度、边缘及其与周围器官的关系
- 前列腺有无压迫膀胱
- 有无其他异常发现

六、急腹症平片

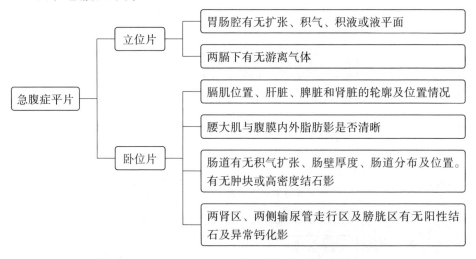

急腹症平片
- 立位片
  - 胃肠腔有无扩张、积气、积液或液平面
  - 两膈下有无游离气体
- 卧位片
  - 膈肌位置、肝脏、脾脏和肾脏的轮廓及位置情况
  - 腰大肌与腹膜内外脂肪影是否清晰
  - 肠道有无积气扩张、肠壁厚度、肠道分布及位置。有无肿块或高密度结石影
  - 两肾区、两侧输尿管走行区及膀胱区有无阳性结石及异常钙化影

七、消化道造影

1. 食管造影诊断报告

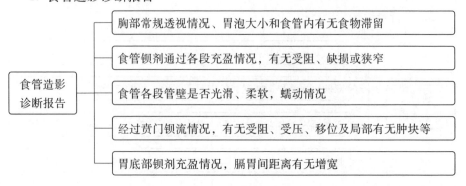

食管造影诊断报告
- 胸部常规透视情况、胃泡大小和食管内有无食物滞留
- 食管钡剂通过各段充盈情况，有无受阻、缺损或狭窄
- 食管各段管壁是否光滑、柔软，蠕动情况
- 经过贲门钡流情况，有无受阻、受压、移位及局部有无肿块等
- 胃底部钡剂充盈情况，膈胃间距离有无增宽

2. 上胃肠造影诊断报告

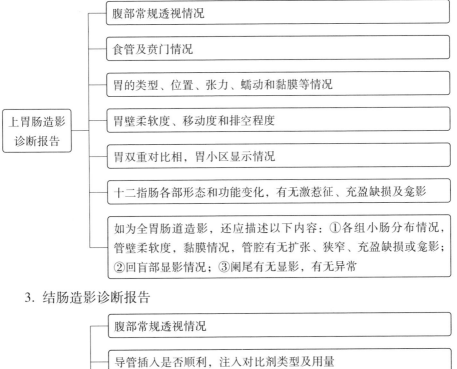

上胃肠造影
诊断报告

- 腹部常规透视情况
- 食管及贲门情况
- 胃的类型、位置、张力、蠕动和黏膜等情况
- 胃壁柔软度、移动度和排空程度
- 胃双重对比相，胃小区显示情况
- 十二指肠各部形态和功能变化，有无激惹征、充盈缺损及龛影
- 如为全胃肠道造影，还应描述以下内容：①各组小肠分布情况，管壁柔软度，黏膜情况，管腔有无扩张、狭窄、充盈缺损或龛影；②回盲部显影情况；③阑尾有无显影，有无异常

3. 结肠造影诊断报告

结肠造影
诊断报告

- 腹部常规透视情况
- 导管插入是否顺利，注入对比剂类型及用量
- 结肠各段充盈情况，有无梗阻，结肠各段位置、袋形、外形、移动度、肠壁柔软性、排钡后结肠收缩功能和黏膜皱襞有无改变
- 气钡双重相：黏膜情况，有无充盈缺损或息肉样改变
- 管腔有无扩张、狭窄、充盈缺损或龛影
- 结肠袋形态，是否光滑、完整

第三节　CT 与 MRI 诊断报告书书写要求

一、颅脑、五官

1. 颅脑

（1）平扫检查

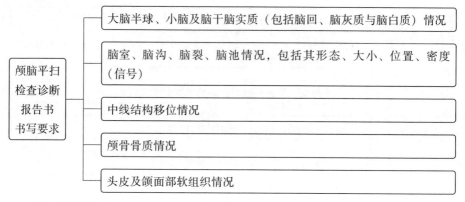

颅脑平扫检查诊断报告书书写要求
- 大脑半球、小脑及脑干脑实质（包括脑回、脑灰质与脑白质）情况
- 脑室、脑沟、脑裂、脑池情况，包括其形态、大小、位置、密度（信号）
- 中线结构移位情况
- 颅骨骨质情况
- 头皮及颌面部软组织情况

（2）增强检查

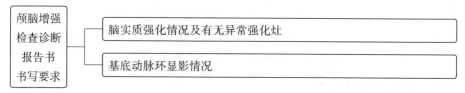

颅脑增强检查诊断报告书书写要求
- 脑实质强化情况及有无异常强化灶
- 基底动脉环显影情况

（3）CTA 或 MRA

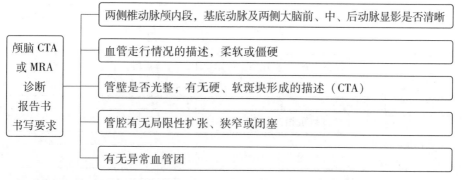

颅脑 CTA 或 MRA 诊断报告书书写要求
- 两侧椎动脉颅内段，基底动脉及两侧大脑前、中、后动脉显影是否清晰
- 血管走行情况的描述，柔软或僵硬
- 管壁是否光整，有无硬、软斑块形成的描述（CTA）
- 管腔有无局限性扩张、狭窄或闭塞
- 有无异常血管团

2. 眼眶

（1）平扫检查

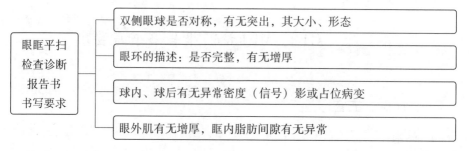

眼眶平扫检查诊断报告书书写要求
- 双侧眼球是否对称，有无突出，其大小、形态
- 眼环的描述：是否完整，有无增厚
- 球内、球后有无异常密度（信号）影或占位病变
- 眼外肌有无增厚，眶内脂肪间隙有无异常

续流程

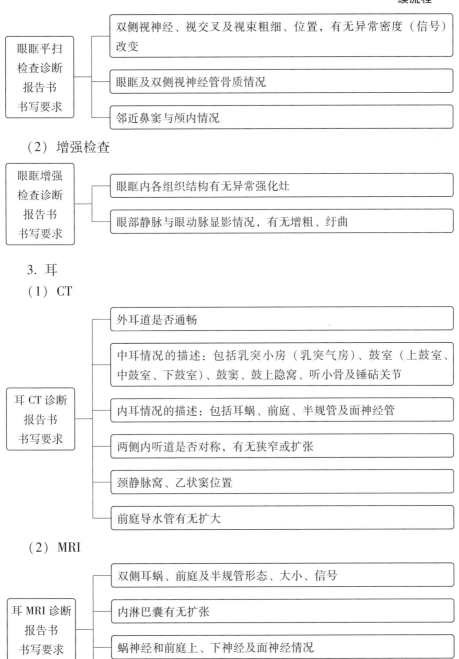

眼眶平扫检查诊断报告书书写要求
- 双侧视神经、视交叉及视束粗细、位置，有无异常密度（信号）改变
- 眼眶及双侧视神经管骨质情况
- 邻近鼻窦与颅内情况

（2）增强检查

眼眶增强检查诊断报告书书写要求
- 眼眶内各组织结构有无异常强化灶
- 眼部静脉与眼动脉显影情况，有无增粗、纡曲

3. 耳

（1）CT

耳CT诊断报告书书写要求
- 外耳道是否通畅
- 中耳情况的描述：包括乳突小房（乳突气房）、鼓室（上鼓室、中鼓室、下鼓室）、鼓窦、鼓上隐窝、听小骨及锤砧关节
- 内耳情况的描述：包括耳蜗、前庭、半规管及面神经管
- 两侧内听道是否对称，有无狭窄或扩张
- 颈静脉窝、乙状窦位置
- 前庭导水管有无扩大

（2）MRI

耳MRI诊断报告书书写要求
- 双侧耳蜗、前庭及半规管形态、大小、信号
- 内淋巴囊有无扩张
- 蜗神经和前庭上、下神经及面神经情况
- 脑桥小脑角、脑干、乳突情况

4. 鼻与鼻窦

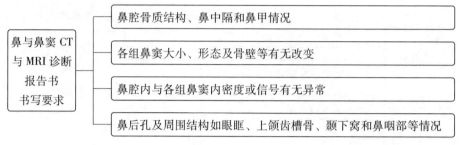

鼻与鼻窦 CT 与 MRI 诊断报告书书写要求
- 鼻腔骨质结构、鼻中隔和鼻甲情况
- 各组鼻窦大小、形态及骨壁等有无改变
- 鼻腔内与各组鼻窦内密度或信号有无异常
- 鼻后孔及周围结构如眼眶、上颌齿槽骨、颞下窝和鼻咽部等情况

　　如发现病灶则应重点描述其部位、形态、边界、累及范围、增强前后 CT 密度或 MRI 信号变化等。

二、颈部

1. 鼻咽部

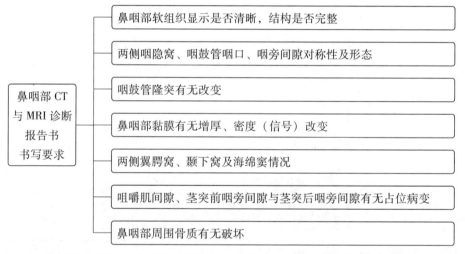

鼻咽部 CT 与 MRI 诊断报告书书写要求
- 鼻咽部软组织显示是否清晰，结构是否完整
- 两侧咽隐窝、咽鼓管咽口、咽旁间隙对称性及形态
- 咽鼓管隆突有无改变
- 鼻咽部黏膜有无增厚、密度（信号）改变
- 两侧翼腭窝、颞下窝及海绵窦情况
- 咀嚼肌间隙、茎突前咽旁间隙与茎突后咽旁间隙有无占位病变
- 鼻咽部周围骨质有无破坏

　　如发现病灶则应重点描述其部位、形态、边界、累及范围、增强前后 CT 密度或 MRI 信号变化等。

2. 喉部

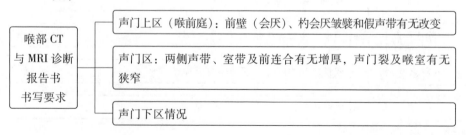

喉部 CT 与 MRI 诊断报告书书写要求
- 声门上区（喉前庭）：前壁（会厌）、杓会厌皱襞和假声带有无改变
- 声门区：两侧声带、室带及前连合有无增厚，声门裂及喉室有无狭窄
- 声门下区情况

续流程

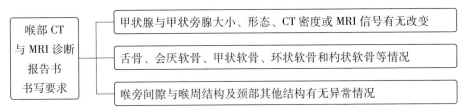

如发现病灶则应重点描述其部位、形态、边界、累及范围、增强前后 CT 密度或 MRI 信号变化等。

3. 颈部

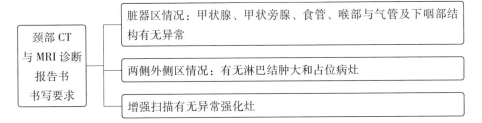

4. 腮腺及颌下腺

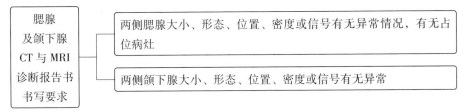

如发现病灶则应重点描述其部位、形态、边界、累及范围、增强前后 CT 密度或 MRI 信号变化等。

三、胸部

1. 平扫检查

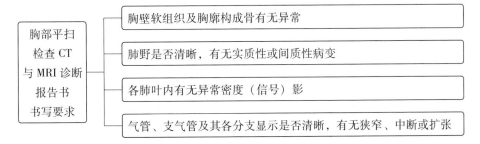

续流程

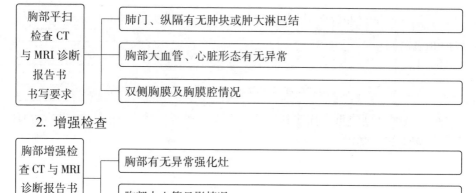

- 肺门、纵隔有无肿块或肿大淋巴结
- 胸部大血管、心脏形态有无异常
- 双侧胸膜及胸膜腔情况

胸部平扫检查 CT 与 MRI 诊断报告书书写要求

2. 增强检查

胸部增强检查 CT 与 MRI 诊断报告书书写要求

- 胸部有无异常强化灶
- 胸部大血管显影情况

3. CTPA

主肺动脉、左右肺动脉主干及其分支显示情况的描述，有无充盈缺损、管腔狭窄或闭塞。

四、心脏

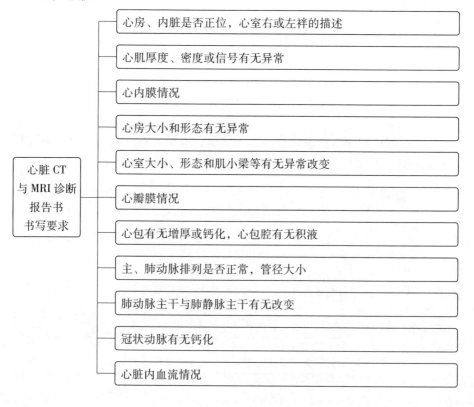

心脏 CT 与 MRI 诊断报告书书写要求

- 心房、内脏是否正位，心室右或左袢的描述
- 心肌厚度、密度或信号有无异常
- 心内膜情况
- 心房大小和形态有无异常
- 心室大小、形态和肌小梁等有无异常改变
- 心瓣膜情况
- 心包有无增厚或钙化，心包腔有无积液
- 主、肺动脉排列是否正常，管径大小
- 肺动脉主干与肺静脉主干有无改变
- 冠状动脉有无钙化
- 心脏内血流情况

五、腹部

1. 肝脏、胆囊

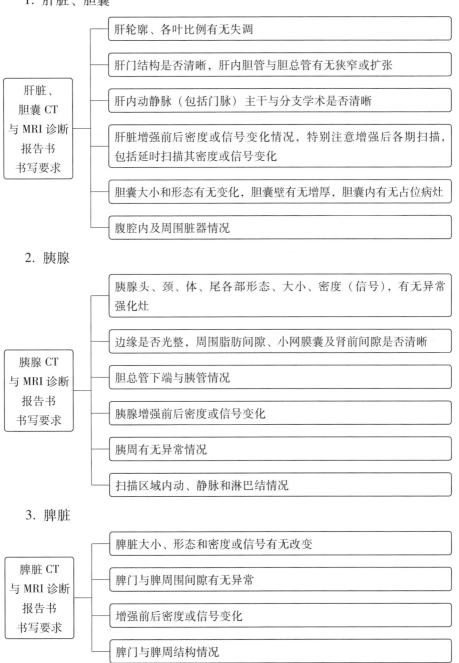

肝脏、胆囊 CT 与 MRI 诊断报告书书写要求
- 肝轮廓、各叶比例有无失调
- 肝门结构是否清晰，肝内胆管与胆总管有无狭窄或扩张
- 肝内动静脉（包括门脉）主干与分支学术是否清晰
- 肝脏增强前后密度或信号变化情况，特别注意增强后各期扫描，包括延时扫描其密度或信号变化
- 胆囊大小和形态有无变化，胆囊壁有无增厚，胆囊内有无占位病灶
- 腹腔内及周围脏器情况

2. 胰腺

胰腺 CT 与 MRI 诊断报告书书写要求
- 胰腺头、颈、体、尾各部形态、大小、密度（信号），有无异常强化灶
- 边缘是否光整，周围脂肪间隙、小网膜囊及肾前间隙是否清晰
- 胆总管下端与胰管情况
- 胰腺增强前后密度或信号变化
- 胰周有无异常情况
- 扫描区域内动、静脉和淋巴结情况

3. 脾脏

脾脏 CT 与 MRI 诊断报告书书写要求
- 脾脏大小、形态和密度或信号有无改变
- 脾门与脾周围间隙有无异常
- 增强前后密度或信号变化
- 脾门与脾周结构情况

4. 肾脏与肾上腺

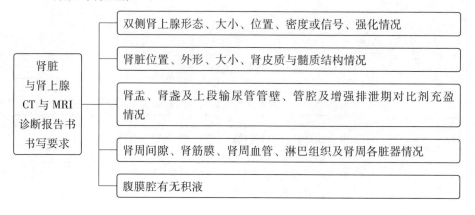

肾脏
与肾上腺
CT 与 MRI
诊断报告书
书写要求

- 双侧肾上腺形态、大小、位置、密度或信号、强化情况
- 肾脏位置、外形、大小、肾皮质与髓质结构情况
- 肾盂、肾盏及上段输尿管管壁、管腔及增强排泄期对比剂充盈情况
- 肾周间隙、肾筋膜、肾周血管、淋巴组织及肾周各脏器情况
- 腹膜腔有无积液

六、脊椎

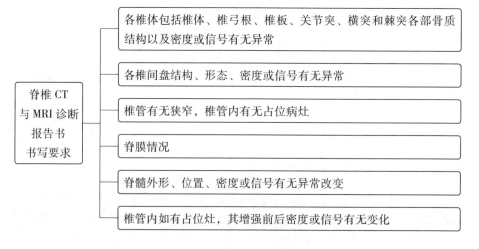

脊椎 CT
与 MRI 诊断
报告书
书写要求

- 各椎体包括椎体、椎弓根、椎板、关节突、横突和棘突各部骨质结构以及密度或信号有无异常
- 各椎间盘结构、形态、密度或信号有无异常
- 椎管有无狭窄，椎管内有无占位病灶
- 脊膜情况
- 脊髓外形、位置、密度或信号有无异常改变
- 椎管内如有占位灶，其增强前后密度或信号有无变化

七、四肢骨关节

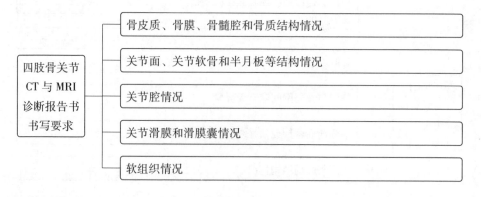

四肢骨关节
CT 与 MRI
诊断报告书
书写要求

- 骨皮质、骨膜、骨髓腔和骨质结构情况
- 关节面、关节软骨和半月板等结构情况
- 关节腔情况
- 关节滑膜和滑膜囊情况
- 软组织情况

如发现病灶则要求重点描述部位、大小、形态、边缘、累及或浸润周围结构情况，增强前后密度或信号变化情况。

八、盆腔

1. 男性盆腔

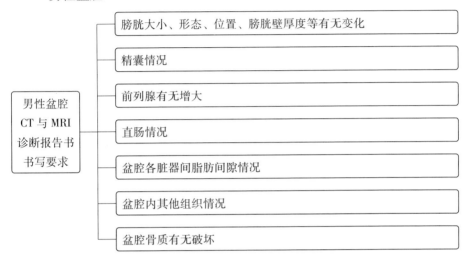

如发现病灶则应重点描述其部位、形态、边界、累及范围、增强前后 CT 密度或 MRI 信号变化等。

2. 女性盆腔

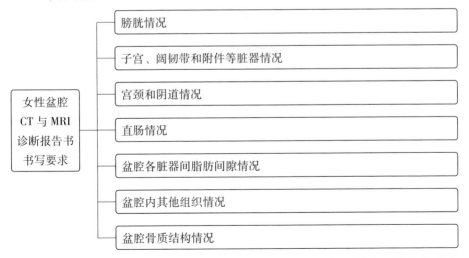

如发现病灶则应重点描述其部位、形态、边界、累及范围、增强前后 CT 密度或 MRI 信号变化等。

第四节　DSA 诊断报告书书写要求

DSA 诊断报告书写应根据需要说明导管插管的方式、导管型号、导管位置，以及对比剂名称、浓度和剂量。

一、心脏大血管

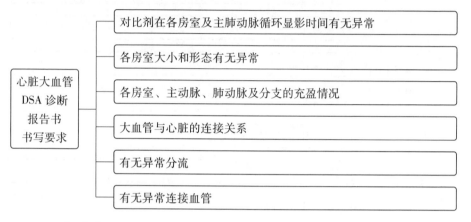

心脏大血管 DSA 诊断报告书书写要求
- 对比剂在各房室及主肺动脉循环显影时间有无异常
- 各房室大小和形态有无异常
- 各房室、主动脉、肺动脉及分支的充盈情况
- 大血管与心脏的连接关系
- 有无异常分流
- 有无异常连接血管

二、主动脉

按时间顺序描述血管充盈显示情况，各支血管分布、形态、粗细、走行、位置、结构等有无改变，有无异常血供或病理循环。

三、脑血管

1. 颈动脉造影

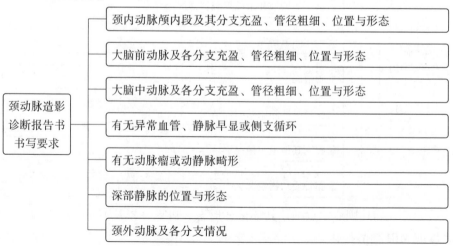

颈动脉造影诊断报告书书写要求
- 颈内动脉颅内段及其分支充盈、管径粗细、位置与形态
- 大脑前动脉及各分支充盈、管径粗细、位置与形态
- 大脑中动脉及各分支充盈、管径粗细、位置与形态
- 有无异常血管、静脉早显或侧支循环
- 有无动脉瘤或动静脉畸形
- 深部静脉的位置与形态
- 颈外动脉及各分支情况

2. 椎动脉造影

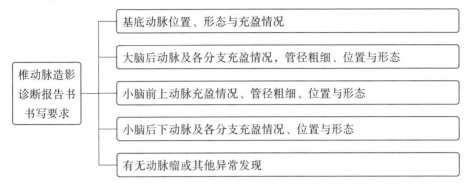

椎动脉造影诊断报告书书写要求

基底动脉位置、形态与充盈情况

大脑后动脉及各分支充盈情况，管径粗细、位置与形态

小脑前上动脉充盈情况、管径粗细、位置与形态

小脑后下动脉及各分支充盈情况、位置与形态

有无动脉瘤或其他异常发现

四、四肢血管

按顺序描述各段血管及各分支血管充盈显影情况，各血管分布、形态粗细、走向、位置和有无病理血管出现等。

第九章

放射科对比剂使用规范与安全

第一节　放射科常用对比剂

以医学成像为目的，将某种特定物质引入人体内，以改变机体局部组织的影像对比度，这种被引入的物质称为"对比剂"，也称"造影剂"。

一、X线对比剂

1. 碘水对比剂

碘水对比剂是放射科 CT 诊断和 DSA 检查中最常使用的药物。按在溶液中是否分解为离子，分为离子型对比剂和非离子型对比剂；按分子结构分为单体型对比剂和二聚体型对比剂；按渗透压（同血浆渗透压 290mOsm/kg H_2O 比较）分为高渗对比剂、低渗对比剂和等渗对比剂。

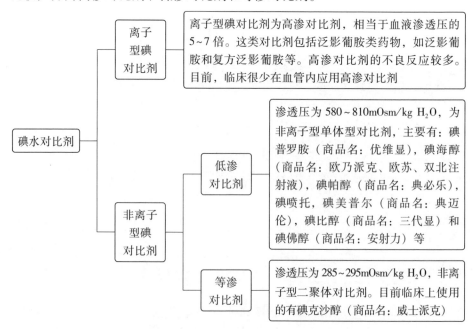

碘水对比剂
- 离子型碘对比剂：离子型碘对比剂为高渗对比剂，相当于血液渗透压的 5~7 倍。这类对比剂包括泛影葡胺类药物，如泛影葡胺和复方泛影葡胺等。高渗对比剂的不良反应较多。目前，临床很少在血管内应用高渗对比剂
- 非离子型碘对比剂
  - 低渗对比剂：渗透压为 580~810mOsm/kg H_2O，为非离子型单体型对比剂，主要有：碘普罗胺（商品名：优维显）、碘海醇（商品名：欧乃派克、欧苏、双北注射液）、碘帕醇（商品名：典必乐）、碘喷托，碘美普尔（商品名：典迈伦），碘比醇（商品名：三代显）和碘佛醇（商品名：安射力）等
  - 等渗对比剂：渗透压为 285~295mOsm/kg H_2O，非离子型二聚体对比剂。目前临床上使用的有碘克沙醇（商品名：威士派克）

2. 脂类碘对比剂

脂类碘对比剂主要应用于瘘管造影和子宫造影等，在介入血管栓塞中常被用作为血管内栓塞剂，主要有碘化油、乙碘油（超液化碘油）和碘苯脂。

3. 其他 X 线对比剂

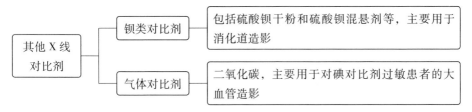

二、磁共振对比剂

磁共振对比剂按增强效果分为阳性对比剂（信号增强-顺磁性离子）——钆、锰对比剂和阴性对比剂（信号降低）——超顺磁性氧化铁颗粒；按生物分布特性分为非特异性细胞外液间隙分布的对比剂、肝胆对比剂和血池对比剂；按使用途经分为血管内使用的注射液和胃肠道内使用的铁类对比剂。

1. 非特异性细胞外液对比剂

通过缩短周围质子的 T_1 弛豫时间，间接地改变质子所产生的信号强度，提高人体正常组织结构与病变之间的成像对比度，使组织的信号强度在 T_1 像上比注射对比剂前强。最常用的是钆类对比剂。

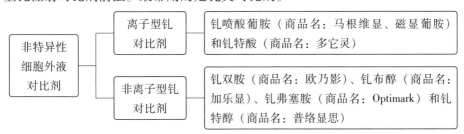

2. 特异性对比剂

特异性对比剂分为肝细胞特异性对比剂和网状内皮系统特异性对比剂。

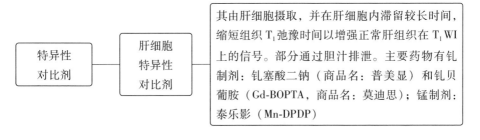

续流程

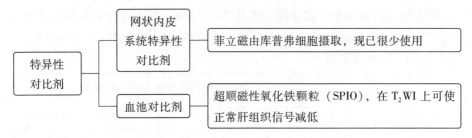

3. 胃肠道内使用对比剂

铁类对比剂，如枸橼酸铁铵制剂，在 T_2WI 上使胃肠道水的信号降低，提高 MRCP 成像效果。非特异性细胞外液对比剂稀释后口服也能达到同样效果。

第二节　CT 增强对比剂使用规范

一、CT 增强检查的适应证与禁忌证

1. 适应证

CT 增强检查的适应证，是相对而言。患者不同意增强检查，放射科医师则不能行增强检查。

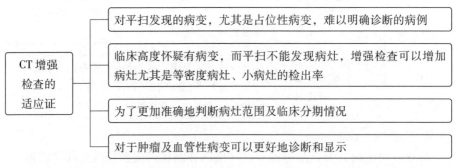

2. 绝对禁忌证

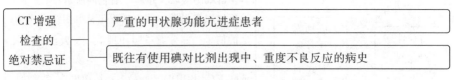

3. 特殊情况

很多情况下，增强适应证和禁忌证界限不是那么明显，一些疾病的某一

阶段或某种身体状况不具备行增强 CT 检查条件，但是如果有时当前的相关疾病对患者本身影响大，必须要明确诊断，这时临床可能仍会要求进行 CT 增强检查。但必须经过临床相关专科医师评估疾病的严重程度，是否能接受增强 CT 扫描，或病情改善后再行接受增强 CT 扫描。至于放射科方面，必须做好充分准备，与患者充分交流，说明增强 CT 检查的利弊以及可能出现的意外，尤其要请经治医师陪同检查，做好抢救的准备。

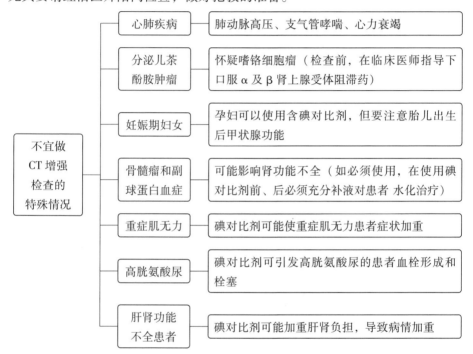

二、CT 增强检查的注意事项

在一些非正常情况下，使用 CT 碘对比剂检查前、后要采取相应的措施。

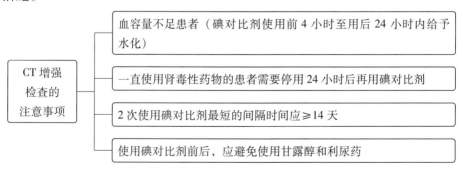

续流程

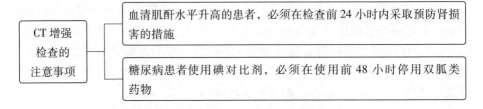

CT 增强检查的注意事项
- 血清肌酐水平升高的患者，必须在检查前 24 小时内采取预防肾损害的措施
- 糖尿病患者使用碘对比剂，必须在使用前 48 小时停用双胍类药物

三、CT 增强扫描检查碘对比剂剂量、流率规范

1. 头颅 CT 增强推荐用法

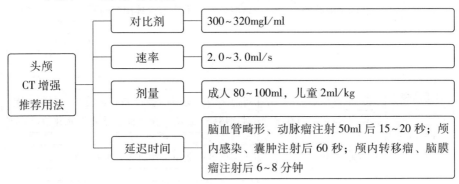

头颅 CT 增强推荐用法
- 对比剂：300~320mgI/ml
- 速率：2.0~3.0ml/s
- 剂量：成人 80~100ml，儿童 2ml/kg
- 延迟时间：脑血管畸形、动脉瘤注射 50ml 后 15~20 秒；颅内感染、囊肿注射后 60 秒；颅内转移瘤、脑膜瘤注射后 6~8 分钟

2. 喉部/颈部 CT 增强推荐用法

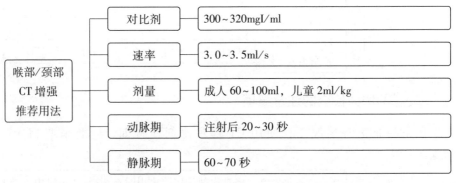

喉部/颈部 CT 增强推荐用法
- 对比剂：300~320mgI/ml
- 速率：3.0~3.5ml/s
- 剂量：成人 60~100ml，儿童 2ml/kg
- 动脉期：注射后 20~30 秒
- 静脉期：60~70 秒

3. 胸部 CT 增强推荐用法

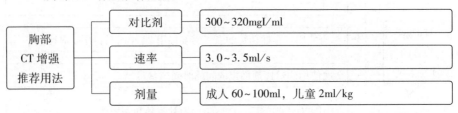

胸部 CT 增强推荐用法
- 对比剂：300~320mgI/ml
- 速率：3.0~3.5ml/s
- 剂量：成人 60~100ml，儿童 2ml/kg

续流程

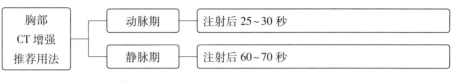

4. 肝 CT 增强推荐用法

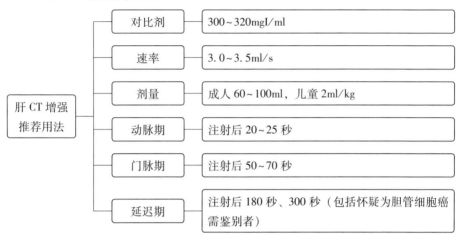

5. 空腔脏器 CT 增强（胃、小肠、结肠、盆腔）推荐用法

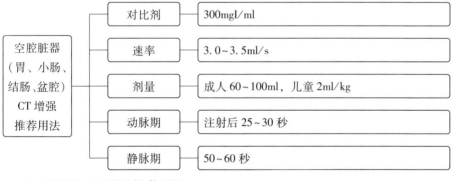

6. 泌尿系 CT 增强推荐用法

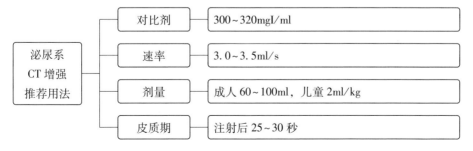

续流程

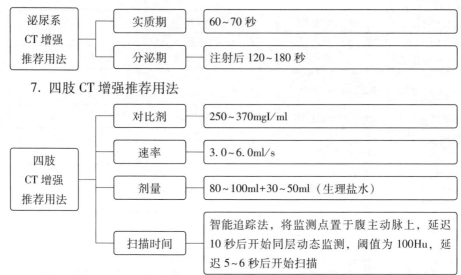

| 泌尿系 CT 增强 推荐用法 | 实质期 | 60~70 秒 |
| | 分泌期 | 注射后 120~180 秒 |

7. 四肢 CT 增强推荐用法

四肢 CT 增强 推荐用法	对比剂	250~370mgI/ml
	速率	3.0~6.0ml/s
	剂量	80~100ml+30~50ml（生理盐水）
	扫描时间	智能追踪法，将监测点置于腹主动脉上，延迟 10 秒后开始同层动态监测，阈值为 100Hu，延迟 5~6 秒后开始扫描

四、医、技、护工作人员在 CT 增强检查中的职责

1. 医师在 CT 增强检查中的职责

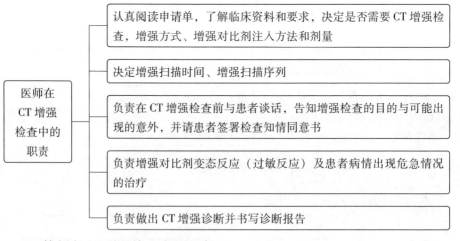

医师在 CT 增强 检查中的 职责	认真阅读申请单，了解临床资料和要求，决定是否需要 CT 增强检查，增强方式、增强对比剂注入方法和剂量
	决定增强扫描时间、增强扫描序列
	负责在 CT 增强检查前与患者谈话，告知增强检查的目的与可能出现的意外，并请患者签署检查知情同意书
	负责增强对比剂变态反应（过敏反应）及患者病情出现危急情况的治疗
	负责做出 CT 增强诊断并书写诊断报告

2. 技师在 CT 增强检查中的职责

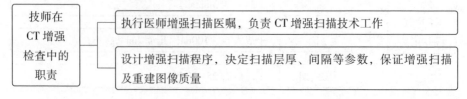

| 技师在 CT 增强 检查中的 职责 | 执行医师增强扫描医嘱，负责 CT 增强扫描技术工作 |
| | 设计增强扫描程序，决定扫描层厚、间隔等参数，保证增强扫描及重建图像质量 |

续流程

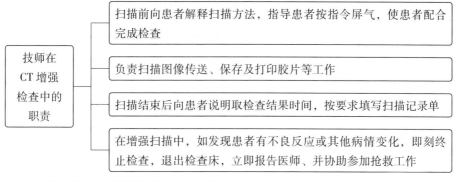

扫描前向患者解释扫描方法，指导患者按指令屏气，使患者配合完成检查

技师在CT增强检查中的职责

负责扫描图像传送、保存及打印胶片等工作

扫描结束后向患者说明取检查结果时间，按要求填写扫描记录单

在增强扫描中，如发现患者有不良反应或其他病情变化，即刻终止检查，退出检查床，立即报告医师、并协助参加抢救工作

3. 护士在 CT 增强检查中的职责

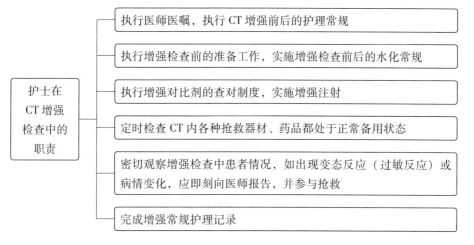

执行医师医嘱，执行 CT 增强前后的护理常规

执行增强检查前的准备工作，实施增强检查前后的水化常规

护士在CT增强检查中的职责

执行增强对比剂的查对制度，实施增强注射

定时检查 CT 内各种抢救器材、药品都处于正常备用状态

密切观察增强检查中患者情况，如出现变态反应（过敏反应）或病情变化，应即刻向医师报告，并参与抢救

完成增强常规护理记录

五、CT 增强扫描检查前、中、后患者的护理常规

（一）检查前护理常规

1. 腹部检查前准备

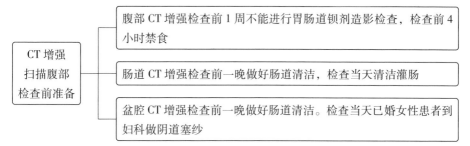

腹部 CT 增强检查前 1 周不能进行胃肠道钡剂造影检查，检查前 4 小时禁食

CT 增强扫描腹部检查前准备

肠道 CT 增强检查前一晚做好肠道清洁，检查当天清洁灌肠

盆腔 CT 增强检查前一晚做好肠道清洁。检查当天已婚女性患者到妇科做阴道塞纱

2. 水化治疗

建议在使用碘对比剂前 4 小时至使用后 24 小时内给予水化。方法：在碘

对比剂注射前 6~12 小时静脉注射生理盐水或 5% 的葡萄糖 500~1000ml，并加 154mmol/L 的碳酸氢钠溶液；注射对比剂后亦应连续静脉补液，不少于 100ml/h，持续 24 小时（提倡联合应用静脉补液与口服补液，提高预防对比剂肾病的效果）。

3. 检查前护理需要了解的信息

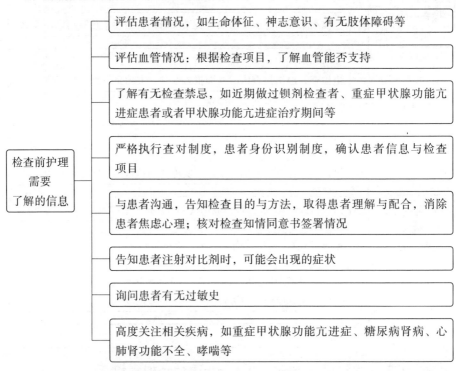

（二）检查中护理常规

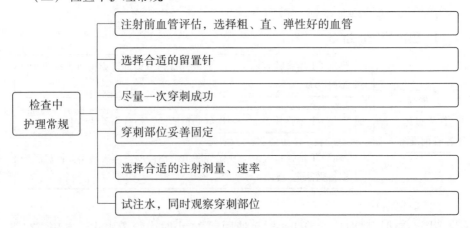

续流程

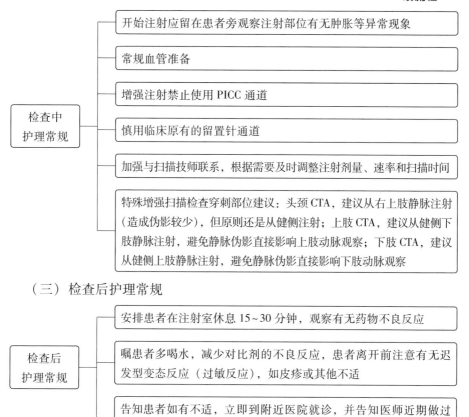

检查中护理常规

- 开始注射应留在患者旁观察注射部位有无肿胀等异常现象
- 常规血管准备
- 增强注射禁止使用 PICC 通道
- 慎用临床原有的留置针通道
- 加强与扫描技师联系，根据需要及时调整注射剂量、速率和扫描时间
- 特殊增强扫描检查穿刺部位建议：头颈 CTA，建议从右上肢静脉注射（造成伪影较少），但原则还是从健侧注射；上肢 CTA，建议从健侧下肢静脉注射，避免静脉伪影直接影响上肢动脉观察；下肢 CTA，建议从健侧上肢静脉注射，避免静脉伪影直接影响下肢动脉观察

（三）检查后护理常规

检查后护理常规

- 安排患者在注射室休息 15~30 分钟，观察有无药物不良反应
- 嘱患者多喝水，减少对比剂的不良反应，患者离开前注意有无迟发型变态反应（过敏反应），如皮疹或其他不适
- 告知患者如有不适，立即到附近医院就诊，并告知医师近期做过造影检查以及曾经使用过碘对比剂

第三节　CT 增强检查不良反应预防及抢救措施

一、CT 增强检查常见不良反应及其临床表现

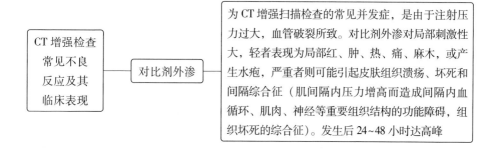

CT 增强检查常见不良反应及其临床表现 —— 对比剂外渗 —— 为 CT 增强扫描检查的常见并发症，是由于注射压力过大，血管破裂所致。对比剂外渗对局部刺激性大，轻者表现为局部红、肿、热、痛、麻木，或产生水疱，严重者则可能引起皮肤组织溃疡、坏死和间隔综合征（肌间隔内压力增高而造成间隔内血循环、肌肉、神经等重要组织结构的功能障碍，组织坏死的综合征）。发生后 24~48 小时达高峰

续流程

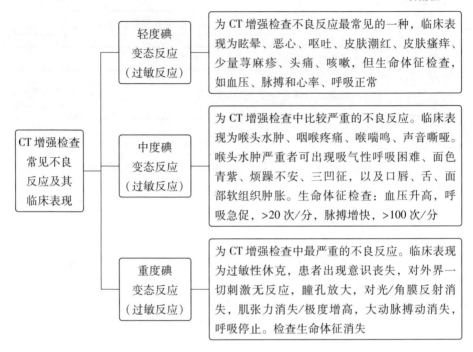

CT增强检查常见不良反应及其临床表现	轻度碘变态反应（过敏反应）	为CT增强检查不良反应最常见的一种，临床表现为眩晕、恶心、呕吐、皮肤潮红、皮肤瘙痒、少量荨麻疹、头痛、咳嗽，但生命体征检查，如血压、脉搏和心率、呼吸正常
	中度碘变态反应（过敏反应）	为CT增强检查中比较严重的不良反应。临床表现为喉头水肿、咽喉疼痛、喉喘鸣、声音嘶哑。喉头水肿严重者可出现吸气性呼吸困难、面色青紫、烦躁不安、三凹征，以及口唇、舌、面部软组织肿胀。生命体征检查：血压升高，呼吸急促，>20次/分，脉搏增快，>100次/分
	重度碘变态反应（过敏反应）	为CT增强检查中最严重的不良反应。临床表现为过敏性休克，患者出现意识丧失，对外界一切刺激无反应，瞳孔放大，对光/角膜反射消失，肌张力消失/极度增高，大动脉搏动消失，呼吸停止。检查生命体征消失

二、CT增强检查不良反应预防及抢救的药品、器械设备及管理规范

为预防CT增强检查的不良反应，保证在紧急情况下抢救的顺利，CT室内必须配备急救箱以及抢救的器械。急救箱内至少配备有以下药品及物品（表9-1）。

表9-1　急救箱内配备的药品及物品

药品及物品	数　量
肾上腺素1mg	2支
异丙肾上腺素1mg	2支
阿托品0.5mg	2支
50%葡萄糖注射液20ml	2支
0.9%氯化钠注射液250ml	1瓶
地塞米松5mg	10支
止血带	1条

续　表

药品及物品	数　量
砂轮	1 个
胶布	1 卷
棉签	1 包
头皮针	5 枚
输液管	2 条
注射器 1ml	1 副
注射器 5ml	1 副
注射器 10ml	1 副
注射器 50ml	1 副
茂康碘消毒液 65ml	1 瓶
吸氧管	1 条
吸痰管	1 条
电筒	1 个

同时，CT 室内还需要配备以下设备与器材（表 9-2）。

表 9-2　CT 室配备的设备与器材

设备及器材	数　量
人工呼吸气囊	1 套
吸痰器装置	1 套
氧气筒	1 个
氧气袋	1 个
血压计、听诊器	1 套
平车	1 辆
除颤仪	1 台
多孔电插板	1 个

　　为了加强管理，保证在 CT 检查中发生不良反应时或出现意外等紧急情况下，能够及时有效地开展抢救，对 CT 室工作人员提出以下要求。

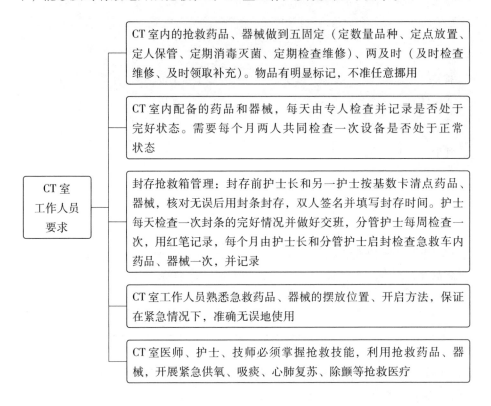

CT 室工作人员要求

- CT 室内的抢救药品、器械做到五固定（定数量品种、定点放置、定人保管、定期消毒灭菌、定期检查维修）、两及时（及时检查维修、及时领取补充）。物品有明显标记，不准任意挪用
- CT 室内配备的药品和器械，每天由专人检查并记录是否处于完好状态。需要每个月两人共同检查一次设备是否处于正常状态
- 封存抢救箱管理：封存前护士长和另一护士按基数卡清点药品、器械，核对无误后用封条封存，双人签名并填写封存时间。护士每天检查一次封条的完好情况并做好交班，分管护士每周检查一次，用红笔记录，每个月由护士长和分管护士启封检查急救车内药品、器械一次，并记录
- CT 室工作人员熟悉急救药品、器械的摆放位置、开启方法，保证在紧急情况下，准确无误地使用
- CT 室医师、护士、技师必须掌握抢救技能，利用抢救药品、器械，开展紧急供氧、吸痰、心肺复苏、除颤等抢救医疗

三、CT 增强检查常见不良反应的预防措施

1. 对比剂外渗的预防措施

在 CT 增强检查中，对比剂外渗应以预防为主，具体预防措施如下：

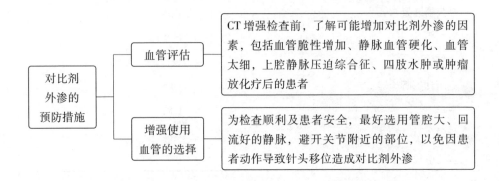

对比剂外渗的预防措施

- 血管评估——CT 增强检查前，了解可能增加对比剂外渗的因素，包括血管脆性增加、静脉血管硬化、血管太细、上腔静脉压迫综合征、四肢水肿或肿瘤放化疗后的患者
- 增强使用血管的选择——为检查顺利及患者安全，最好选用管腔大、回流好的静脉，避开关节附近的部位，以免因患者动作导致针头移位造成对比剂外渗

续流程

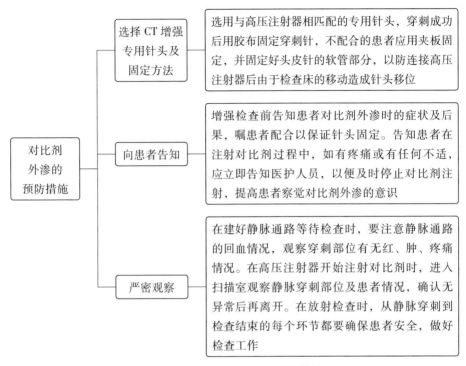

| 选择 CT 增强专用针头及固定方法 | 选用与高压注射器相匹配的专用针头，穿刺成功后用胶布固定穿刺针，不配合的患者应用夹板固定，并固定好头皮针的软管部分，以防连接高压注射器后由于检查床的移动造成针头移位 |

对比剂外渗的预防措施——向患者告知：增强检查前告知患者对比剂外渗时的症状及后果，嘱患者配合以保证针头固定。告知患者在注射对比剂过程中，如有疼痛或有任何不适，应立即告知医护人员，以便及时停止对比剂注射，提高患者察觉对比剂外渗的意识

严密观察：在建好静脉通路等待检查时，要注意静脉通路的回血情况，观察穿刺部位有无红、肿、疼痛情况。在高压注射器开始注射对比剂时，进入扫描室观察静脉穿刺部位及患者情况，确认无异常后再离开。在放射检查时，从静脉穿刺到检查结束的每个环节都要确保患者安全，做好检查工作

2. 对比剂变态反应（过敏反应）的预防措施

对比剂变态反应（过敏反应）的预防措施：

做好患者的心理护理。患者情绪的紧张和焦虑可诱发和加重对比剂不良反应，因此必须向患者耐心解释，给患者安全感，解除患者心理负担，并提前告知患者静脉推注对比剂后会出现的感觉，如发热、恶心、瘙痒等，让患者有所了解，从而缓解其紧张情绪，减少不良反应的发生

详细询问患者药物或其他过敏史，特别是药物和对比剂过敏史。了解患者全身情况，尤其是肝、肾和心脏功能，严格掌握适应证、禁忌证以及有无高危因素

增强检查扫描前一般进食半饱，避免空腹或进食过饱，以免刺激或加重检查过程中不良反应的发生

根据需要，对比剂使用前可做过敏试验，或扫描前预防性用药，如常规静脉注射地塞米松 10mg，可减少或减轻变态反应（过敏反应）的发生，提高患者对对比剂的耐受力

续流程

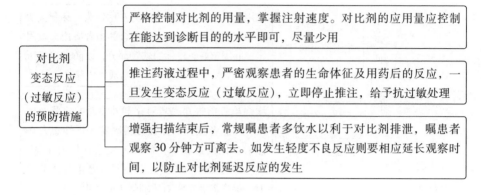

对比剂变态反应（过敏反应）的预防措施

严格控制对比剂的用量，掌握注射速度。对比剂的应用量应控制在能达到诊断目的的水平即可，尽量少用

推注药液过程中，严密观察患者的生命体征及用药后的反应，一旦发生变态反应（过敏反应），立即停止推注，给予抗过敏处理

增强扫描结束后，常规嘱患者多饮水以利于对比剂排泄，嘱患者观察30分钟方可离去。如发生轻度不良反应则要相应延长观察时间，以防止对比剂延迟反应的发生

四、CT增强检查常见不良反应的处理及抢救

1. 碘对比剂外渗的处理措施

对于轻度碘对比剂外渗，表现为小范围肿胀，可以不做特殊处理。嘱患者抬高肿胀肢体，促进静脉回流，减少肿胀。一般48~72小时肿胀会逐渐消退。但需要严密观察局部肿胀皮肤情况，如有加重或出现水疱应及时就诊。

对于中、重度对比剂外渗，肿胀的范围较大。则需要嘱患者抬高肿胀肢体（高于心脏），促进血液回流。为了减轻肢体疼痛，早期可以敷2%利多卡因，或敷磺胺嘧啶银冷霜。嘱患者定时做被动运动，如握拳、松拳以促进微循环。同时严密观察肿胀的局部皮肤情况，如皮肤呈紫黑色，或起水疱应及时请烧伤科会诊处理。

2. 轻度变态反应（过敏反应）的处理措施

主要进行医疗观察，安慰患者，消除其紧张情绪。严重者可给予吸氧，吸氧量1~2L/min，并鼓励多饮水。直到症状全部消失后方可让患者离开CT室，并嘱咐如有不适，应及时到急诊室就诊。

3. 中度变态反应（过敏反应）的处理措施

对于中度变态反应（过敏反应），应该马上采取抢救措施，具体抢救方案如下。

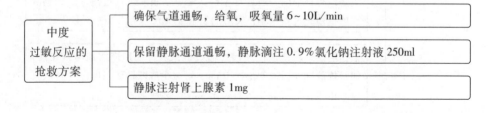

中度过敏反应的抢救方案

确保气道通畅，给氧，吸氧量6~10L/min

保留静脉通道通畅，静脉滴注0.9%氯化钠注射液250ml

静脉注射肾上腺素1mg

续流程

中度 过敏反应的 抢救方案	静脉注射地塞米松 10mg
	如患者出现支气管痉挛、呼吸困难，则行环甲膜穿刺
	启动医院紧急抢救后援机制，立即传呼急诊科赶赴 CT 室

4. 重度变态反应（过敏反应）的处理措施

立即施以心肺复苏术，启动过敏性休克抢救方案。具体的抢救措施如下。

重度 过敏反应 抢救措施	立即停止造影检查，让患者平卧，头侧位，松解衣领及裤带，清除口、咽、气管分泌物
	启动医院紧急抢救后援机制，立即传呼急诊科赶赴 CT 室
	立即皮下、肌内或静脉注射 0.1% 肾上腺素 0.5～1ml，小儿 0.1ml。如症状不缓解，每 20～30 分钟继续应用 1 次，直至脱离危险
	给予患者吸氧、保温。如有喉头水肿、呼吸困难时应行环甲膜穿刺术或气管切开术，保证呼吸道通畅
	肌内注射或静脉注射地塞米松 5～10mg，或静脉滴注氢化可的松 200～400mg，或肌内注射异丙嗪 25～50mg
	保持静脉通道（保留原增强用的静脉通道），适当补充血容量，首次输液宜快速输入 500ml
	根据病情需要使用血管活性药物，如间羟胺 10～20mg，多巴胺 10～20mg 等
	如有气管痉挛，应用氨茶碱静脉注射或用异丙肾上腺素
	密切注意观察体温、脉搏、呼吸、血压，病情平稳后送回病房

第四节　MRI 对比剂使用规范与安全

一、MRI 对比剂使用规范

MRI 对比剂的临床应用，应根据适应证严格选用。同时，要了解所有对比剂在体内的代谢和排泄情况，才能在增强后获得良好的图像。

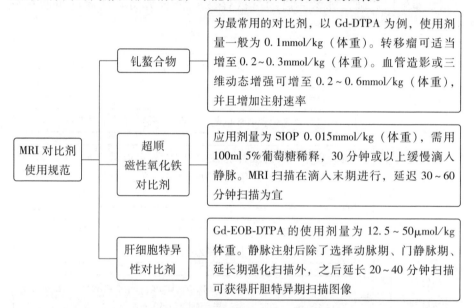

MRI 对比剂使用规范	钆螯合物	为最常用的对比剂，以 Gd-DTPA 为例，使用剂量一般为 0.1mmol/kg（体重）。转移瘤可适当增至 0.2~0.3mmol/kg（体重）。血管造影或三维动态增强可增至 0.2~0.6mmol/kg（体重），并且增加注射速率
	超顺磁性氧化铁对比剂	应用剂量为 SIOP 0.015mmol/kg（体重），需用 100ml 5% 葡萄糖稀释，30 分钟或以上缓慢滴入静脉。MRI 扫描在滴入末期进行，延迟 30~60 分钟扫描为宜
	肝细胞特异性对比剂	Gd-EOB-DTPA 的使用剂量为 12.5~50μmol/kg 体重。静脉注射后除了选择动脉期、门静脉期、延长期强化扫描外，之后延长 20~40 分钟扫描可获得肝胆特异期扫描图像

二、MRI 对比剂不良反应及处理

1. 不良反应

MRI 对比剂不良反应发生率一般较低，即使出现不良反应临床表现也比较轻，但还是有可能发生一些皮肤、消化系统、中枢神经系统、呼吸系统、循环系统等不良反应症状。

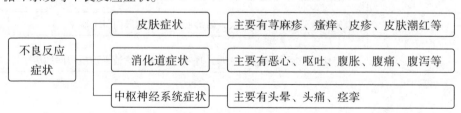

不良反应症状	皮肤症状	主要有荨麻疹、瘙痒、皮疹、皮肤潮红等
	消化道症状	主要有恶心、呕吐、腹胀、腹痛、腹泻等
	中枢神经系统症状	主要有头晕、头痛、痉挛

续流程

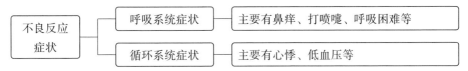

实验室检查可能有 GOT 或 GPT 升高，红细胞减少，白细胞增多，血清钾和铁水平降低，尿素氮水平（BUN）升高，尿蛋白阳性，尿沉渣中红细胞及白细胞阳性。

2. 处理措施

在 MRI 对比增强检查中，我们必须提高对对比剂不良反应的认识，采取以下几方面进行预防和处理。

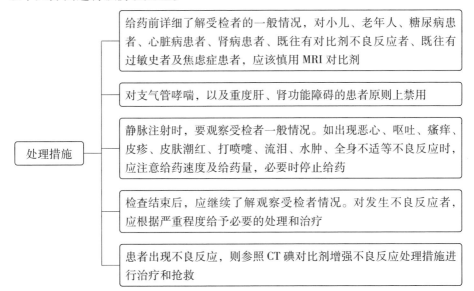

第 二 篇

放射科诊疗技术操作常规

第 十 章

X 线摄影技术操作常规

第一节　X 线摄影技术操作原则

一、X 线机的使用规则和安全规则

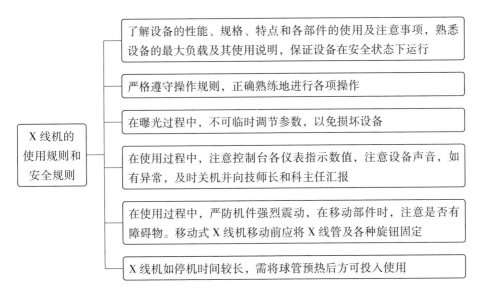

X 线机的使用规则和安全规则
- 了解设备的性能、规格、特点和各部件的使用及注意事项，熟悉设备的最大负载及其使用说明，保证设备在安全状态下运行
- 严格遵守操作规则，正确熟练地进行各项操作
- 在曝光过程中，不可临时调节参数，以免损坏设备
- 在使用过程中，注意控制台各仪表指示数值，注意设备声音，如有异常，及时关机并向技师长和科主任汇报
- 在使用过程中，严防机件强烈震动，在移动部件时，注意是否有障碍物。移动式 X 线机移动前应将 X 线管及各种旋钮固定
- X 线机如停机时间较长，需将球管预热后方可投入使用

二、X 线机的一般操作步骤

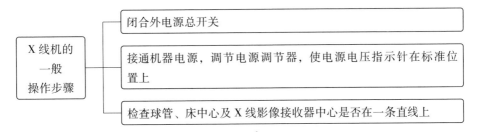

X 线机的一般操作步骤
- 闭合外电源总开关
- 接通机器电源，调节电源调节器，使电源电压指示针在标准位置上
- 检查球管、床中心及 X 线影像接收器中心是否在一条直线上

续流程

X 线机的一般操作步骤
- 根据检查需要进行技术参数选择
- 根据需要选择曝光条件，注意先调节毫安值和曝光时间，再调节千伏值
- 以上各部件调节完毕后，摆放患者投照体位，一切准备就绪后即可按下手闸曝光
- 工作结束后，切断机器电源和外部电源，使设备恢复到开机前状态

三、X 线机的日常保养要求

X 线机的日常保养要求
- 每天工作开始前的准备工作：①清洁室内卫生和机器灰尘，检查、调整机器的使用条件；②检查隔光器、荧光屏、立柱、台架等部件的活动情况，使其保持良好状态；③接通机器电源，调整好电源电压；④以常用条件试机 1 次，检查各开关、仪表是否正常。注意听机器有无异常响声
- 工作时应经常注意机器球管的温度，不可过高。摄片条件不得超过机器的规定容量，前后两次曝光之间，必须有适当的间隔。透视时，用 2~3mA 电流，X 线应断续产生。脚开关踏下时，应踏紧，放松时亦应使其全部放松，避免形成电路似断非断的现象。注意电源电压波动情况，及时调整，以免电压过高损坏机器
- 在使用机器时须注意倾听机器的声音、观察仪表指数，如有异常（机器有放电声、毫安表指数异常、球管头漏油、旋转阳极不转动、灯丝不加热、机器铁壳漏电、过载启动断路器或保险丝及其他保险装置发生故障、荧光屏亮度改变等），应立即停止使用，报告技师长
- 工作完毕后切断电源，将控制台上的电源调节器转回至低位，以便球管落于检查台面，控制器用布套盖好
- 透视室应保持空气流通，使 X 线管温度下降以延长寿命
- 患者常接触的地方和传染病患者接触过的地方，应在检查后立即擦拭消毒。机械部分可用乙醇擦拭，必要时可拆下用环氧乙烷气体消毒，但不可用来苏液或酸性消毒剂，以免机器腐蚀或生锈
- 工作完毕后，整洁全室，关好门窗，保持室内干燥

四、X 线机的大检修要求

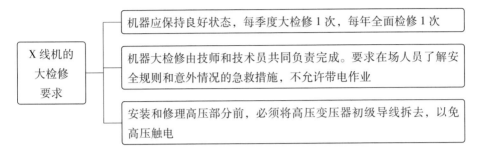

X 线机的大检修要求	机器应保持良好状态，每季度大检修 1 次，每年全面检修 1 次
	机器大检修由技师和技术员共同负责完成。要求在场人员了解安全规则和意外情况的急救措施，不允许带电作业
	安装和修理高压部分前，必须将高压变压器初级导线拆去，以免高压触电

五、一般摄影原则

1. 有效焦点的选择

在不超过 X 线管负载的原则下，尽量采用小焦点摄影，以提高照片的清晰度。

2. 焦片距及肢片距的选择

摄影时应尽量缩小肢片距，如肢体与胶片不能贴近时，应适当增加焦片距。

3. 照射野的选择

根据检查申请单检查要求和目的，合理控制照射野，避免过度照射。

4. 中心线及斜射线的应用

在重点观察的肢体或组织器官平行于胶片时，中心线垂直于胶片；与胶片不平行而成角度时，中心线应与肢体和胶片夹角的分角线垂直。倾斜中心线与利用斜射线可取得相同效果。

5. 呼气与吸气的应用

患者的呼吸动作对摄片质量有很大影响。根据不同的部位，可采用以下几种呼吸方式。

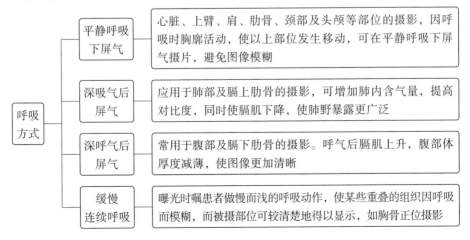

呼吸方式	平静呼吸下屏气	心脏、上臂、肩、肋骨、颈部及头颅等部位的摄影，因呼吸时胸廓活动，使以上部位发生移动，可在平静呼吸下屏气摄片，避免图像模糊
	深吸气后屏气	应用于肺部及膈上肋骨的摄影，可增加肺内含气量，提高对比度，同时使膈肌下降，使肺野暴露更广泛
	深呼气后屏气	常用于腹部及膈下肋骨的摄影。呼气后膈肌上升，腹部体厚度减薄，使图像更加清晰
	缓慢连续呼吸	曝光时嘱患者做慢而浅的呼吸动作，使某些重叠的组织因呼吸而模糊，而被摄部位可较清楚地得以显示，如胸骨正位摄影

6. 滤线设备的应用

肢体厚度超过 15cm 或管电压超过 60kV 时一般需加滤过板或滤线器，如对于骨肿瘤、慢性骨髓炎，一般需加滤过板或滤线器。

7. 肢体摄影时，必须包括病变邻近一端的关节或上下两个关节。

8. 在同一张胶片上同时摄取两个位置时，肢体同一端应置于胶片同一侧，以便比较。

9. 对已知的病变摄影时，摄影野应适当加大，应包括病变的全部区域以及邻近正常组织。

10. 儿童的骨关节摄影应根据需要行两侧同时摄影，以便对照和鉴别诊断。

六、X 线摄影步骤

阅读申请单：仔细阅读检查申请单内容，认真核对患者姓名、年龄和性别，了解患者病史和检查目的，明确投照部位

确定摄影位置：一般根据检查申请单要求采用常规位置投照，如遇特殊病例可根据患者的具体情况加照其他位置，如切线位、轴位等

摄影前的准备：去除一切影响 X 线穿透的物质，如发夹、金属饰物和膏药等，有条件者换上专为患者准备的衣服。投照腹部、下部脊柱、骨盆和尿路等平片时，应事先做好肠道准备

选择胶片或影像板尺寸：应以患者检查部位的大小及临床的要求选择胶片或影像板尺寸。如为 DR，则应选择合适的曝光野，避免过度照射

安置照片标记：照片标记应包括摄片日期、X 线片号和左右标识等。标记应放在暗盒或影像接收器的范围内，但是不可放在诊断图像范围之内以免影响诊断

摆位和对中心线：依照部位及检查目的，按标准检查位置摆好体位。根据要求将中心线对准被摄部位，并校对胶片或影像接收器位置是否包括要求投照的肢体范围

根据需要，测量肢体厚度

训练呼吸动作：在摆位前根据要求做好呼气、吸气或屏气动作的训练，要求患者完全合作

↓

选择焦片距：按部位要求选择好球管与胶片的距离

选择曝光条件：根据投照部位、身体厚度和机器条件，选择最佳电压、电流及曝光时间

↓

在以上各步骤完成后，再确认控制台上各曝光条件无误后予以曝光。在曝光过程中，密切注意各仪表显示情况

曝光结束后，操作者须签名，对行特殊检查体位摄影者应做好检查体位记录

第二节 头部 X 线摄影检查技术操作常规

一、头部

【适应证】

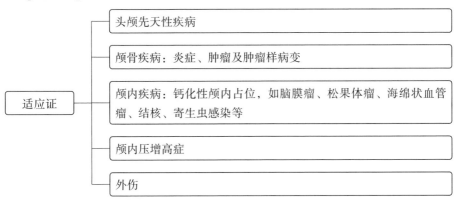

适应证
- 头颅先天性疾病
- 颅骨疾病：炎症、肿瘤及肿瘤样病变
- 颅内疾病：钙化性颅内占位，如脑膜瘤、松果体瘤、海绵状血管瘤、结核、寄生虫感染等
- 颅内压增高症
- 外伤

【禁忌证】

无。

【操作方法】

1. 头颅正位

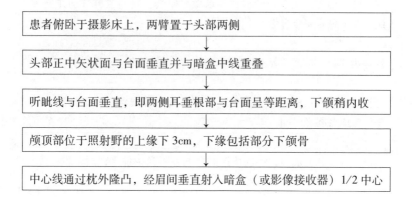

患者俯卧于摄影床上，两臂置于头部两侧

↓

头部正中矢状面与台面垂直并与暗盒中线重叠

↓

听眦线与台面垂直，即两侧耳垂根部与台面呈等距离，下颌稍内收

↓

颅顶部位于照射野的上缘下 3cm，下缘包括部分下颌骨

↓

中心线通过枕外隆凸，经眉间垂直射入暗盒（或影像接收器）1/2 中心

2. 头颅侧位

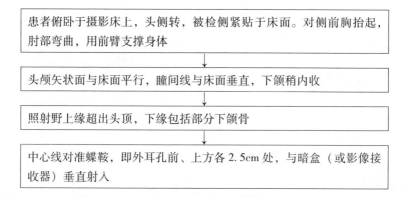

患者俯卧于摄影床上，头侧转，被检侧紧贴于床面。对侧前胸抬起，肘部弯曲，用前臂支撑身体

↓

头颅矢状面与床面平行，瞳间线与床面垂直，下颌稍内收

↓

照射野上缘超出头顶，下缘包括部分下颌骨

↓

中心线对准蝶鞍，即外耳孔前、上方各 2.5cm 处，与暗盒（或影像接收器）垂直射入

【注意事项】

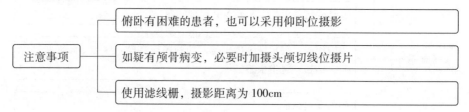

注意事项
- 俯卧有困难的患者，也可以采用仰卧位摄影
- 如疑有颅骨病变，必要时加摄头颅切线位摄片
- 使用滤线栅，摄影距离为 100cm

二、头颅汤氏位

【适应证】

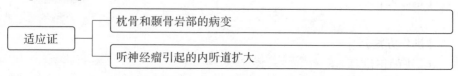

适应证
- 枕骨和颞骨岩部的病变
- 听神经瘤引起的内听道扩大

【禁忌证】

无。

【操作方法】

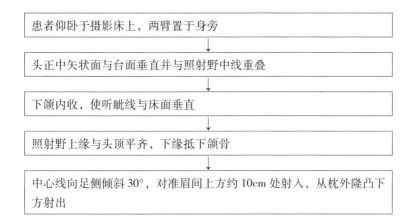

患者仰卧于摄影床上，两臂置于身旁

↓

头正中矢状面与台面垂直并与照射野中线重叠

↓

下颌内收，使听眦线与床面垂直

↓

照射野上缘与头顶平齐，下缘抵下颌骨

↓

中心线向足侧倾斜30°，对准眉间上方约10cm处射入，从枕外隆凸下方射出

【注意事项】

若重点观察枕骨及枕骨大孔，中心线需倾斜45°。

三、头颅切线位

【适应证】

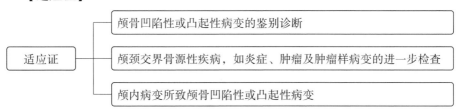

适应证
├─ 颅骨凹陷性或凸起性病变的鉴别诊断
├─ 颅颈交界骨源性疾病，如炎症、肿瘤及肿瘤样病变的进一步检查
└─ 颅内病变所致颅骨凹陷性或凸起性病变

【禁忌证】

无。

【操作方法】

根据病变部位摆放患者体位，目的是使病变区域（凹陷或凸起部位）与头颅边缘呈切线关系

↓

病变颅骨边缘应置于照射野中心，使中心线垂直台面，与病变颅骨边缘相切

【注意事项】

被摄部位的皮肤表面应放一金属标志。

四、颅底位

【适应证】

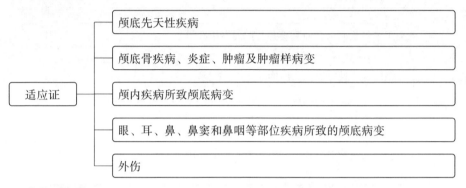

【禁忌证】

严重颅底骨折患者不宜行此检查，易造成生命危险。

【操作方法】

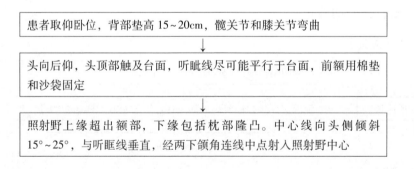

五、内听道

【适应证】

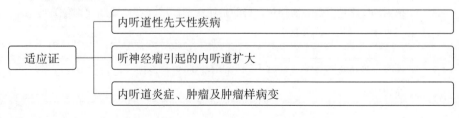

【禁忌证】

无。

【操作方法】

> 患者取俯卧位，听眦线与正中矢状面均与台面垂直

> 照射野横向中线对准外眦部，纵向中线对准台面中线

> 中心线与台面垂直，经两外耳孔连线与正中矢状面交点上方 1cm 处射入照射野中心

六、颅颈交界侧位

【适应证】

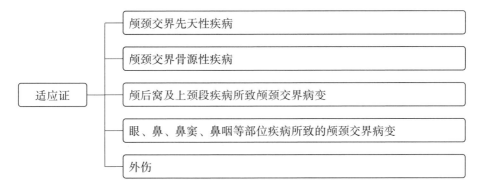

适应证
- 颅颈交界先天性疾病
- 颅颈交界骨源性疾病
- 颅后窝及上颈段疾病所致颅颈交界病变
- 眼、鼻、鼻窦、鼻咽等部位疾病所致的颅颈交界病变
- 外伤

【禁忌证】

无。

【操作方法】

> 患者侧立或侧坐于片架前，正中矢状面与照射野平行，下颌抬高，使听鼻线与地面平行

> 双手置于背后并尽力下拉，使双肩下垂。照射野上缘位于枕外隆凸上 6cm，下缘位于上颈椎。中心线对准照射野中心并垂直射入

七、视神经孔

【适应证】

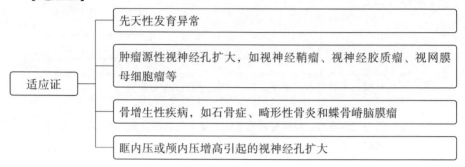

适应证
- 先天性发育异常
- 肿瘤源性视神经孔扩大，如视神经鞘瘤、视神经胶质瘤、视网膜母细胞瘤等
- 骨增生性疾病，如石骨症、畸形性骨炎和蝶骨嵴脑膜瘤
- 眶内压或颅内压增高引起的视神经孔扩大

【禁忌证】

无。

【操作方法】

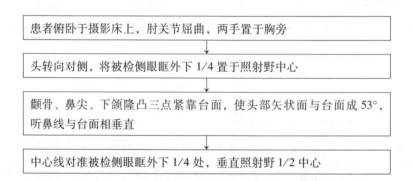

患者俯卧于摄影床上，肘关节屈曲，两手置于胸旁

↓

头转向对侧，将被检侧眼眶外下 1/4 置于照射野中心

↓

颧骨、鼻尖、下颌隆凸三点紧靠台面，使头部矢状面与台面成 53°，听鼻线与台面相垂直

↓

中心线对准被检侧眼眶外下 1/4 处，垂直照射野 1/2 中心

八、颈静脉孔

【适应证】

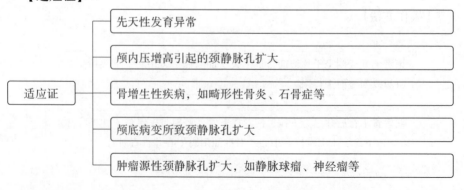

适应证
- 先天性发育异常
- 颅内压增高引起的颈静脉孔扩大
- 骨增生性疾病，如畸形性骨炎、石骨症等
- 颅底病变所致颈静脉孔扩大
- 肿瘤源性颈静脉孔扩大，如静脉球瘤、神经瘤等

【禁忌证】

无。

【操作方法】

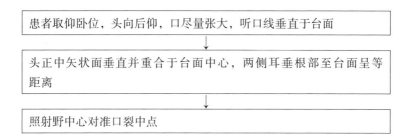

患者取仰卧位，头向后仰，口尽量张大，听口线垂直于台面

↓

头正中矢状面垂直并重合于台面中心，两侧耳垂根部至台面呈等距离

↓

照射野中心对准口裂中点

九、鼻窦

【适应证】

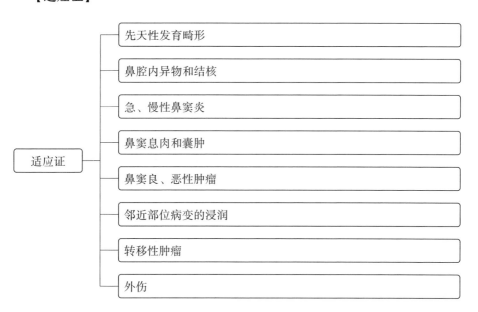

适应证
- 先天性发育畸形
- 鼻腔内异物和结核
- 急、慢性鼻窦炎
- 鼻窦息肉和囊肿
- 鼻窦良、恶性肿瘤
- 邻近部位病变的浸润
- 转移性肿瘤
- 外伤

【禁忌证】

临床拟诊为外伤性颈椎骨折或脱位。

【操作方法】

1. 华氏位

> 患者俯卧或立于摄影台，两手置于摄影台两边，颏部紧贴床面

↓

> 头部正中面对照射野中心，并与之垂直，颏部紧靠照射野下缘，头部稍向后仰，使听眦线与床面夹角成 37° 角。鼻尖对准照射野中心（鼻尖离台面 0.5~1.5cm）使颞骨岩部投照于上颌窦的下方

↓

> 照射野前缘包括前额，下缘包括颏部，或将鼻尖与上唇间的中点置于照射野中心

↓

> 中心线对准鼻尖与上唇间的中点，与台面相垂直

2. 柯氏位

> 患者俯卧于摄影台，头部正中面对照射野中心，并与之垂直

↓

> 前额和鼻部紧靠台面，使听眦线与台面垂直，将鼻根下 1cm 放于照射野中心

↓

> 中心线向足侧倾斜 23°，对准枕骨隆凸上方 3cm 处，通过眉间射至照射野中心

十、颞骨岩部

【适应证】

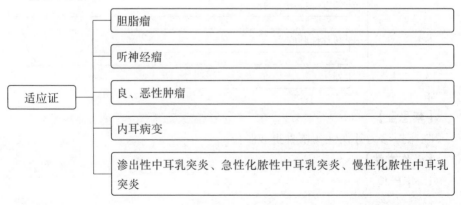

【禁忌证】

无。

【操作方法】

1. 伦氏位

> 患者坐于摄影台的一侧或俯卧于摄影台上，向足侧倾斜 35°，被检侧紧靠台面，头部矢状面与台面平行

↓

> 患侧的耳郭向前折叠，外耳孔置于照射野中心的前上方处，下颌略前伸，遮线筒靠近头部

↓

> 中心线对准照射野中心，经健侧外耳孔上方约 7cm 处射入

2. 许氏位

> 患者侧卧于摄影台上，将被检侧耳郭向前折叠，可用胶布粘住。被检侧靠于台面，头部呈侧位，前胸稍抬高，并用沙袋支撑

↓

> 外耳孔置于照射野中心前方和上方 1cm 处，使头部矢状面与台面平行，瞳间线与台面垂直。对侧手握拳支撑下颌部或用棉垫垫平，保持头部稳定

↓

> 中心线向足侧倾斜 25°～30°，对准对侧外耳孔后方 2cm 和上方 7cm 处射入照射野中心

3. 梅氏位

> 患者仰卧于摄影台上，被检侧耳郭向前折叠，可用胶布粘住。将外耳孔放于照射野中心上方 1/3 处。面部转向被检侧，使头部矢状面与台面成 45°角，下颌下倾，使听眦线与台面垂直

↓

> 中心线向足侧倾斜 35°～45°，对准对侧眼眶上方的额部射入或向足侧倾斜 10°，对准对侧眼眶上方的额部射入

4. 斯氏位

患者俯卧于摄影台上，面转向对侧，外耳孔前 2cm 处置于照射野中心，将额部、鼻尖、颧骨三点紧靠台面，使头部矢状面与台面成 45°，对侧听眦线与台面垂直

↓

中心线向头侧倾斜 12°，对准被检侧的枕骨隆凸于外耳孔连线的中点，射入照射野中心

↓

该位置可显示颞骨岩部的后前位影像。岩骨的尖部、上缘、下缘、乳突尖部和小房、鼓室、迷路区域和内听道等都能显影

5. 汤氏位

患者仰卧于摄影台上，头部正中面对准台面中线，并与台面垂直，下颌下倾，使听眦线与台面垂直

↓

照射野上缘与头顶相平，下缘低于下颌骨，或将枕隆突对准照射野中心上方约 5cm 处

↓

中心线向足侧倾斜 30°～35°，经两侧外耳孔后上缘连线的中点射入照射野中心

十一、颞骨茎突部

【适应证】

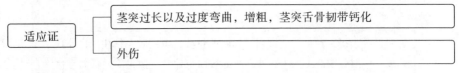

适应证 —— 茎突过长以及过度弯曲，增粗，茎突舌骨韧带钙化

—— 外伤

【禁忌证】
无。

【操作方法】
1. 茎突（单侧）前后位

患者仰卧于检查台，头部顶端垫高呈向足侧倾斜 13°，下颌稍前伸。使听鼻线垂直于台面，然后头颅正中矢状面向对侧旋转 5°

↓

患侧乳突尖置于照射野中心外 2cm 处，投照时患者口应尽量张大

↓

中心线对准患侧乳突内侧 2cm 处，垂直射入

↓

此位置应分别投照双侧，以便对比

2. 茎突（双侧）前后位

患者仰卧于检查台，头部顶端垫高，向足侧倾斜 13°，下颌稍仰起，使听鼻线垂直于台面。头正中矢状面对照射野中线，乳突尖置于照射野中心，投照时口张大

↓

中心线对准鼻尖垂直射入

3. 茎突侧位

患者俯卧于检查台上，头侧转，被检侧贴近台面，下颌前伸，头部矢状面与台面平行。瞳间线垂直台面，患侧外耳孔置于照射野中心

↓

中心线向头侧倾斜 10°，经对侧外耳孔下方 3cm 处射入

↓

茎突显示于下颌角和颈椎间隙内。应分别投照双侧，以便对比

十二、面骨

【适应证】

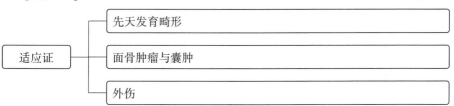

【禁忌证】

无。

【操作方法】

1. 前后位

此位置适用于面部严重损伤而不能俯卧的病例。

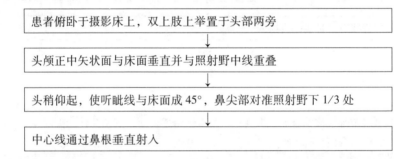

患者仰卧于摄影台上，两臂放于身旁，头部正中面对准台面中线，并与台面垂直下颌稍向下倾，使听眶线与台面垂直，面骨与台面平行，将枕骨隆凸上方 5cm 处放于照射野中心

↓

中心线向头侧倾斜 25°~30°，对准门齿咬合面射入照射野中心

2. 后前位

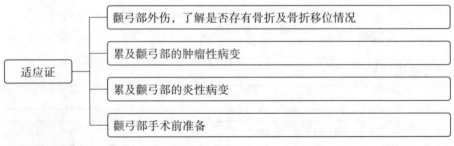

患者俯卧于摄影床上，双上肢上举置于头部两旁

↓

头颅正中矢状面与床面垂直并与照射野中线重叠

↓

头稍仰起，使听眦线与床面成 45°，鼻尖部对准照射野下 1/3 处

↓

中心线通过鼻根垂直射入

十三、颧弓

【适应证】

适应证

- 颧弓部外伤，了解是否存有骨折及骨折移位情况
- 累及颧弓部的肿瘤性病变
- 累及颧弓部的炎性病变
- 颧弓部手术前准备

【禁忌证】

无。

【操作方法】

1. 颧弓顶颌斜位

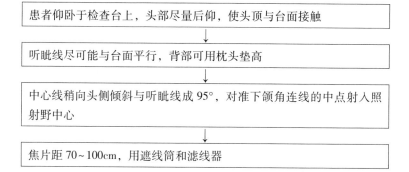

患者俯卧于检查台上，头部尽量后仰，颏部前伸，下颌放于照射野中心上方 5cm 处

↓

头向对侧转 15°，使头部矢状面与台面成 75°

↓

中心线向足侧内倾斜，使中心线与听眶线垂直，对准颧弓中心或眼角外方约 4cm 处射入照射野中心

2. 颧弓轴位

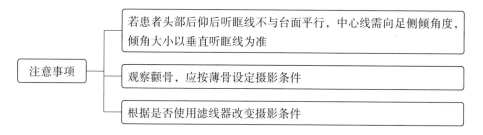

患者仰卧于检查台上，头部尽量后仰，使头顶与台面接触

↓

听眦线尽可能与台面平行，背部可用枕头垫高

↓

中心线稍向头侧倾斜与听眦线成 95°，对准下颌角连线的中点射入照射野中心

↓

焦片距 70~100cm，用遮线筒和滤线器

【注意事项】

注意事项 —— 若患者头部后仰后听眶线不与台面平行，中心线需向足侧倾角度，倾角大小以垂直听眶线为准

观察颧骨，应按薄骨设定摄影条件

根据是否使用滤线器改变摄影条件

十四、鼻骨

【适应证】

各种鼻部外伤，了解是否存有骨折及骨折移位情况。

【禁忌证】

无。

【操作方法】

1. 鼻骨侧位

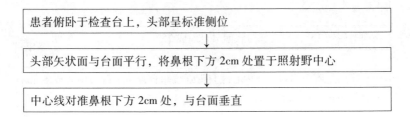

患者俯卧于检查台上，头部呈标准侧位

↓

头部矢状面与台面平行，将鼻根下方 2cm 处置于照射野中心

↓

中心线对准鼻根下方 2cm 处，与台面垂直

2. 鼻骨轴位

患者俯卧于检查台上，下颌部置于台面，使眉间与齿槽的连线与台面相垂直

↓

颈部前缘置于照射野中心，中心线与台面垂直沿眉间与齿槽连线投射

十五、下颌骨

【适应证】

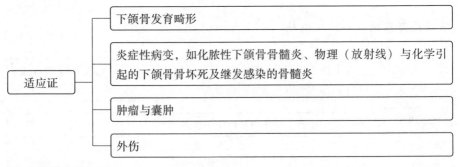

适应证

下颌骨发育畸形

炎症性病变，如化脓性下颌骨骨髓炎、物理（放射线）与化学引起的下颌骨骨坏死及继发感染的骨髓炎

肿瘤与囊肿

外伤

【禁忌证】

无。

【操作方法】

1. 下颌骨后前位

> 患者俯卧于检查台上，两臂弯曲置于头部两侧，前额、鼻尖贴台面，颅骨矢状面垂直台面并对照射野中线，两唇咬合线对准照射野中心

↓

> 中心线对准照射野中点垂直射入

↓

> 显示下颌骨后前位影像

2. 下颌骨侧位

> 患者仰卧于检查台上，头侧转向患侧并贴近台面，健侧身体抬高，两肩下垂

↓

> 下颌骨置于足侧垫高 15°角的面板上，下颌骨体部下缘与照射野下缘平行

↓

> 中心线向头侧倾斜 15°~25°，经对侧下颌角后下约 1cm 处，通过被检侧第三磨牙射入照射野中心

3. 下颌骨颏部颌下位

> 患者坐于检查台一端的椅子上，下颌骨前伸，头颅矢状面垂直于照射野，颏部贴近照射野中线处，照射野前缘包括颏部

↓

> 中心线向枕方倾斜 40°~50°，经过下颌联合处射入照射野中心

十六、颞颌关节

【适应证】

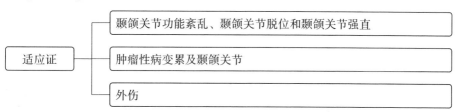

【禁忌证】

无。

【操作方法】

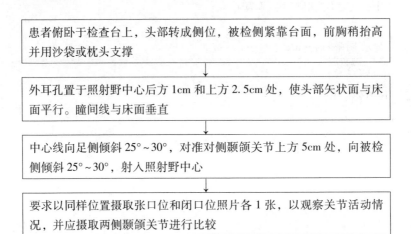

患者俯卧于检查台上，头部转成侧位，被检侧紧靠台面，前胸稍抬高并用沙袋或枕头支撑

外耳孔置于照射野中心后方 1cm 和上方 2.5cm 处，使头部矢状面与床面平行。瞳间线与床面垂直

中心线向足侧倾斜 25°~30°，对准对侧颞颌关节上方 5cm 处，向被检侧倾斜 25°~30°，射入照射野中心

要求以同样位置摄取张口位和闭口位照片各 1 张，以观察关节活动情况，并应摄取两侧颞颌关节进行比较

【注意事项】

若用四分格专用换片器，应按换片器的使用规定执行。若专用口腔曲面体层机附有颞颌关节开闭口摄影功能时，应按机器的操作使用说明进行程序操作。

第三节　胸部 X 线摄影检查技术操作常规

一、胸片

【适应证】

适应证

- 常规体格检查
- 肺部及气道病变
- 心脏及大血管病变
- 纵隔和横膈病变
- 胸膜和胸壁病变
- 肋骨骨折及骨质病变

【禁忌证】
无。
【操作方法】
1. 后前位

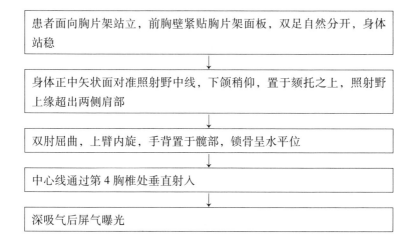

患者面向胸片架站立，前胸壁紧贴胸片架面板，双足自然分开，身体站稳

身体正中矢状面对准照射野中线，下颌稍仰，置于颏托之上，照射野上缘超出两侧肩部

双肘屈曲，上臂内旋，手背置于髋部，锁骨呈水平位

中心线通过第4胸椎处垂直射入

深吸气后屏气曝光

2. 侧位

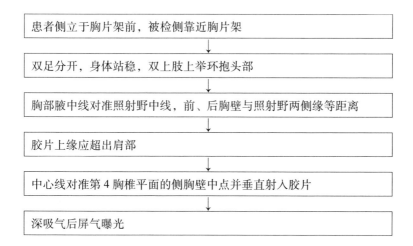

患者侧立于胸片架前，被检侧靠近胸片架

双足分开，身体站稳，双上肢上举环抱头部

胸部腋中线对准照射野中线，前、后胸壁与照射野两侧缘等距离

胶片上缘应超出肩部

中心线对准第4胸椎平面的侧胸壁中点并垂直射入胶片

深吸气后屏气曝光

3. 前弓位（前后向）
前弓位属于胸部平片的一种特殊体位，在观察肺尖病变、下胸部叶间胸膜积液及右中叶肺不张时采用。婴幼儿及体弱不能配合者不宜选择该体位。

患者背向摄片架直立，身体正中面或脊柱对准照射野中线

↓

双足分开，使身体站稳。肘部弯曲，手背置于髋部，双臂尽量内旋

↓

身体稍离开摄片架，上胸部向后仰使上背部紧贴胸片架面板，腹部向前挺出

↓

照射野上缘须超出肩部上方约 7cm

↓

中心线向头侧倾斜 12°，对准胸骨角与剑突联线的中点，射入照射野中心

↓

深吸气后屏气曝光

【注意事项】

注意事项 ── 对站立有困难者及婴幼儿，可采取仰卧位或半卧位摄影

── 常规使用高电压摄影，使用滤线器（栅比≤10∶1）

── 做好患者屏气训练

二、心脏和大血管 X 线摄影检查

【适应证】

适应证 ── 先天性心脏病

── 心脏瓣膜病、高血压性心脏病

── 肺源性心脏病

── 原发性心肌病、继发性心肌病

── 心包积液、缩窄性心包炎

── 真性主动脉瘤、假性主动脉瘤

── 主动脉弓发育畸形

── 肺梗死

── 肺水肿等

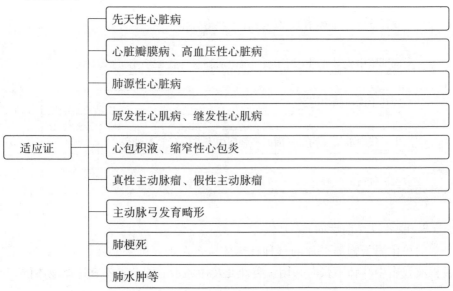

【禁忌证】

休克患者禁忌站立位拍片。

【操作方法】

一般采用立位屏气投照，根据需要依次摄左前斜位、右前斜位和后前位或左侧位片。焦片距为2m。远距离摄影可以减少心脏和血管的放大率。

1. 后前位片

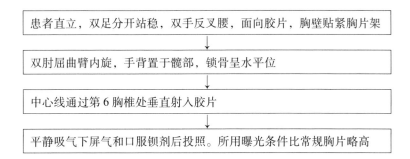

2. 左前斜位

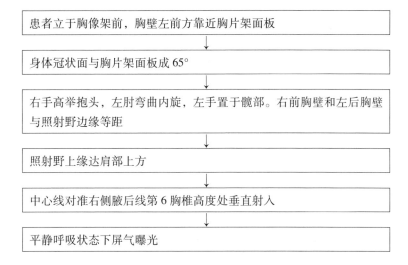

3. 右前斜位

患者立于胸片架前，胸壁右前方靠近胸片架面板

↓

左手高举抱头，右肘弯曲内旋，右手置于髋部

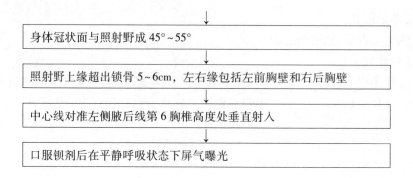

身体冠状面与照射野成 45°~55°

照射野上缘超出锁骨 5~6cm，左右缘包括左前胸壁和右后胸壁

中心线对准左侧腋后线第 6 胸椎高度处垂直射入

口服钡剂后在平静呼吸状态下屏气曝光

4. 左侧位

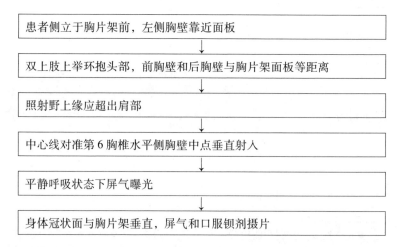

患者侧立于胸片架前，左侧胸壁靠近面板

双上肢上举环抱头部，前胸壁和后胸壁与胸片架面板等距离

照射野上缘应超出肩部

中心线对准第 6 胸椎水平侧胸壁中点垂直射入

平静呼吸状态下屏气曝光

身体冠状面与胸片架垂直，屏气和口服钡剂摄片

【注意事项】

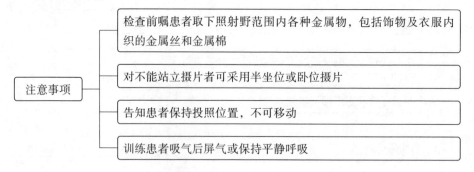

注意事项

检查前嘱患者取下照射野范围内各种金属物，包括饰物及衣服内织的金属丝和金属棉

对不能站立摄片者可采用半坐位或卧位摄片

告知患者保持投照位置，不可移动

训练患者吸气后屏气或保持平静呼吸

三、肋骨正位 X 线摄影检查

【适应证】

横膈上部肋骨的病变，如骨折、肿瘤及畸形等。

【禁忌证】

无。

【操作方法】

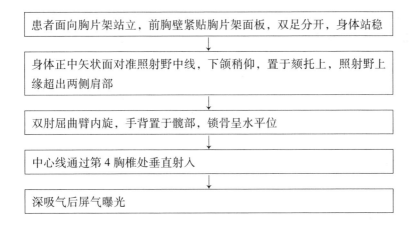

患者面向胸片架站立，前胸壁紧贴胸片架面板，双足分开，身体站稳

↓

身体正中矢状面对准照射野中线，下颌稍仰，置于颏托上，照射野上缘超出两侧肩部

↓

双肘屈曲臂内旋，手背置于髋部，锁骨呈水平位

↓

中心线通过第4胸椎处垂直射入

↓

深吸气后屏气曝光

【注意事项】

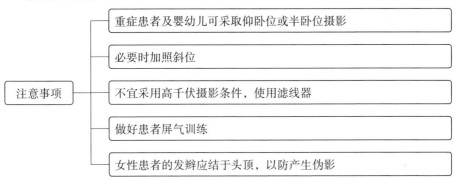

注意事项

- 重症患者及婴幼儿可采取仰卧位或半卧位摄影
- 必要时加照斜位
- 不宜采用高千伏摄影条件，使用滤线器
- 做好患者屏气训练
- 女性患者的发辫应结于头顶，以防产生伪影

第四节　腹部 X 线摄影检查技术操作常规

一、成人全腹部

【适应证】

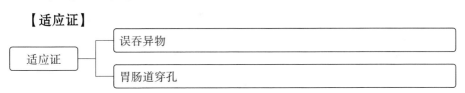

适应证

- 误吞异物
- 胃肠道穿孔

续流程

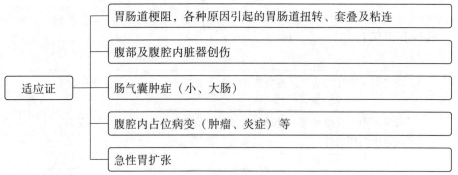

【禁忌证】

妊娠早期。

【操作方法】

> 立卧位腹部摄片应在装有活动滤线器的检查台上进行。如病情危重，必须在床旁进行摄片时，也须在片盒上放置固定滤线器，以免散射线影响照片质量

> 如检查食管异物或疑有食管破裂时，须摄颈部和胸部正侧位。胃肠道穿孔时须摄腹部立位平片。疑有肠道梗阻须摄腹部立位和卧位平片。急性胃扩张时摄片范围应包括下胸部

> 为避免肠管蠕动引起图像模糊，应尽量缩短曝光时间（需要大容量 X 线机）

> 胃肠道平片摄取范围应包括全腹部，以便能观察腹部全貌，使两侧腹壁线（皮下脂肪层、腹膜外脂肪层）均能显示

> 行仰卧前后位投照时，照射野下缘应包括耻骨联合。行直立前后位投照时，照射野上缘应包括膈肌，投照中心线对准照射野中心

【注意事项】

注意事项
> 腹部摄片检查一般不需特殊准备，但摄片前应让患者排尿

> 摄取腹部立位片时，应让患者坐或站立片刻再进行摄片，使腹腔内游离气体自穿孔部位逸出到达膈下，游离液体沉降到下腹部，从而有利于显示病变

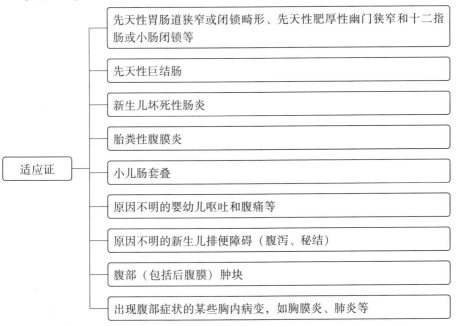

续流程

注意事项
- 对危重不能站立者，可让患者取左侧卧位（右侧向上），水平前后位投照
- 休克者禁止取站立位摄片，可改摄仰卧水平侧位片

二、小儿腹部

【适应证】

适应证
- 先天性胃肠道狭窄或闭锁畸形、先天性肥厚性幽门狭窄和十二指肠或小肠闭锁等
- 先天性巨结肠
- 新生儿坏死性肠炎
- 胎粪性腹膜炎
- 小儿肠套叠
- 原因不明的婴幼儿呕吐和腹痛等
- 原因不明的新生儿排便障碍（腹泻、秘结）
- 腹部（包括后腹膜）肿块
- 出现腹部症状的某些胸内病变，如胸膜炎、肺炎等

【禁忌证】

无。

【操作方法】

- 小儿腹部摄片通常所采用的摄取位置有仰卧正位、仰卧水平侧位、站立侧位以及倒立侧位
- 对于存在上胃肠道闭锁畸形的新生儿，一般摄取仰卧及直立位片
- 对于先天性肛门闭锁者，须摄倒立侧位片，将患儿倒立1~2分钟后，于肛门口处放一金属标记，摄倒立侧位片

疑有新生儿胎粪性腹膜炎或婴幼儿坏死性肠炎时，则应摄仰卧前后位及水平投照侧位片，以利于发现腹内钙化、肠道梗阻、游离或包裹性气腹及门静积气等征象

↓

临床如疑有食管闭锁伴有或不伴食管气管瘘或膈疝时，则需加摄胸部正侧位片

↓

腹部摄片应包含两侧腹壁。上腹部摄片则应包括横膈、肝脏。下腹部摄片则应包括全部小骨盆腔

【注意事项】

小儿行胃肠道（腹部）摄片检查前一般不需做准备，但为了减少 X 线对患儿的辐射剂量，应根据临床表现作出病变的大致部位（食管、胃至直肠）及病因（先天性闭锁畸形、炎症）的判断，以便选择恰当的检查方法（直立、倒立等）及检查部位（上、下或全腹部），并对躯体的非投照位做好放射防护。

三、泌尿生殖系统

【适应证】

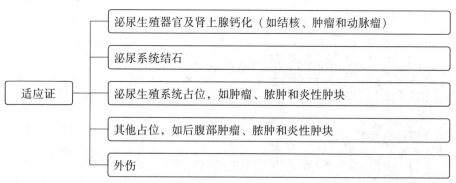

适应证
- 泌尿生殖器官及肾上腺钙化（如结核、肿瘤和动脉瘤）
- 泌尿系统结石
- 泌尿生殖系统占位，如肿瘤、脓肿和炎性肿块
- 其他占位，如后腹部肿瘤、脓肿和炎性肿块
- 外伤

【禁忌证】

妊娠早期。

【操作方法】

常规泌尿系统摄片应包括两侧肾上腺、肾脏、输尿管、膀胱及后尿道，上界从第 11 胸椎开始，下界稍低于耻骨联合。

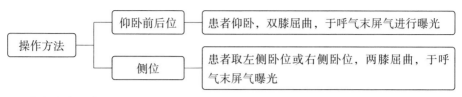

【注意事项】

除急诊外应先做检查前准备。

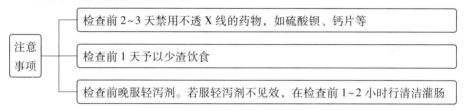

第五节　四肢、脊柱和乳腺 X 线摄影检查技术操作常规

一、四肢

【适应证】

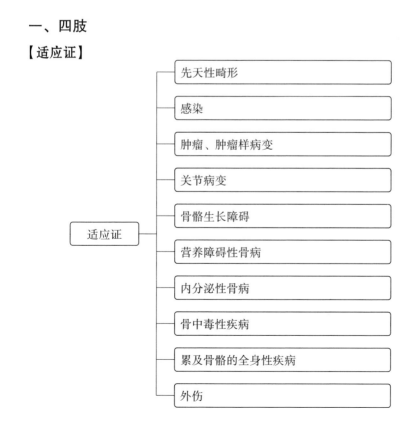

【禁忌证】

怀孕早期不宜摄片。

【操作方法】

1. 手后前位

> 患者侧身坐于摄影台一侧，肘部弯曲约成直角，掌面紧贴床面，将第3掌骨头置于照射野中心，各手指自然分开

↓

> 中心线对准第3掌骨，与床面垂直

2. 手后前斜位

> 患者侧身坐于摄影台一侧，肘部弯曲约成直角，将小指和第5掌骨靠近照射野外缘，手置于侧位，然后将手内旋使手掌与台面约成45°。各手指均匀分开稍弯曲，指尖靠床面上

↓

> 中心线对准第5掌骨头，并与床面垂直，这样可利用斜射线，使掌骨头不至过多重叠

3. 腕关节后前位

> 患者侧身坐于摄影台一侧，肘部弯曲成直角，腕关节置于照射野中心，手呈半握拳状，拳面向下，使腕部掌面与床面靠紧

↓

> 中心线对准尺骨和桡骨茎突连线中点并与床面垂直

4. 腕关节侧位

> 患者侧身坐于摄影台一侧，患臂侧向伸直，将第5掌骨和前臂尺侧紧靠床面，手指稍屈曲，尺骨茎突置于照射野中心

↓

> 中心线对准桡骨茎突，并与床面垂直

5. 肘关节侧位

> 患者坐于摄影台前，患臂前伸，肘部弯曲约 90°，肘关节置于照射野中心，手掌面对患者，肩部尽量放低并与肘关节相平

↓

> 中心线对准肘关节中心，并与床面垂直

6. 肘关节前后位

> 患者坐于摄影台一侧，前臂伸直，手掌向上，尺骨鹰嘴突置于照射野中心，肘部背侧紧靠床面，肩部放低，尽量与肘关节相平

↓

> 中心线对准肘关节中心，并与台面垂直

7. 肩关节前后位

> 患者仰卧于摄影台上，被检侧上肢伸直且稍向后外展，手掌向上，将患者对侧肩部和髋骨垫高，头部转向被检侧，使被检侧肩部紧靠床面，照射野上缘超出肩部上方 2cm，外缘超出上臂软组织

↓

> 中心线对准喙突，并与床面垂直

8. 足前后位

> 患者仰卧或坐于摄影台上，对侧下肢伸直或弯曲，被检侧膝部弯曲，足底部紧靠床面，照射野上缘包括足趾，下缘包括足跟，第 3 跖骨底部置于照射野中心，照射野长轴与足部长轴平行

↓

> 中心线对准第 3 跖骨底部并与床面垂直，向足侧倾斜 15°，经第 3 跖骨中心射入照射野片中心

9. 足前后内斜位

> 患者仰卧或坐于摄影台上，被检侧膝部稍弯曲，足底部靠床面，照射野上缘包括足趾，下缘包括足跟，第 3 跖骨底部对准照射野中心，照射野长轴与足部长轴相平行，对侧下肢自然伸直，然后将被检侧下肢向内倾斜，使足底与床面成 30°~50°

↓

> 中心线对准第 3 跖骨底部垂直射入

10. 跟骨侧位

> 患者侧卧于摄影台上，被检侧靠台面，对侧下肢向前上方弯曲，被检侧足部外侧紧靠床面，跟骨置于照射野中心，膝部稍弯曲，略垫高，跟骨放平不动

↓

> 中心线对准跟距关节，并与床面垂直

11. 跟骨轴位

> 患者仰卧或坐于摄影台上，对侧膝部弯曲，被检侧下肢伸直，踝关节置于照射野中心，踝部尽量弯曲向足背方牵拉，如患者踝部不能弯曲，可将下肢用沙袋垫高，使足部长轴与床面垂直

↓

> 中心线向头端倾斜35°~45°，对准第3跖骨底部射入照射野中心

12. 踝关节前后位

> 患者仰卧或坐于摄影台上，对侧膝部弯曲，被检侧小腿伸直，将踝关节置于照射野中心，小腿长轴与照射野长轴平行

↓

> 中心线对准内外踝连线上方1cm处，并与床面垂直

13. 踝关节侧位

> 患者侧卧于摄影台上，被检侧靠近台面，对侧下肢跨过被检侧肢体向上方弯曲。被检侧下肢伸直。踝部外侧紧靠床面，膝部略垫高，足跟放平，使踝关节呈侧位。将外踝上方1cm处置于照射野中心，小腿长轴与照射野长轴平行

↓

> 中心线对准内踝上方1cm处射入胶片中心

14. 膝关节前后位

> 患者仰卧或坐于摄影台上，小腿伸直，照射野于被检侧膝关节下方，髌骨下缘对准中心，小腿长轴与胶片长轴平行

↓

> 中心线对准髌骨下缘射入

15. 膝关节侧位

> 患者侧卧于摄影台上，被检侧靠近台面，对侧下肢向前下方弯曲，被检侧膝部稍弯曲，膝部外侧紧靠床面，髌骨下缘置于胶片中心，前缘皮肤、髌骨与床面垂直

↓

> 中心线对准胫骨上端，并与床面垂直

16. 髋关节前后位

> 患者仰卧于摄影台上，下肢伸直，足向内斜，脚趾向内侧靠拢，股骨头置于照射野中心（髂前上棘及耻骨联合上缘连线中点向下2.5cm处）

↓

> 中心线对准股骨头射入照射野中心

17. 髋关节仰卧水平侧位

> 患者仰卧于摄影台上，将其臀部垫高，面板（IP板或暗盒）在台面竖立放置并紧靠被检侧髋部外侧，将髋部垫高到与面板中线等高水平，胶片上缘包括髋臼，下缘与躯干成45°~55°，使胶片长轴与股骨颈长轴相平行。对侧髋部和膝部弯曲，使股骨与躯干垂直，以免挡住X线

↓

> 中心线呈水平方向对准股骨颈，并与面板垂直

【注意事项】

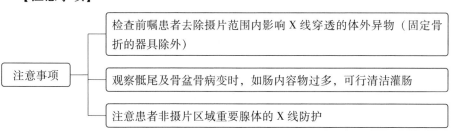

二、脊柱

【适应证】

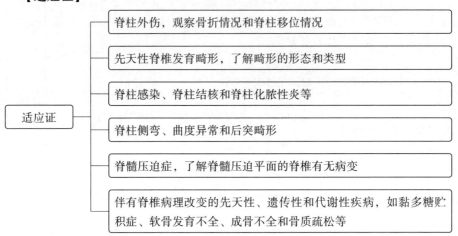

```
适应证 ── 脊柱外伤，观察骨折情况和脊柱移位情况
        ── 先天性脊椎发育畸形，了解畸形的形态和类型
        ── 脊柱感染、脊柱结核和脊柱化脓性炎等
        ── 脊柱侧弯、曲度异常和后突畸形
        ── 脊髓压迫症，了解脊髓压迫平面的脊椎有无病变
        ── 伴有脊椎病理改变的先天性、遗传性和代谢性疾病，如黏多糖贮
           积症、软骨发育不全、成骨不全和骨质疏松等
```

【禁忌证】

妊娠早期不可施行摄片。

【操作方法】

1. 颈椎前后位

> 患者前后位站立或仰卧于摄影台上，颈椎棘突对准台面中线，下颌仰起，使上颌咬合面与乳突尖联线垂直于台面，听眶线与台面成 70°，照射野上缘包括外耳孔上 1cm，下缘包括第 1 胸椎

> 中心线向头侧倾斜 10°，通过甲状腺软骨射入。曝光时屏气

2. 颈椎侧位

> 患者侧立或仰卧于摄影台上，一侧肩部抵于照射野下缘，下颌稍仰起，使下颌升支不与颈椎重叠，两肩尽量下垂，避免与下部颈椎相重叠。照射野上缘超出外耳孔，下缘包括第 1 胸椎，颈椎部软组织前后缘中点对准照射野中心。焦片距 180~200cm

> 中心线通过甲状软骨颈椎前后缘联线中点垂直射入

3. 颈椎前后斜位

患者仰卧于摄影台上，身体冠状面与台面呈 45°~50°，两肩尽量下垂。胶片上缘包括枕外隆凸，下缘包括第 2 胸椎，此位置也可采用仰卧位。一般要摄取双侧便于对比

↓

中心线向足侧倾斜 15°~20°，对准第 4 颈椎射入胶片中心。摄取仰卧位时中心线向头侧倾斜

4. 胸椎前后位

患者仰卧于摄影台上，身体正中矢状面对准台面中线并与台面垂直，照射野上缘包括第 7 颈椎，下缘包括第 1 腰椎，屏气曝光

↓

中心线对准第 6 胸椎垂直射入

5. 胸椎侧位

患者侧卧于摄影台上，腰部垫棉垫，两臂上举，两髋及膝部弯曲。脊柱长轴与台面平行。棘突后缘置于台面中线外 5cm，照射野上缘包括第 7 颈椎，下缘包括第 1 腰椎，屏气曝光

↓

中心线对准第 7 胸椎并与床面垂直，如腰部不垫棉垫，中心线向头侧倾斜 5°~10°

6. 腰椎前后位

患者仰卧于摄影台上，身体正中矢状面与台面垂直并置于台面中心，两髋及两膝弯曲，双足踏台面。胶片上缘包括第 1 胸椎，下缘包括部分骶骨

↓

中心线对准第 3 腰椎，并垂直射入胶片

7. 腰椎侧位

患者侧卧于摄影台上，双手抱头，腰背部平面与台面垂直，人体矢状面与台面平行，两髋及两膝弯曲，胶片上缘包括第 12 胸椎，下缘包括部分骶骨

↓

中心线对准髂嵴上 3cm，垂直射入照射野中心，腰部不垫棉垫者，中心线可向足侧倾斜 10°

8. 腰椎斜位

患者仰卧于摄影台上，冠状面与台面成 35°~45°，腰椎棘突后缘置于台面中线后方 5cm 处。照射野上缘包括 12 胸椎，下缘包括部分骶骨

↓

中心线对准第 3 腰椎垂直射入

9. 骶椎前后位

患者仰卧于摄影台上，身体正中矢状面对准台面中线并与之垂直。髂前上棘连线中点处置于照射野中心

↓

中心线向头侧倾斜 15°，经耻骨联合上方 3cm 处射入照射野中心

10. 尾骨侧位

患者侧卧于摄影台上，背部与台面垂直，尾骨对台面中线趋向于平行，尾骨后缘放于台面中线外 3cm，胶片上缘包括骶椎，下缘包括尾骨尖

↓

中心线经尾骨中点射入胶片中心

11. 骨盆前后位

患者仰卧位，身体正中矢状面对准台面中心并垂直，双下肢伸直，双足脚趾靠拢，双侧髂前上棘与台面等高。胶片上缘包括髂嵴，下缘包括耻骨联合下 3cm 处

↓

中心线对准两侧髂前上棘联线中点至耻骨联合上缘联线之中点并垂直射入照射野中心

【注意事项】

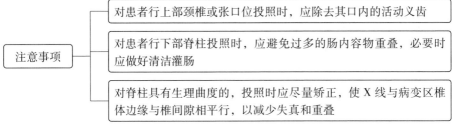

注意事项 ——
- 对患者行上部颈椎或张口位投照时，应除去其口内的活动义齿
- 对患者行下部脊柱投照时，应避免过多的肠内容物重叠，必要时应做好清洁灌肠
- 对脊柱具有生理曲度的，投照时应尽量矫正，使 X 线与病变区椎体边缘与椎间隙相平行，以减少失真和重叠

三、乳腺

乳腺 X 线摄影是特殊摄影，需要采用专用 X 线机，用胶片或高分辨显示屏观察来做出诊断。

【适应证】

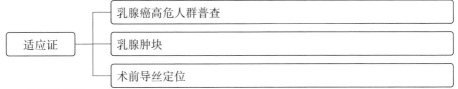

适应证 ——
- 乳腺癌高危人群普查
- 乳腺肿块
- 术前导丝定位

【禁忌证】

无。

【操作方法】

1. 内外斜位

面对乳腺摄影机站立，两足自然分开站稳，乳腺托盘平面与地平面成 30°~60°，使影像接收器与胸大肌相平行。X 线束方向从乳腺的上内侧到下外侧面。其角度必须调整到影像接收器与胸大肌角度相平行为止

患者成像乳腺侧的手置于手柄上并移动患者的肩部，使其尽可能靠近滤线栅的中心。技师提升被检侧乳腺，向前和向内推移乳腺组织和胸大肌，使其最大限度曝光在影像内

乳腺托盘的拐角置于胸大肌后面腋窝凹陷的上方，即滤线栅拐角处位于腋窝的后缘及背部肌肉的前方

患者上臂悬在影像接收器托盘的后方，肘部弯曲以松弛胸大肌。向影像接收器托盘方向旋转患者，使托盘边缘向前承托乳腺组织和胸大肌。摄影体位要尽可能包括更多的胸大肌

↓

向上向外牵拉乳腺，避免乳腺与胸肌影像相互重叠

↓

压迫板经过胸骨后压迫乳腺并转动患者，使患者的双臂和双足对着乳腺摄影设备，压迫器的上角应稍低于锁骨。当将手移开成像区域时，应该用手继续承托乳腺，直至有足够压力能保持乳腺固定在合适位置时为止

↓

向下牵拉腹部组织以拉开乳腺下皮肤皱褶

↓

在患者屏气状态下予以曝光

2. 头尾位

技师站在患者所被检查乳腺的内侧

↓

技师双手分别在乳腺上下方，轻轻将乳腺组织牵拉远离胸壁，置乳头于影像接收器托盘的中心。转动患者，直至滤线栅的胸壁缘紧靠在胸骨上

↓

将对侧乳腺置于影像接收器托盘的拐角上

↓

患者头部向前伸向球管侧，使前面的乳腺组织置于影像接收器上

↓

牵拉非成像侧的乳腺于影像接收器托盘的拐角处

↓

将乳腺后外侧缘提升到影像接收器托盘上，以显示后外侧组织

↓

患者非成像侧手臂向前抓住手柄

↓

嘱患者放松肩部，同时用手轻推患者后背，用手指牵拉锁骨上皮肤，以缓解压迫板加压过程中患者皮肤的牵拉感

↓

在患者屏气状态下予以曝光

【注意事项】

注意事项

一般乳腺摄影应在患者的乳腺非敏感期（月经干净后1周）进行

方位性标记（左、右）等放在最靠近腋窝的乳腺一侧附近

常规体位为内外斜位和头尾位，并进行双侧对照

向患者告知检查过程，说明必须予以配合的内容，特别是乳腺压迫要取得患者配合

第十一章

X 线透视检查技术操作常规

荧光屏透视已基本淘汰，目前主要采用影像增强电视透视或平板探测器透视系统组成的数字透视，并且透视检查已经逐步被 X 线摄影所取代，只在少数情况下作为辅助检查方法。

【适应证】

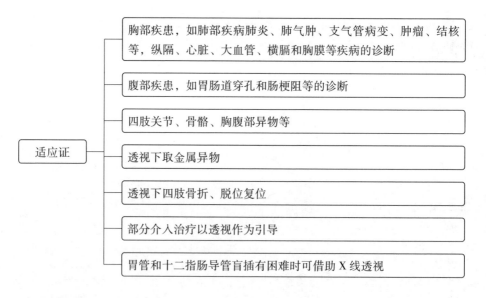

适应证	胸部疾患，如肺部疾病肺炎、肺气肿、支气管病变、肿瘤、结核等，纵隔、心脏、大血管、横膈和胸膜等疾病的诊断
	腹部疾患，如胃肠道穿孔和肠梗阻等的诊断
	四肢关节、骨骼、胸腹部异物等
	透视下取金属异物
	透视下四肢骨折、脱位复位
	部分介入治疗以透视作为引导
	胃管和十二指肠导管盲插有困难时可借助 X 线透视

【禁忌证】

无绝对禁忌证，危重患者须经治医师陪同。

【透视前准备】

透视医师检查前应详细查阅申请单或病案，若为复查，应先熟悉以前的 X 线片及透视情况，以便进行比较检查机器电源电压是否在正常范围内，透视管电压一般为 60~65kV，管电流约为3mA，但在特殊情况下，如受检者过于肥胖，可将管电压临时提高到 70~80kV，管电流提高到 4~5mA。应养成每次透视前检查核对各种条件的习惯

↓

嘱患者除去身体上过多的衣物，特别是受检部位的装饰物、膏药等异物

【操作方法】

1. 胸部透视

一般取立位，幼儿和年老体弱者可取坐位或卧位

透视时双手叉腰，两肘内旋，使肩胛骨外移，不与肺野重叠。同时转动患者体位，上下移动肩部进行检查

应自上而下、由内向外地观察肺野、肋膈角、横膈、纵隔、肺门及心脏大血管

透视时让患者做深呼吸动作，观察肺尖、肺野透过度、膈肌运动及病变的变化

2. 心脏透视

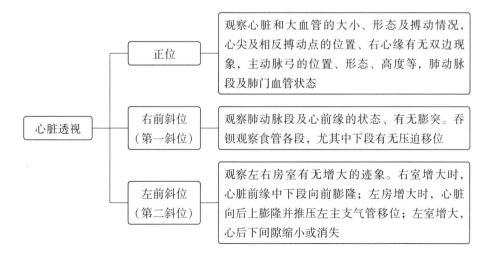

3. 腹部透视

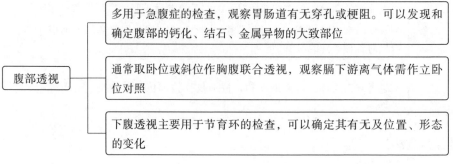

腹部透视

多用于急腹症的检查，观察胃肠道有无穿孔或梗阻。可以发现和确定腹部的钙化、结石、金属异物的大致部位

通常取卧位或斜位作胸腹联合透视，观察膈下游离气体需作立卧位对照

下腹透视主要用于节育环的检查，可以确定其有无及位置、形态的变化

4. 四肢透视

多用于观察四肢骨有无骨折、脱位及异物，还可在透视下进行骨折复位、异物摘除等。

【注意事项】

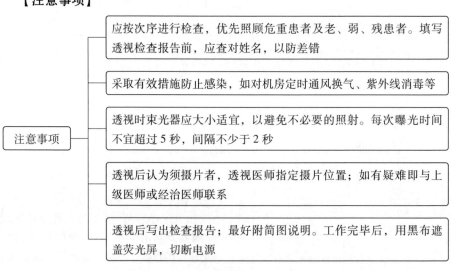

注意事项

应按次序进行检查，优先照顾危重患者及老、弱、残患者。填写透视检查报告前，应查对姓名，以防差错

采取有效措施防止感染，如对机房定时通风换气、紫外线消毒等

透视时束光器应大小适宜，以避免不必要的照射。每次曝光时间不宜超过 5 秒，间隔不少于 2 秒

透视后认为须摄片者，透视医师指定摄片位置；如有疑难即与上级医师或经治医师联系

透视后写出检查报告；最好附简图说明。工作完毕后，用黑布遮盖荧光屏，切断电源

第十二章

X线造影检查技术操作常规

第一节　循环系统造影检查技术操作常规

一、胸主动脉造影

【适应证】

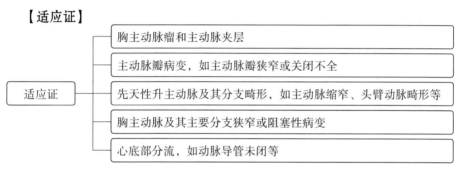

適应证 —
- 胸主动脉瘤和主动脉夹层
- 主动脉瓣病变，如主动脉瓣狭窄或关闭不全
- 先天性升主动脉及其分支畸形，如主动脉缩窄、头臂动脉畸形等
- 胸主动脉及其主要分支狭窄或阻塞性病变
- 心底部分流，如动脉导管未闭等

【禁忌证】

1. 绝对禁忌证

多系统功能衰竭的临床表现极不稳定的患者。

2. 相对禁忌证

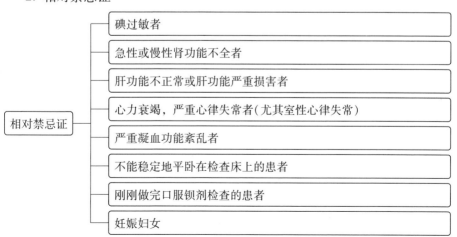

相对禁忌证 —
- 碘过敏者
- 急性或慢性肾功能不全者
- 肝功能不正常或肝功能严重损害者
- 心力衰竭，严重心律失常者(尤其室性心律失常)
- 严重凝血功能紊乱者
- 不能稳定地平卧在检查床上的患者
- 刚刚做完口服钡剂检查的患者
- 妊娠妇女

【设备和器械】

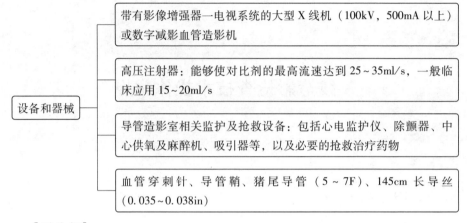

设备和器械
- 带有影像增强器—电视系统的大型 X 线机（100kV，500mA 以上）或数字减影血管造影机
- 高压注射器：能够使对比剂的最高流速达到 25～35ml/s，一般临床应用 15～20ml/s
- 导管造影室相关监护及抢救设备：包括心电监护仪、除颤器、中心供氧及麻醉机、吸引器等，以及必要的抢救治疗药物
- 血管穿刺针、导管鞘、猪尾导管（5～7F）、145cm 长导丝（0.035～0.038in）

【对比剂】

非离子型对比剂，成人 35ml/次，儿童 15～20ml/次；流速 15～20ml/s。对比剂用量按每次 0.8～1.5ml/kg 计算：成人每次最大量不超过 55ml，腹主动脉对比剂不超过 35ml；小儿一次对比剂最大量不超过 6ml/kg。

【造影前准备】

认真检查患者（病史、体检、辅助检查等），明确诊断，适应证是否明确，有无禁忌证

↓

仔细核对和阅读申请单，了解临床对诊断的要求，设计合理的造影方法

↓

向患者及其家属仔细说明检查目的、操作过程、可能出现的并发症、患者应注意的事项，以消除恐惧心理，争取合作。特别应将可能发生的并发症和意外情况向患者及其家属交代清楚，并要求签字

↓

完善常规心电图、超声心动图检查并确认结果

↓

完善血尿常规、出凝血时间、乙肝五项和丙肝抗体（HCV-Ab）、人类免疫缺陷病毒（HIV）、部分凝血活酶时间（APTT）、凝血酶原时间（PT）和活动度、纤维蛋白原（Fib），有条件可查国际标准比值（INR）

↓

拟定穿刺部位皮肤准备（清洁、备皮）

【操作步骤】

> 经皮穿刺股动脉或者肱动脉后，建立导管入路

↓

> 可根据诊断要求将猪尾导管头端置于主动脉根部、升部、弓部或降部，进行造影

↓

> 投照体位：正侧位、左前斜位、长轴斜位（适用于动脉导管未闭或主动脉缩窄）、双斜位。根据诊断需要决定摄影时间

【注意事项】

注意事项

> 住院患者送返病房，门诊患者留院观察 24 小时。静脉穿刺者应静卧 6 小时。动脉穿刺者穿刺部位加压 12 小时，静卧 24 小时，期间注意观察肢体远端皮肤温度颜色和动脉搏动是否良好，有无血栓栓塞并发症发生

> 使用对比剂剂量较大者，应注意不良反应，特别是心肾功能不全，如出现应予对症治疗

二、腹主动脉造影

【适应证】

适应证

> 各种原因引起的腹主动脉及其主要分支狭窄梗阻性病变

> 各种类型主动脉瘤、动静脉畸形、动静脉瘘及腹部搏动性肿块的诊断和鉴别诊断

> 高血压原因待查，除外肾血管性高血压

> 髂-股动脉疾患

> 腹主动脉移植术后

> 外伤，疑内脏损伤、血管破裂等

> 妇科疾病，如异位妊娠、子宫和盆腔肿瘤等

【禁忌证】

同"胸主动脉造影禁忌证"。

【设备和器械】

设备和器械 ┬ 带有影像增强器、电视系统的大型 X 线机（100kV，500mA 以上）或数字减影血管造影机

├ 自动高压注射器：能够使对比剂的最高流速达到 25~35ml/s，一般临床应用 15~20ml/s

└ 血管穿刺针、导管鞘、猪尾导管（5~7F）、145cm 长导丝（0.035~0.038in）

【对比剂】

非离子型对比剂，成人 35ml/次，儿童 15~20ml/次。流速 15~20ml/s。

【造影前准备】

同"胸主动脉造影造影前准备"。

【操作步骤】

经皮穿刺股动脉或者肱动脉后，建立导管入路

↓

可根据诊断要求将猪尾导管头端置于腹主动脉进行造影

↓

高位腹主动脉造影，导管先端置于第 12 胸椎上缘，用于观察全腹动脉；低位腹主动脉造影，导管先端置于第 3 腰椎水平，用于观察髂动脉及其分支

↓

投照体位：正位，必要时加侧位或斜位

【注意事项】

同"胸主动脉造影注意事项"。

三、冠状动脉造影检查

【适应证】

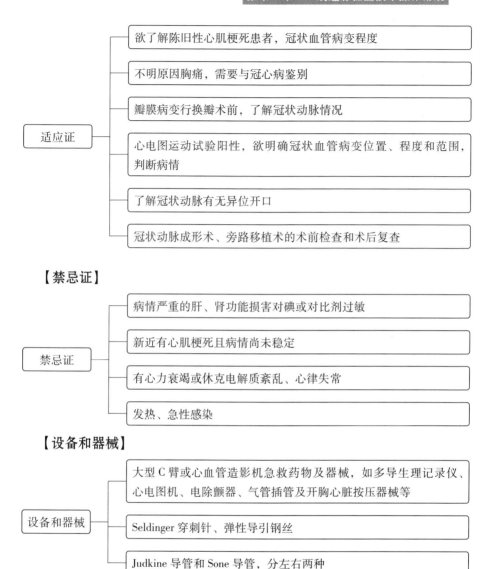

【适应证】

欲了解陈旧性心肌梗死患者，冠状血管病变程度

不明原因胸痛，需要与冠心病鉴别

瓣膜病变行换瓣术前，了解冠状动脉情况

心电图运动试验阳性，欲明确冠状血管病变位置、程度和范围，判断病情

了解冠状动脉有无异位开口

冠状动脉成形术、旁路移植术的术前检查和术后复查

【禁忌证】

病情严重的肝、肾功能损害对碘或对比剂过敏

新近有心肌梗死且病情尚未稳定

有心力衰竭或休克电解质紊乱、心律失常

发热、急性感染

【设备和器械】

大型 C 臂或心血管造影机急救药物及器械，如多导生理记录仪、心电图机、电除颤器、气管插管及开胸心脏按压器械等

Seldinger 穿刺针、弹性导引钢丝

Judkine 导管和 Sone 导管，分左右两种

【对比剂】

非离子型对比剂，总剂量控制在 300~400ml，充分水化。

【造影前准备】

导管室具备一定的设备、药品及工作人员，患者及家属签署同意手术的知情同意书，术前完善超声心动图、X 线胸片、生化、三大常规、凝血指标等检查。

【操作步骤】

患者仰卧位，接好心电图电极

消毒后行股动脉穿刺或股动脉切开，也可经肱动脉行 Sone 法引进导管

拔出导丝后不断缓慢滴入或注入含肝素的生理盐水（每 100ml 生理盐水加肝素 10mg，按 15mg/kg 体重另加肝素），防止导管血凝，先用猪尾巴导管行左心室造影

更换左冠状动脉导管（或 Sone 导管），将其顶端送入左冠状动脉开口，同时嘱患者舌下含硝酸甘油 1 片

导管进入冠状动脉不可过深，以免阻塞血运。阻塞时可出现以下征象：①经导管不能顺利抽出血液；②经导管测得的压力明显低于主动脉；③阻塞时间长，心电图上出现心肌缺血改变；④注射少量对比剂后，其流散缓慢或停滞于冠状动脉内。此时应立即将导管抽离冠状动脉，然后再行送入，插入时间不应超过 15 秒。有"C"形或"U"形装置者，可快速调换体位及导管角度。冠状动脉内停留时间可超过 15 秒，需密切注意心电图，若心电图显示心肌缺血较明显，应立即将导管抽离冠状动脉

当估计导管已入冠状动脉开口，可试验注入对比剂 2~3ml，透视观察冠状动脉是否显影，若显影则固定导管并选好摄片位置，迅速注入对比剂 6~8ml，进行摄片或拍摄电影或录像

抽出导管至髂动脉附近，引入导丝，更换右冠状动脉导管（Sone 法则无需更换导管），继续检查

检查完毕，静脉给予 5% 鱼精蛋白。拔出导管，局部压迫 10~15 分钟，加压包扎或缝合动脉及皮肤切口，防止出血

【注意事项】

注意事项

冠状动脉造影时，曝光时间越短越好，以 0.01 秒以下为理想

对比剂将在 2 秒内从冠状动脉开口流到末梢分支，如遇狭窄或阻塞，则侧支循环充盈延迟。因此注射开始即行摄片，连续摄片 5 秒，前 3 秒要求快，每秒 2~3 张，以后每秒 1 张；拍摄电影速度以每秒 50~60 个画面为宜

四、选择性血管造影检查

【适应证】

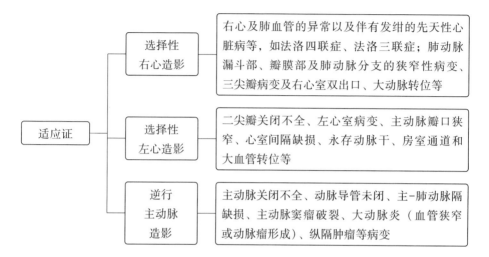

适应证
- 选择性右心造影：右心及肺血管的异常以及伴有发绀的先天性心脏病等，如法洛四联症、法洛三联症；肺动脉漏斗部、瓣膜部及肺动脉分支的狭窄性病变、三尖瓣病变及右心室双出口、大动脉转位等
- 选择性左心造影：二尖瓣关闭不全、左心室病变、主动脉瓣口狭窄、心室间隔缺损、永存动脉干、房室通道和大血管转位等
- 逆行主动脉造影：主动脉关闭不全、动脉导管未闭、主-肺动脉隔缺损、主动脉窦瘤破裂、大动脉炎（血管狭窄或动脉瘤形成）、纵隔肿瘤等病变

【禁忌证】

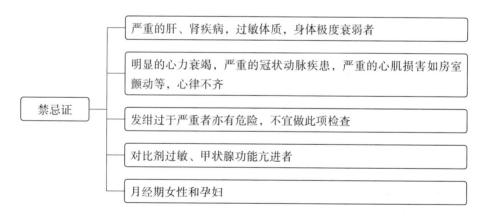

禁忌证
- 严重的肝、肾疾病，过敏体质，身体极度衰弱者
- 明显的心力衰竭，严重的冠状动脉疾患，严重的心肌损害如房室颤动等，心律不齐
- 发绀过于严重者亦有危险，不宜做此项检查
- 对比剂过敏、甲状腺功能亢进者
- 月经期女性和孕妇

【设备和器械】

同冠脉造影。

【对比剂】

用非离子型对比剂，用量按体重计算：通常左心系统对比剂为 0.8～1.2ml/kg（最大量不超过 60ml）；右心系统对比剂量为 1.0～1.5mg/kg（一次量不超过 50ml）。造影失败者，无反应或反应不明显，1 小时后可重复 1 次。

【造影前准备】

造影前准备

- 术前应探视患者，了解病史。患者应摄常规心脏正位片，便于与造影后 X 线片作对比
- 向患者解释清楚，并训练其在检查时所需要的各种动作，以取得充分合作
- 术前 3~4 小时禁水（全麻患者禁食 12 小时）
- 测定出凝血时间并做对比剂过敏试验、普鲁卡因过敏试验（利多卡因免试）
- 造影前半小时给予镇静剂（地西泮或苯巴比妥均可）
- 开通一条静脉输液途径，接受静脉输液，瓶内加生理盐水 300ml，术时内加肝素 3000U 滴注
- 将心电图机及除颤器安装妥当，进行监护
- 成人或较大儿童可采用局麻；不能充分配合者须采用全麻
- 准备好急救用品（包括氧气筒及输氧用具）、药品及器械等
- 仔细检查并调试 X 线机、高压注射器，确定注射压力和速度及摄片顺序数
- 术前穿刺部位或切开部位应作常规准备，剃去所有毛发

【操作步骤】

1. 选择性右心造影

根据造影的目的可将右心导管顶端分别置于右心房、右心室或肺动脉内。

2. 选择性左心造影

系用心导管自周围动脉插入，经主动脉瓣口进入左心室。

3. 逆行主动脉造影

自周围动脉（常为股动脉、肱动脉、新生儿脐动脉等）穿刺或切开动脉插入导管，在透视下将其顶端推送到病变主动脉的近端，为显示主动脉瓣膜功能及升主动脉、主动脉弓部等病变，心导管顶端置于主动脉瓣上 3~5cm 处。

对比剂应在 2~3 秒内全部注入。导管注入必须有加压设备。

要静脉注射时，可根据正常人循环时间及患者病情选定位置和 X 线照射时间。一般开始注射后 0.5~1.5 秒到上腔静脉，1~2 秒到右心房，1.5~2.5 秒到右心室，2~3.5 秒到肺动脉及其分支，5~7 秒到肺静脉及其分支，5~8

秒到左心房，7~10秒到右心室和胸主动脉，9~12秒到腹主动脉，10~12秒可见肾盂输尿管影。

【注意事项】

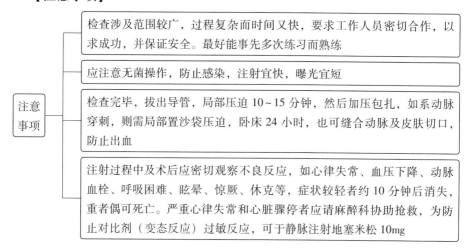

注意事项

- 检查涉及范围较广，过程复杂而时间又快，要求工作人员密切合作，以求成功，并保证安全。最好能事先多次练习而熟练
- 应注意无菌操作，防止感染，注射宜快，曝光宜短
- 检查完毕，拔出导管，局部压迫10~15分钟，然后加压包扎，如系动脉穿刺，则需局部置沙袋压迫，卧床24小时，也可缝合动脉及皮肤切口，防止出血
- 注射过程中及术后应密切观察不良反应，如心律失常、血压下降、动脉血栓、呼吸困难、眩晕、惊厥、休克等，症状较轻者约10分钟后消失，重者偶可死亡。严重心律失常和心脏骤停者应请麻醉科协助抢救，为防止对比剂（变态反应）过敏反应，可于静脉注射地塞米松10mg

五、选择性腹腔动脉造影

【适应证】

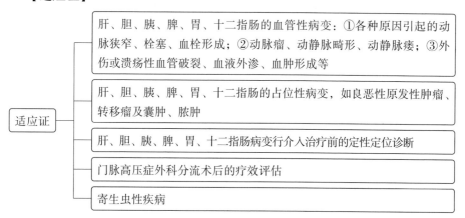

适应证

- 肝、胆、胰、脾、胃、十二指肠的血管性病变：①各种原因引起的动脉狭窄、栓塞、血栓形成；②动脉瘤、动静脉畸形、动静脉瘘；③外伤或溃疡性血管破裂、血液外渗、血肿形成等
- 肝、胆、胰、脾、胃、十二指肠的占位性病变，如良恶性原发性肿瘤、转移瘤及囊肿、脓肿
- 肝、胆、胰、脾、胃、十二指肠病变行介入治疗前的定性定位诊断
- 门脉高压症外科分流术后的疗效评估
- 寄生虫性疾病

【禁忌证】

同"胸主动脉造影禁忌证"。

【设备和器械】

基本同"胸主动脉造影"一节。5~7F内脏动脉造影导管（如Cobra导管）及血管穿刺针、导管鞘、145cm长导丝（0.035~0.038in）等。

【对比剂】

非离子型对比剂，剂量：成人30~40ml，儿童0.8~1.5ml/kg。流速6~8ml/s。

【造影前准备】

同"胸主动脉造影造影前准备"。

【操作步骤】

> 经股动脉穿刺，送入动脉穿刺套管，经套管送入内脏动脉造影导管，将导管尖端置于第 12 胸椎至第 1 腰椎水平，于腹主动脉前壁找到腹腔动脉开口。当感觉导管尖端进入分支后推 2ml 对比剂于透视下观察，如确定为腹腔动脉后则选择投照体位固定床面

↓

> 投照体位：正位，必要时摄斜位和侧位。根据诊断需要决定摄影时间

【注意事项】

同"胸主动脉造影注意事项"。

六、选择性肠系膜上动脉造影

【适应证】

胰头、十二指肠、小肠、右半结肠病变，如胰头癌及胰腺其他肿瘤、十二指肠溃疡大出血的定位、小肠平滑肌瘤和平滑肌肉瘤、小肠病变所致消化道大出血、其他小肠肿瘤及右半结肠肿瘤等。

【禁忌证】

同"胸主动脉造影禁忌证"。

【设备和器械】

同"选择性腹腔动脉造影设备和器械"。

【对比剂】

非离子型对比剂，剂量：成人 30~40ml，儿童 0.8~1.5ml/kg。流速 6~8ml/s。

【造影前准备】

同"胸主动脉造影造影前准备"。

【操作步骤】

> 基本同选择性腹腔动脉造影，将导管送于腹主动脉后，尖端置于第 12 胸椎至第 1 腰椎水平于腹腔动脉开口下方 1.5~2cm 处，找到肠系膜上动脉开口处

↓

> 投照体位：同选择性腹腔动脉造影

【注意事项】

同"胸主动脉造影注意事项"。

七、选择性肠系膜下动脉造影

【适应证】

左半结肠、乙状结肠、直肠病变，如结肠血管畸形等所致下消化道大出血、结肠肿瘤等。

【禁忌证】

同"胸主动脉造影禁忌证"。

【设备和器械】

同"选择性腹腔动脉造影设备和器械"。

【对比剂】

非离子型对比剂，8~12ml，流速2~4ml/s。

【造影前准备】

同"胸主动脉造影造影前准备"。

【操作步骤】

> 基本同选择性腹腔动脉造影，将导管送于腹主动脉后，使其尖端置于第3~4腰椎水平，于腹主动脉左前壁找到肠系膜下动脉开口处

> 投照体位：正位，必要时摄斜位和侧位

【注意事项】

同"胸主动脉造影注意事项"。

八、选择性肾动脉造影

【适应证】

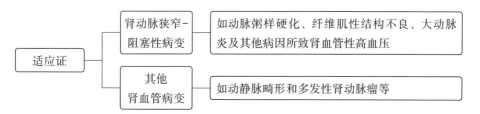

续流程

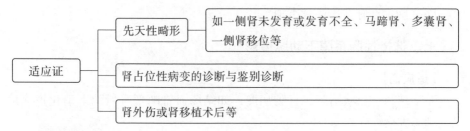

适应证 ─┬─ 先天性畸形 ── 如一侧肾未发育或发育不全、马蹄肾、多囊肾、一侧肾移位等

        ├─ 肾占位性病变的诊断与鉴别诊断

        └─ 肾外伤或肾移植术后等

【禁忌证】

同"胸主动脉造影禁忌证"。

【设备和器械】

同"选择性腹腔动脉造影设备和器械"。

【对比剂】

非离子型对比剂 8~12ml，流速 2~4ml/s。

【造影前准备】

同"胸主动脉造影造影前准备"。

【操作方法】

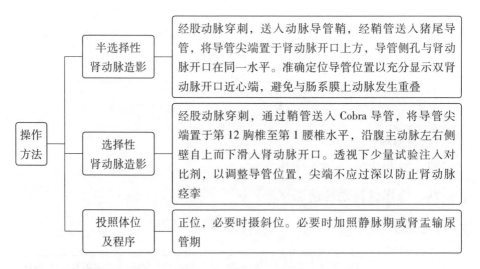

操作方法 ─┬─ 半选择性肾动脉造影 ── 经股动脉穿刺，送入动脉导管鞘，经鞘管送入猪尾导管，将导管尖端置于肾动脉开口上方，导管侧孔与肾动脉开口在同一水平。准确定位导管位置以充分显示双肾动脉开口近心端，避免与肠系膜上动脉发生重叠

          ├─ 选择性肾动脉造影 ── 经股动脉穿刺，通过鞘管送入 Cobra 导管，将导管尖端置于第 12 胸椎至第 1 腰椎水平，沿腹主动脉左右侧壁自上而下滑入肾动脉开口。透视下少量试验注入对比剂，以调整导管位置，尖端不应过深以防止肾动脉痉挛

          └─ 投照体位及程序 ── 正位，必要时摄斜位。必要时加照静脉期或肾盂输尿管期

【注意事项】

同"胸主动脉造影注意事项"。

九、选择性肺动脉造影

【适应证】

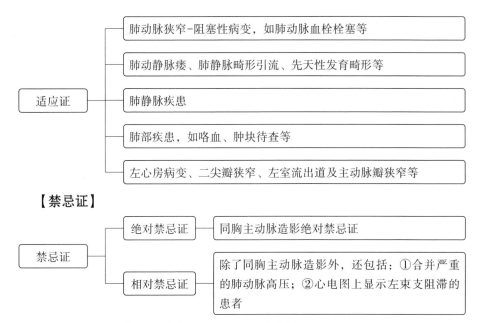

【禁忌证】

【设备和器械】

基本同于"胸主动脉造影设备和器械"。

【对比剂】

非离子型对比剂，剂量：成人 20~35ml，儿童 0.5~1.5ml/kg。流速15~20ml/s。重度肺动脉高压者用非离子型对比剂以低压手推注入比较安全。

【造影前准备】

基本同"胸主动脉造影造影前准备"。此外术前要评估右心室血流动力学状况，特别是右室舒张末期压力及肺动脉收缩压。术前评估股静脉及下腔静脉情况。

【操作方法】

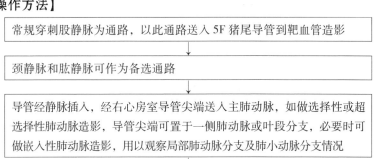

> 投照体位：正位，必要时摄斜位和侧位

【注意事项】

同"胸主动脉造影注意事项"。

十、选择性支气管动脉造影

【适应证】

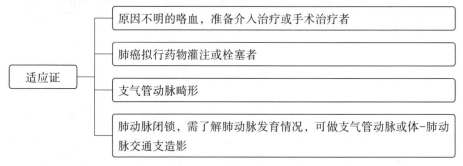

【禁忌证】

对脊髓功能不全者应严格掌握。

【设备和器械】

3~7F 选择性支气管动脉造影导管或其他类型内脏动脉造影导管。其他同"胸主动脉造影设备和器械"。

【对比剂】

非离子型对比剂，5~10ml，以手推法注入。如为较大体-肺动脉交通支，可适当增加对比剂用量。

【造影前准备】

同"腹腔动脉造影造影前准备"。

【操作方法】

> 经股动脉穿刺，送入选择性支气管动脉造影导管，于第 5、6 胸椎水平降主动脉寻找支气管动脉开口。当感觉导管尖端进入开口后，以少量对比剂试验注射，如确定为支气管动脉后行造影检查
>
> ↓
>
> 投照体位　正侧位、斜位

【注意事项】

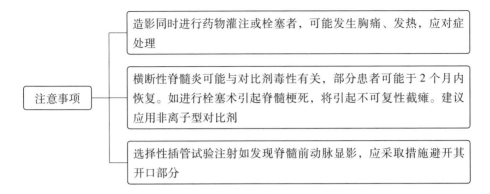

十一、四肢动脉造影

【适应证】

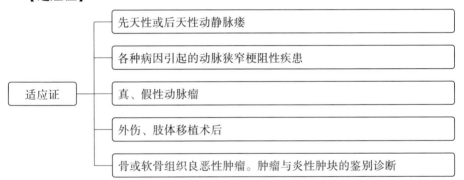

【禁忌证】

同"胸主动脉造影禁忌证"。

【器械和设备】

18~20 号穿刺针，5~7F 动脉穿刺套管，5~7F 端侧孔导管，导丝。

【对比剂】

目前多采用非离子型对比剂，用量：上肢 20ml/次，下肢 30~40ml/次。流速 10~15ml/s。

【造影前准备】

同"胸主动脉造影造影前准备"。

【操作方法】

1. 经皮动脉穿刺直接造影法

以 18 号穿刺针顺行穿刺肱动脉或股动脉，用手推或高压注射器注入对比剂，进行外围动脉造影。

2. 经皮穿刺导管法造影

采用 Seldinger 法经皮穿刺动脉，沿导丝或套管送入导管进行造影。

（1）锁骨下动脉或肱动脉造影：经皮穿刺右股动脉，沿导丝选择性送到欲行造影的锁骨下动脉或肱动脉。

（2）髂动脉造影：入径有三种方法。①同侧股动脉穿刺逆行插管方法；②对侧股动脉穿刺入径法，多用于同侧股动脉有病变或未能触及搏动穿刺有困难者；③经左肱动脉入径法，用于双侧股动脉有病变或未能触及搏动，穿刺有困难者。

（3）股（浅）动脉造影：入径有两种方法。①顺行股动脉穿刺法：穿刺点较逆行穿刺插管法为高，以免进入股深动脉分支，将导管沿导丝送入股脉；②对侧穿刺入径法：同于髂动脉造影，经导丝将导管引入对侧股浅动脉，进行造影。

【注意事项】

同"胸主动脉造影注意事项"。

十二、下肢静脉造影

【适应证】

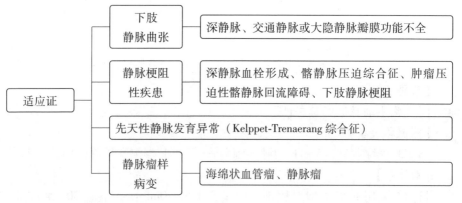

【禁忌证】

同"胸主动脉造影禁忌证"。

【器械和设备】

7、8 号头皮穿刺针，止血带。

【对比剂】

非离子型对比剂，40~100ml，手推注入。

【造影前准备】

同"胸主动脉造影造影前准备"。

【操作方法】

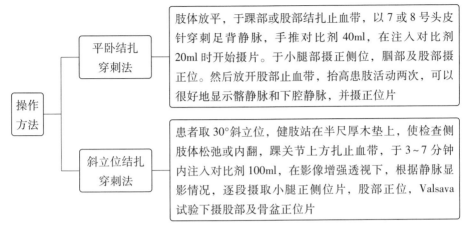

操作方法

平卧结扎穿刺法：肢体放平，于踝部或股部结扎止血带，以 7 或 8 号头皮针穿刺足背静脉，手推对比剂 40ml，在注入对比剂 20ml 时开始摄片。于小腿部摄正侧位，腘部及股部摄正位。然后放开股部止血带，抬高患肢活动两次，可以很好地显示髂静脉和下腔静脉，并摄正位片

斜立位结扎穿刺法：患者取 30°斜立位，健肢站在半尺厚木垫上，使检查侧肢体松弛或内翻，踝关节上方扎止血带，于 3~7 分钟内注入对比剂 100ml，在影像增强透视下，根据静脉显影情况，逐段摄取小腿正侧位片，股部正位，Valsava 试验下摄股部及骨盆正位片

【注意事项】

同"胸主动脉造影注意事项"。

十三、脾门静脉造影

【适应证】

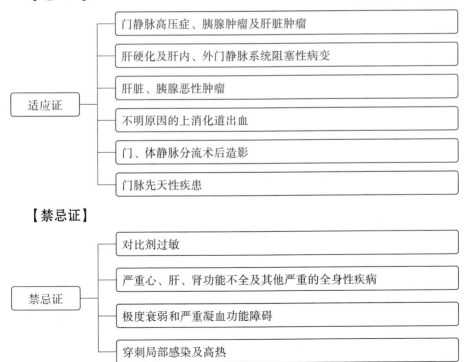

适应证

- 门静脉高压症、胰腺肿瘤及肝脏肿瘤
- 肝硬化及肝内、外门静脉系统阻塞性病变
- 肝脏、胰腺恶性肿瘤
- 不明原因的上消化道出血
- 门、体静脉分流术后造影
- 门脉先天性疾患

【禁忌证】

禁忌证

- 对比剂过敏
- 严重心、肝、肾功能不全及其他严重的全身性疾病
- 极度衰弱和严重凝血功能障碍
- 穿刺局部感染及高热

【器械和设备】

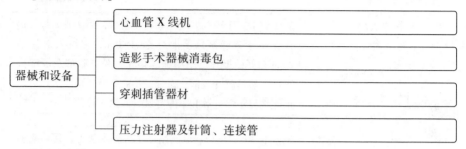

器械和设备
- 心血管 X 线机
- 造影手术器械消毒包
- 穿刺插管器材
- 压力注射器及针筒、连接管

【对比剂】

对比剂采用非离子对比剂。

【造影前准备】

检查前 3 日内禁服 X 线显影药物或对比剂

腹水过多者于检查前一天晚上行腹腔穿刺，放出适量腹水，测定出凝血时间、血小板数量、凝血酶原时间

检查当日禁服早餐，必要时检查前 2 小时服苯巴比妥钠 0.1g，1 小时前皮下注射吗啡、阿托品 1ml

做碘过敏试验

【操作方法】

患者仰卧于手术台上，左肩下垫枕，左上肢屈肘，举向头部

以左侧 9~10 肋间隙腋中线作为穿刺点，先做皮肤常规消毒

局麻下用 17 号或 18 号腰椎穿刺针，针栓与注射器间隙用 3cm 长橡皮管连接，以适应呼吸运动，避免划破脾脏

穿刺针进入深度是根据脾脏大小及肋膈角的深度不同而确定，一般针先刺入腹腔 1.5~2.0cm，尽量不使针头靠近肋缘，让患者少吸气或屏住气，迅速将针头再送入 3cm（共进入约 5cm），即达脾内（遇到实质即可）

将手立即放开针头（使针头不被固定），并试抽，见血时即将对比剂注入，4~5 秒内全部注完，注射完毕后立即拔管

↓

约于注入对比剂 15ml 时开始连续摄片

↓

投照中心以腋中线第 9 肋间平面为中心或以第 2 腰椎下缘平面为中心

【注意事项】

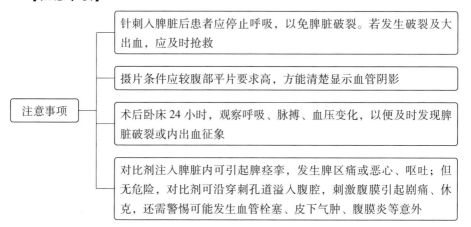

注意事项

- 针刺入脾脏后患者应停止呼吸，以免脾脏破裂。若发生破裂及大出血，应及时抢救
- 摄片条件应较腹部平片要求高，方能清楚显示血管阴影
- 术后卧床 24 小时，观察呼吸、脉搏、血压变化，以便及时发现脾脏破裂或内出血征象
- 对比剂注入脾脏内可引起脾痉挛，发生脾区痛或恶心、呕吐；但无危险，对比剂可沿穿刺孔道溢入腹腔，刺激腹膜引起剧痛、休克，还需警惕可能发生血管栓塞、皮下气肿、腹膜炎等意外

第二节　消化系统造影检查技术操作常规

一、涎腺造影检查

【适应证】

涎腺肿瘤、炎症、涎腺导管狭窄或结石等。

【禁忌证】

急性炎症期时，易使感染扩散，不宜做造影检查。

【设备和器械】

具备透视、自动控制曝光条件及摄片装置的 X 线机。

【对比剂】

40%碘化油（20ml）1 支或非离子对比剂。

【造影前准备】

造影前由临床先检查涎腺大小、质地、有无肿块及其与腺体关系

↓

造影前用复方硼砂溶液漱口

↓

须做碘过敏试验

【操作方法】

腮腺造影检查：患者取坐位或仰卧位，先按摩腮腺，稍挤出分泌物，用15%碘酊消毒导管开口黏膜（相当于第二磨牙冠部之颊部黏膜处）。将6号平头针插入导管，深1~1.5cm，注入对比剂1~1.5ml直至患者有胀感，注射完毕后立即摄正侧位片，必要时10分钟后可摄第二次（正常人在5分钟后导管内对比剂排空）

↓

下颌下腺位于颌下三角区，腺管长约5cm，向内上行至口底，开口于口底舌系带两侧的乳头处。造影步骤与腮腺相同。拔除针头后用小棉卷堵住管口，嘱患者用舌压住棉卷摄片，颌下腺常用口底咬合片、下颌体侧位片及颌顶位片

【注意事项】

注意事项 ── 40%碘化油，用前须加温，便于注射

── 注射对比剂必须缓慢，压力不可过大以免外溢

二、食管造影检查

【适应证】

适应证 ── 凡有吞咽困难而原因不明者

── 疑有食管本身疾病，如肿瘤、憩室、静脉曲张、异物、炎症等

── 由食管外病变引起食管变化，如心血管病变、纵隔肿瘤、甲状腺肿瘤、肺及胸膜病变引起的食管移位

【禁忌证】

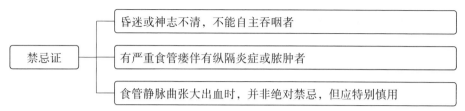

禁忌证
- 昏迷或神志不清，不能自主吞咽者
- 有严重食管瘘伴有纵隔炎症或脓肿者
- 食管静脉曲张大出血时，并非绝对禁忌，但应特别慎用

【设备和器械】

具备透视、自动控制曝光条件及摄片装置的 X 线机，能使检查方便，图像清晰。

【对比剂】

常用医用硫酸钡适量调成糊状，钡水比例为（3~4):1，食管狭窄者可酌情用稀释钡剂。如疑有食管穿孔、食管气管瘘及腐蚀性食管炎的患者则应用40%碘化油或有机碘溶液。

【造影前准备】

食管检查一般不需任何准备，但不宜于食后立即检查，以免食物残渣附着于食管黏膜上，发生误诊

贲门痉挛、食管静脉曲张、食管裂孔疝需检查胃底者或食管下端贲门部肿瘤等，应空腹进行检查

【操作方法】

吞钡前应先行颈、胸、腹部透视

先取站立位右前斜位，必要时仰卧右前斜位，口服少量稠钡剂透视观察。根据需要更换体位，跟踪观察，必要时摄片以做记录

早期癌肿宜用稠钡，便于黏附于食管壁上，显示黏膜皱襞，也可用食管气钡双重造影检查；晚期癌有梗阻者宜用稀钡

食管静脉曲张，检查时应以右前斜位为主，多轴位加以观察。可行 Valsalva 试验（深吸气后屏住呼吸，作呼气状）和 Muller 试验（深呼气后屏住呼吸，作吸气状）检查，并立即摄片。用此检查方法，同时对鉴别膈壶腹及食管裂孔疝亦有帮助。若患者有腹水或异常肥胖，膈肌较高，可不采用卧位而直接用立位检查，使食管下段暴露更长，可提高阳性诊断率。检查胃底静脉，还可于服钡剂的同时吞下较多的气体，达到胃底气钡双重对比目的。运用各种体位转换透视观察，加以摄片

食管痉挛患者，可使用解痉药物或采用低张造影检查

对于有可透 X 线的异物（鱼刺、鸡骨等），需采用钡棉法，将棉花撕成薄片，放入稀钡湿透后给患者吞服，透视下观察并摄片

食管闭锁的患者，可插入导管，注入少许碘油或稀释钡剂

【注意事项】

如有较多钡剂进入呼吸道时，在排除气管-食管瘘的情况下应嘱患者尽量将钡剂咳出，必要时加用抗生素。

三、胃、十二指肠钡餐造影检查

【适应证】

胃部钡餐造影是一种安全有效的检查方法，任何有上腹部症状而诊断尚未明确的病变都适于进行造影检查。

【禁忌证】

胃肠道穿孔或瘘道者，急性胃肠大出血（出血停止后 2 周，粪便潜血试验阴性者，方宜进行此种检查）。一般情况下衰弱患者，除非十分必要，一般不宜造影检查。阑尾炎、憩室炎、肠套叠、恶性肿瘤、肉芽肿、溃疡性结肠炎和寄生虫感染等患者，在造影检查中应慎重。

【设备和器械】

具备透视、自动控制曝光条件及摄片装置的 X 线机。

【对比剂】

医用纯净硫酸钡 100~120g，加水 200ml，口服，一次用量为 150~300g，根据需要可增减。稠钡剂用于检查黏膜，稀钡剂用于观察胃、十二指肠的形态及功能。

【造影前准备】

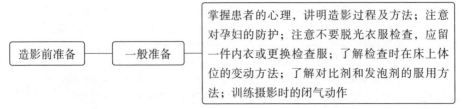

造影前准备 —— 一般准备 —— 掌握患者的心理，讲明造影过程及方法；注意对孕妇的防护；注意不要脱光衣服检查，应留一件内衣或更换检查服；了解检查时在床上体位的变动方法；了解对比剂和发泡剂的服用方法；训练摄影时的闭气动作

续流程

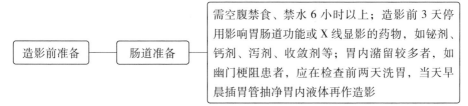

造影前准备 ── 肠道准备　需空腹禁食、禁水 6 小时以上；造影前 3 天停用影响胃肠道功能或 X 线显影的药物，如铋剂、钙剂、泻剂、收敛剂等；胃内潴留较多者，如幽门梗阻患者，应在检查前两天洗胃，当天早晨插胃管抽净胃内液体再作造影

【操作方法】

服钡餐前，先透视胸腹部以观察有无穿孔、肠梗阻现象

透视下先服一口稠钡剂，取右前斜位作食管检查，再取正位看食管位置，然后立即卧位服少量稀钡变换体位及手法技巧使钡剂均匀涂布胃黏膜皱襞，必要时摄影

服用较多稀钡（200~400ml）后，按一定程序及不同体位详细检查胃部及十二指肠各部充盈像，必要时摄影

钡餐后 2~3 小时卧位检查排空和小肠情况

放射科检查医师，可根据患者具体情况决定是否复查以及何时进食等

【注意事项】

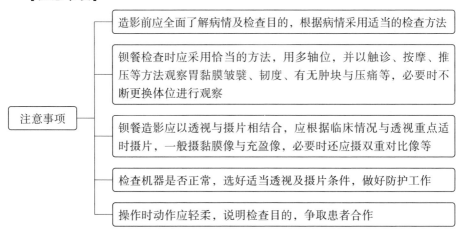

注意事项

造影前应全面了解病情及检查目的，根据病情采用适当的检查方法

钡餐检查时应采用恰当的方法，用多轴位，并以触诊、按摩、推压等方法观察胃黏膜皱襞、韧度、有无肿块与压痛等，必要时不断更换体位进行观察

钡餐造影应以透视与摄片相结合，应根据临床情况与透视重点适时摄片，一般摄黏膜像与充盈像，必要时还应摄双重对比像等

检查机器是否正常，选好适当透视及摄片条件，做好防护工作

操作时动作应轻柔，说明检查目的，争取患者合作

四、胃双重对比造影检查

【适应证】

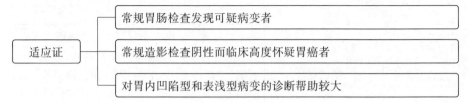

适应证
- 常规胃肠检查发现可疑病变者
- 常规造影检查阴性而临床高度怀疑胃癌者
- 对胃内凹陷型和表浅型病变的诊断帮助较大

【禁忌证】

同一般胃肠检查。

【设备和器械】

具备透视、自动控制曝光条件及摄片装置的 X 线机。

【药物准备】

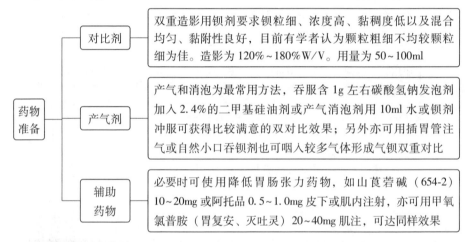

药物准备

对比剂：双重造影用钡剂要求钡粒细、浓度高、黏稠度低以及混合均匀、黏附性良好，目前有学者认为颗粒粗细不均较颗粒细为佳。造影为 120%~180%W/V。用量为 50~100ml

产气剂：产气和消泡为最常用方法，吞服含 1g 左右碳酸氢钠发泡剂加入 2.4%的二甲基硅油剂或产气消泡剂用 10ml 水或钡剂冲服可获得比较满意的双对比效果；另外亦可用插胃管注气或自然小口吞钡剂也可咽入较多气体形成气钡双重对比

辅助药物：必要时可使用降低胃肠张力药物，如山莨菪碱（654-2）10~20mg 或阿托品 0.5~1.0mg 皮下或肌内注射，亦可用甲氧氯普胺（胃复安、灭吐灵）20~40mg 肌注，可达同样效果

【造影前准备】

同"胃、十二指肠钡餐造影造影前准备"。

【操作方法】

在服用 50~150ml 稀钡餐后，取卧位翻转患者，使钡剂均匀涂布在胃壁上

↓

再服发泡剂产气或插入胃管注入气体、小口吞钡剂，以产生良好气钡对比效果

↓

在胃内充气和黏膜面涂布钡剂之后，须多轴位分段显影摄片。防止小肠内对比剂重叠，用抗胆碱药物使平滑肌松弛或转动患者尽量避免钡剂流向幽门，以减少钡剂进入小肠的机会

↓

摄片条件十分重要，根据硫酸钡对 X 线吸收谱的特点，以 80~95kV 最好

【注意事项】

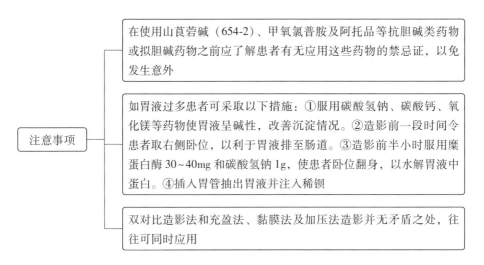

注意事项 —
- 在使用山莨菪碱（654-2）、甲氧氯普胺及阿托品等抗胆碱类药物或拟胆碱药物之前应了解患者有无应用这些药物的禁忌证，以免发生意外
- 如胃液过多患者可采取以下措施：①服用碳酸氢钠、碳酸钙、氧化镁等药物使胃液呈碱性，改善沉淀情况。②造影前一段时间令患者取右侧卧位，以利于胃液排至肠道。③造影前半小时服用糜蛋白酶 30~40mg 和碳酸氢钠 1g，使患者卧位翻身，以水解胃液中蛋白。④插入胃管抽出胃液并注入稀钡
- 双对比造影法和充盈法、黏膜法及加压法造影并无矛盾之处，往往可同时应用

五、十二指肠低张法检查

【适应证】

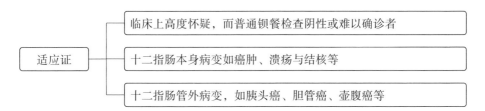

适应证 —
- 临床上高度怀疑，而普通钡餐检查阴性或难以确诊者
- 十二指肠本身病变如癌肿、溃疡与结核等
- 十二指肠管外病变，如胰头癌、胆管癌、壶腹癌等

【禁忌证】

主要为低张力胃肠造影辅助用药的禁忌证，如青光眼、心肌梗死、严重心律失常、恶病质和前列腺肥大者。

【设备和器械】

具备透视、自动控制曝光条件及摄片装置的 X 线机。

【对比剂】

硫酸钡粉剂 100~120g 加水 200ml 配置钡混悬液。

【造影前准备】

检查前 24 小时内及检查期间，禁服影响胃肠道功能或 X 线显影的药物。

【操作方法】

操作方法

导管法　将导管放到十二指肠降部上段，肌注低张药物（抗胆碱类药物），如山莨菪碱（654-2）成人10~20mg；或甲氧氯普胺2~4mg；或普鲁苯辛30mg，5~10mg而后经导管注入稀钡50ml，观察十二指肠黏膜皱襞，继续经导管注入空气100~150ml，行双重对比造影观察，最后注入钡剂约200ml，进行充盈像检查，根据需要取不同体位摄片。本法需插管，对患者有一定痛苦，优点在于易控制钡剂和空气的量，避免胃内钡剂重叠

无管法　透视下服稀钡10~150ml，取右侧卧位，使十二指肠充盈后肌注低张药物。可服用产气药物或连续小口服钡。并利用体位转动造成十二指肠的双重对比，取适当位置摄片

【注意事项】

注意事项

要掌握好造影的适应证，不主张滥用十二指肠低张法造影术

检查后可能有口干，轻度心动过速，无需处理

造影后有暂时尿潴留，需插导管排尿

六、小肠钡剂灌肠造影

【适应证】

适应证

小肠先天性病变，包括空、回肠闭锁和憩室病

小肠良、恶性肿瘤，包括淋巴肉瘤、平滑肌瘤（肉瘤）、腺瘤和类癌

原发性小肠溃疡

小肠肠气囊肿症

小肠扭转（原发性与继发性）

胃肠道息肉病等须排除小肠受累

续流程

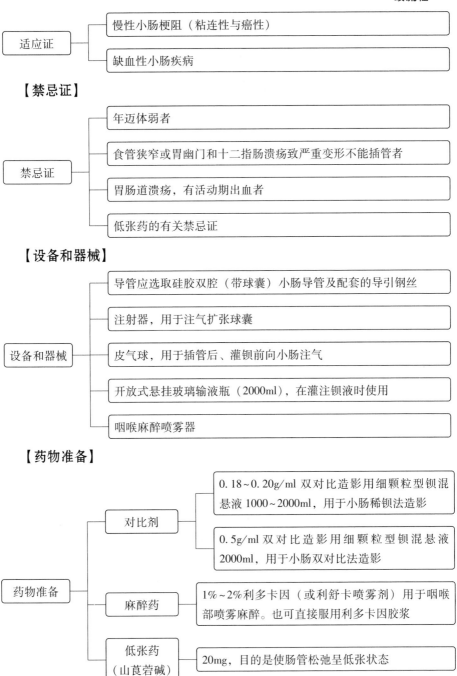

【禁忌证】

【设备和器械】

【药物准备】

【造影前准备】

> 检查前 2 天进少渣饮食
>
> ↓
>
> 检查前 1 天进无渣饮食，晚饭后服用轻泻剂
>
> 检查前禁食 6 小时以上，保持空腹，并于造影前用开塞露 2 支，排尽结肠内粪便，使小肠、盲肠及结肠清洁，处于"空虚"状态，利于灌注钡液和使其顺利充盈小肠
>
> ↓
>
> 对比剂灌注速度过快（尤其对比剂逆流入胃），会引起呕吐，此时应避免钡液进入呼吸道

【操作方法】

> 插管前 10 分钟，肌注甲氧氯普胺，用利多卡因或利舒卡喷雾剂行咽喉黏膜喷雾麻醉或直接服用利多卡因胶浆进行麻醉
>
> ↓
>
> 坐位时将导管经鼻、咽和食管，接近贲门后将导引钢丝插入导管内。使患者取仰卧位，头高足低约呈 20°，于透视下将导管前端指向幽门，随着胃蠕动，顺势缓慢地使导管头通过幽门进入十二指肠，并尽可能地送至空肠曲，甚至进入空肠起始段
>
> ↓
>
> 取出导丝后，注气扩张球囊以固定导管，并可阻止肠内钡液反流。注钡液前可先经导管向小肠内注入空气约 800ml，使肠腔适度扩张
>
> ↓
>
> 连接导管与悬吊输液瓶，稀硫酸钡（0.18~0.20g/ml）经导管连续灌注。在电视透视下注意钡液前端走向及控制流速。待全部小肠充盈满意，且有部分钡液进入回盲部时，停止灌注，此时立即肌注低张药，10 分钟左右后开始摄片
>
> ↓
>
> 如要行小肠钡、气双对比法造影，则自小肠导管内注入 0.5g/ml 钡液 400ml，边注入钡剂边于透视下检查各肠段，直至钡前端达回盲部后，再经导管注入空气 500~1000ml，然后肌注低张药物，使整个小肠呈双对比相

【注意事项】

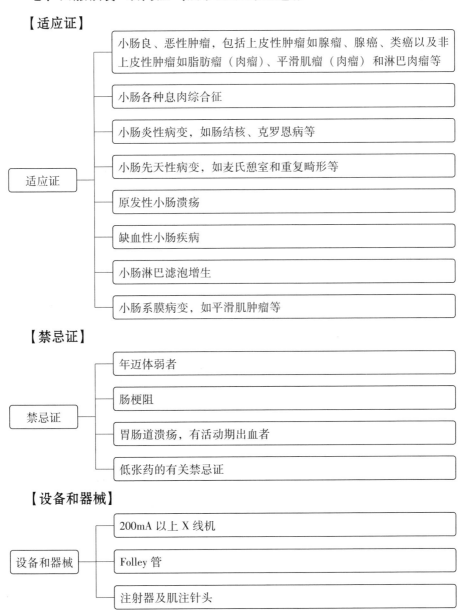

注意事项 ── 有便秘史者可给轻泻剂，加速钡剂排出

注意山莨菪碱对视觉的不良影响

七、口服钡餐+双向注气法小肠双对比造影

【适应证】

适应证

小肠良、恶性肿瘤，包括上皮性肿瘤如腺瘤、腺癌、类癌以及非上皮性肿瘤如脂肪瘤（肉瘤）、平滑肌瘤（肉瘤）和淋巴肉瘤等

小肠各种息肉综合征

小肠炎性病变，如肠结核、克罗恩病等

小肠先天性病变，如麦氏憩室和重复畸形等

原发性小肠溃疡

缺血性小肠疾病

小肠淋巴滤泡增生

小肠系膜病变，如平滑肌肿瘤等

【禁忌证】

禁忌证

年迈体弱者

肠梗阻

胃肠道溃疡，有活动期出血者

低张药的有关禁忌证

【设备和器械】

设备和器械

200mA 以上 X 线机

Folley 管

注射器及肌注针头

【药物准备】

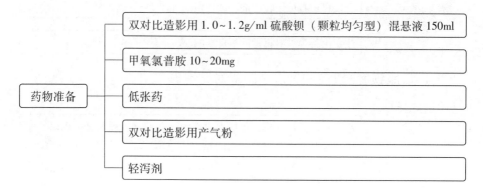

药物准备
- 双对比造影用 1.0~1.2g/ml 硫酸钡（颗粒均匀型）混悬液 150ml
- 甲氧氯普胺 10~20mg
- 低张药
- 双对比造影用产气粉
- 轻泻剂

【造影前准备】

检查前一日：①检查前中餐和晚餐进无渣软食，20 点后禁食；②禁服重金属类药物；③检查前晚服轻泻剂

↓

检查当日：禁早餐，通便 1 次

【操作方法】

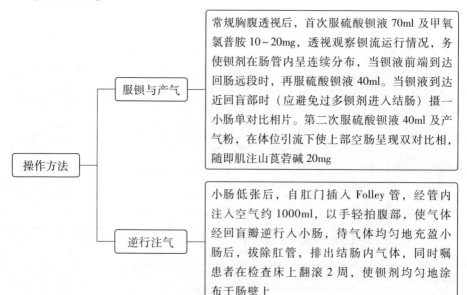

操作方法

服钡与产气：常规胸腹透视后，首次服硫酸钡液 70ml 及甲氧氯普胺 10~20mg，透视观察钡流运行情况，务使钡剂在肠管内呈连续分布，当钡液前端到达回肠远段时，再服硫酸钡液 40ml。当钡液到达近回盲部时（应避免过多钡剂进入结肠）摄一小肠单对比相片。第二次服硫酸钡液 40ml 及产气粉，在体位引流下使上部空肠呈现双对比相，随即肌注山莨菪碱 20mg

逆行注气：小肠低张后，自肛门插入 Folley 管，经管内注入空气约 1000ml，以手轻拍腹部，使气体经回盲瓣逆行入小肠，待气体均匀地充盈小肠后，拔除肛管，排出结肠内气体，同时嘱患者在检查床上翻滚 2 周，使钡剂均匀地涂布于肠壁上

【注意事项】

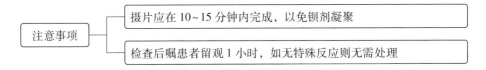

注意事项
- 摄片应在 10~15 分钟内完成，以免钡剂凝聚
- 检查后嘱患者留观 1 小时，如无特殊反应则无需处理

八、口服钡餐追踪小肠造影

【适应证】

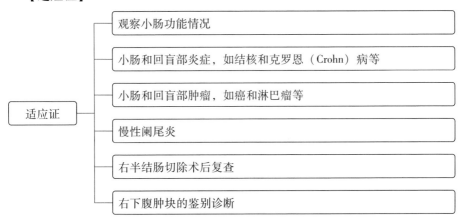

适应证
- 观察小肠功能情况
- 小肠和回盲部炎症，如结核和克罗恩（Crohn）病等
- 小肠和回盲部肿瘤，如癌和淋巴瘤等
- 慢性阑尾炎
- 右半结肠切除术后复查
- 右下腹肿块的鉴别诊断

【禁忌证】

急性肠梗阻，尤其是结肠梗阻。

【设备和器械】

具备透视、自动控制曝光条件及摄片装置的 X 线机。

【药物准备】

硫酸钡粉剂 150g 加水 300ml 配置 0.3~0.5g/ml 钡混悬液（可适量加入调味剂，如糖、牛奶等）。

【造影前准备】

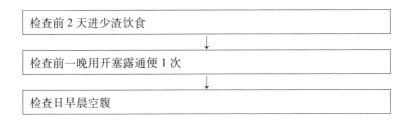

检查前 2 天进少渣饮食
↓
检查前一晚用开塞露通便 1 次
↓
检查日早晨空腹

【操作方法】

1. 食管、胃和十二指肠观察

空腹时，一次服下 0.3~0.5g/ml 普通硫酸钡悬液 300ml 后，在透视下于立位观察食管，俯卧位观察胃和十二指肠各段单对比充盈相。

2. 追踪观察

（1）钡剂进入小肠后，每隔 10~30 分钟做透视检查，追踪钡剂在肠道内通过及分布情况，直至钡剂前端抵达肝曲、充盈升结肠和盆腔小肠（5~6 组）内同时亦有较多钡剂充盈时。

（2）在卧位透视下转动患者，配合压迫技术分离重叠的肠曲，观察小肠各组与回盲部各部分（末端回肠、阑尾、回盲瓣和盲肠）位置、形态以及肠腔充盈情况，有无激惹刺激等功能异常。

（3）如钡剂在小肠内通过缓慢，而病变主要位于回盲区时，则可在做胃钡餐检查后，给予甲氧氯普胺 20mg，可使前端钡剂在 30~60 分钟内到达回盲部。

【注意事项】

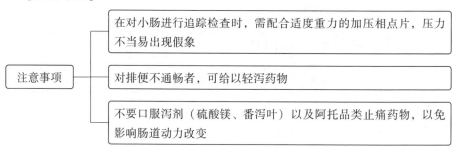

九、双对比结肠钡剂灌肠造影

【适应证】

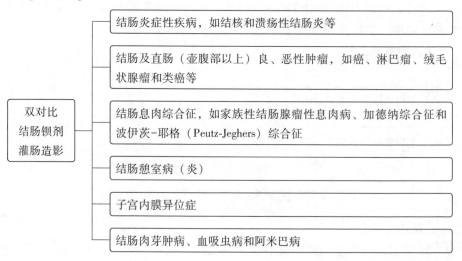

续流程

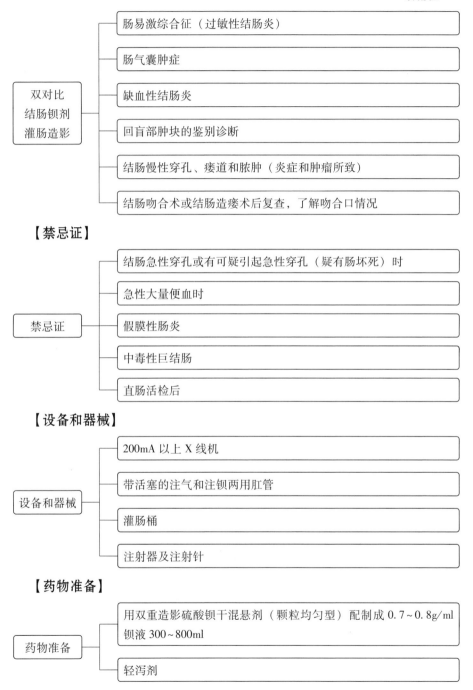

双对比结肠钡剂灌肠造影	肠易激综合征（过敏性结肠炎）
	肠气囊肿症
	缺血性结肠炎
	回盲部肿块的鉴别诊断
	结肠慢性穿孔、瘘道和脓肿（炎症和肿瘤所致）
	结肠吻合术或结肠造瘘术后复查，了解吻合口情况

【禁忌证】

禁忌证	结肠急性穿孔或有可疑引起急性穿孔（疑有肠坏死）时
	急性大量便血时
	假膜性肠炎
	中毒性巨结肠
	直肠活检后

【设备和器械】

设备和器械	200mA 以上 X 线机
	带活塞的注气和注钡两用肛管
	灌肠桶
	注射器及注射针

【药物准备】

| 药物准备 | 用双重造影硫酸钡干混悬剂（颗粒均匀型）配制成 0.7~0.8g/ml 钡液 300~800ml |
| | 轻泻剂 |

【造影前准备】

1. 检查前肠道清洁准备是结肠双对比造影质量好坏的关键，要求肠腔内无粪便和液体。具体做法如下：

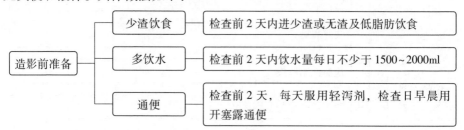

造影前准备
- 少渣饮食 —— 检查前 2 天内进少渣或无渣及低脂肪饮食
- 多饮水 —— 检查前 2 天内饮水量每日不少于 1500~2000ml
- 通便 —— 检查前 2 天，每天服用轻泻剂，检查日早晨用开塞露通便

2. 检查前 6 小时内禁食，勿用清洁灌肠。

3. 检查前先做腹部透视。

【操作方法】

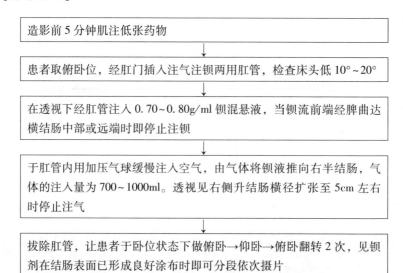

造影前 5 分钟肌注低张药物

↓

患者取俯卧位，经肛门插入注气注钡两用肛管，检查床头低 10°~20°

↓

在透视下经肛管注入 0.70~0.80g/ml 钡混悬液，当钡流前端经脾曲达横结肠中部或远端时即停止注钡

↓

于肛管内用加压气球缓慢注入空气，由气体将钡液推向右半结肠，气体的注入量为 700~1000ml。透视见右侧升结肠横径扩张至 5cm 左右时停止注气

↓

拔除肛管，让患者于卧位状态下做俯卧→仰卧→俯卧翻转 2 次，见钡剂在结肠表面已形成良好涂布时即可分段依次摄片

【注意事项】

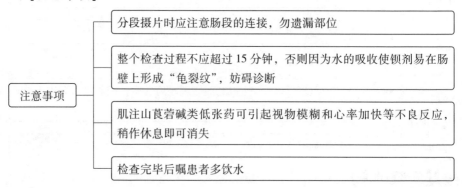

注意事项
- 分段摄片时应注意肠段的连接，勿遗漏部位
- 整个检查过程不应超过 15 分钟，否则因为水的吸收使钡剂易在肠壁上形成"龟裂纹"，妨碍诊断
- 肌注山莨菪碱类低张药可引起视物模糊和心率加快等不良反应，稍作休息即可消失
- 检查完毕后嘱患者多饮水

十、急诊结肠钡剂灌肠造影

【适应证】

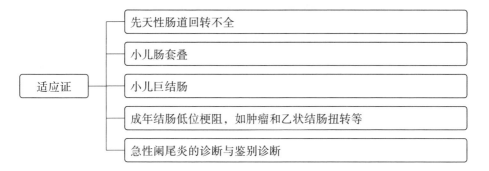

- 适应证
  - 先天性肠道回转不全
  - 小儿肠套叠
  - 小儿巨结肠
  - 成年结肠低位梗阻，如肿瘤和乙状结肠扭转等
  - 急性阑尾炎的诊断与鉴别诊断

【禁忌证】

疑有腹腔中脏器穿孔或肠坏死者。

【设备和器械】

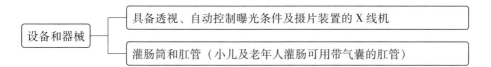

- 设备和器械
  - 具备透视、自动控制曝光条件及摄片装置的 X 线机
  - 灌肠筒和肛管（小儿及老年人灌肠可用带气囊的肛管）

【药物准备】

用普通硫酸钡配制成 0.2~0.3g/ml 钡混悬液 800~1000ml。

【造影前准备】

肛门内用开塞露通便或低位清洁灌肠，也可不做肠道准备。

【操作方法】

患者取左侧卧位，经肛门插入肛管后采用低压灌注（注意灌肠筒的高度）。在透视下注视钡灌逆流进入肠腔情况，如未发现异常，则待钡流前端抵达升结肠时即停止灌注，以避免钡剂进入盆腔内的小肠（第6组小肠）太多，与直肠及乙状结肠相重叠而影响诊断

↓

如发现病变或钡流受阻应停止灌钡（不可勉强，甚至采用高压灌注，使钡液过多地进入梗阻以上肠腔），转动患者使病变暴露清晰且尽可能地显示梗阻段及其两端的形态改变后，及时摄取点片

【注意事项】

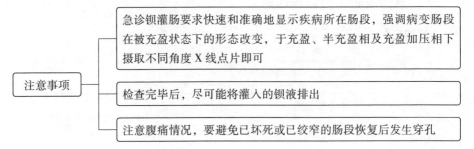

注意事项 ──┬── 急诊钡灌肠要求快速和准确地显示疾病所在肠段，强调病变肠段在被充盈状态下的形态改变，于充盈、半充盈相及充盈加压相下摄取不同角度 X 线点片即可

├── 检查完毕后，尽可能将灌入的钡液排出

└── 注意腹痛情况，要避免已坏死或已绞窄的肠段恢复后发生穿孔

十一、直肠排便钡剂造影

【适应证】

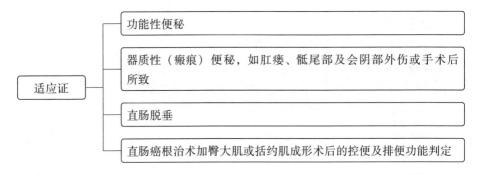

适应证 ──┬── 功能性便秘

├── 器质性（瘢痕）便秘，如肛瘘、骶尾部及会阴部外伤或手术后所致

├── 直肠脱垂

└── 直肠癌根治术加臀大肌或括约肌成形术后的控便及排便功能判定

【禁忌证】

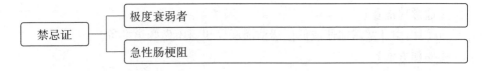

禁忌证 ──┬── 极度衰弱者

└── 急性肠梗阻

【设备和器械】

设备和器械 ──┬── 排粪造影专用坐桶和专用测量尺

└── 快速连续点片或录像装置

【药物准备】

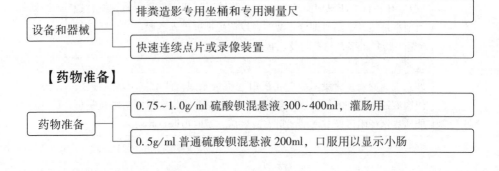

药物准备 ──┬── 0.75~1.0g/ml 硫酸钡混悬液 300~400ml，灌肠用

└── 0.5g/ml 普通硫酸钡混悬液 200ml，口服用以显示小肠

【造影前准备】

> 患者前日分别于 14 点、16 点及 20 点用番泻叶（9~15g）冲水饮用，每次 500ml，以清洁肠道

↓

> 检查前 2 小时口服钡液 200ml，使小肠充盈有利于盆底小肠疝的检出

【操作方法】

自肛管内注入灌肠用钡剂至降结肠（一般用量约 300ml）后拔去肛管，嘱患者坐在专用排粪桶上，调整高度使左右股骨重合，在患者躯干与下肢（大腿）成钝角的情况下，进行摄片。

侧位片必须使骶尾骨尖、肛门及耻骨联合显示清楚，以便测量。

1. 侧位片

静止相、提肛相（肛门紧闭上提）、力排相（用力排粪，肛门开大）及力排后的黏膜相。

2. 正位片

力排后黏膜相。

【注意事项】

留意肠内钡剂的排出情况，必要时给予通便药物。

十二、口服法胆囊造影

【适应证】

胆结石、慢性胆囊炎等。

【禁忌证】

对碘过敏；重症高血压、重症心脏病、严重肝肾功能损害、急性胆囊炎、严重黄疸以及严重腹泻或严重幽门梗阻、甲状腺功能亢进症（甲亢）等患者禁用此法检查。

【设备和器械】

具备透视、自动控制曝光条件及摄片装置的 X 线机。

【对比剂】

对比剂选择：碘番酸。用量：成人3g，儿童视年龄酌减，肥胖患者可服双剂量。

【造影前准备】

> 造影前一日禁服可在肠道内显影的药物

↓

> 检查前一天的午餐进高脂肪饮食，使贮存于胆囊内的胆汁排空，便于新分泌的含碘胆汁进入胆囊，使之易显影；晚餐吃糖稀饭，忌吃含油脂类食物以免胆囊收缩；晚 7:30 服碘番酸每 5 分钟 1 粒，温开水送服共服 6 粒（3g），其后停止进食，睡前可服少量水或茶

↓

> 检查当日晨禁食、禁水，6 时作清洁灌肠 1~2 次，8:30 至放射科摄片

【操作方法】

于服对比剂后 13 小时摄第一片，若胆囊未有显影，可于 14 小时摄第二片，若胆囊仍未显影，即告结束；如果胆囊已显影，即嘱患者服脂肪餐（3 个油煎鸡蛋或其他高脂肪食物），此后间隔 1 小时再摄片一张，以观察胆囊收缩情况。

【注意事项】

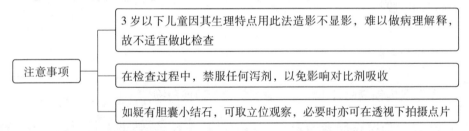

注意事项
- 3 岁以下儿童因其生理特点用此法造影不显影，难以做病理解释，故不适宜做此检查
- 在检查过程中，禁服任何泻剂，以免影响对比剂吸收
- 如疑有胆囊小结石，可取立位观察，必要时亦可在透视下拍摄点片

十三、静脉法胆管造影

【适应证】

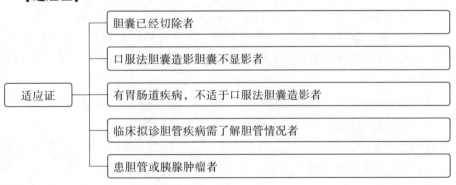

适应证
- 胆囊已经切除者
- 口服法胆囊造影胆囊不显影者
- 有胃肠道疾病，不适于口服法胆囊造影者
- 临床拟诊胆管疾病需了解胆管情况者
- 患胆管或胰腺肿瘤者

续流程

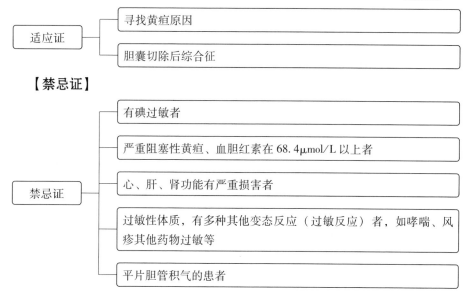

【设备和器械】

具备透视、自动控制曝光条件及摄片装置的X线机。

【对比剂】

对比剂选择：常用对比剂为胆影葡胺。成人剂量多用（50%）20ml，如用30%浓度者，剂量加倍，儿童用量为1~1.5ml/kg(体重)。

【造影前准备】

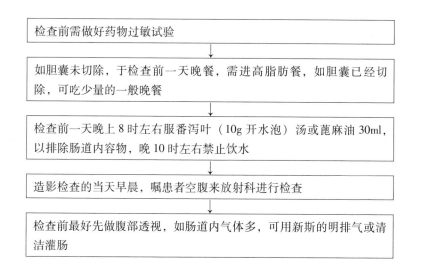

【操作方法】

> 常规皮肤消毒后，缓慢静注对比剂 20ml，一般用 5~10 分钟的时间注射完，从注射对比剂时开始，分别于 30、60、90 分钟各摄一片。如患者未作胆囊切除，胆囊胆管显影良好，可嘱患者服脂肪餐后再摄片，以观察胆囊排空情况，根据需要可在摄 90 分钟片或 120 分钟片后再进脂肪餐，如胆管显影而胆囊不显影或胆囊已切除者则无需给脂肪餐再进行检查

> 根据检查情况，必要时可摄 180 分钟或 4 小时至更长时间的延迟片，此造影摄片时间和摄片张数可视具体情况酌情增减

十四、术中胆管造影

【适应证】

此法主要用来补充手术探察胆管不足和了解胆道的通畅程度以及有无结石、蛔虫、狭窄等，以作为手术参考。

【禁忌证】

伴有全身性疾病，不能耐受手术者，局部有感染灶，不适宜手术者。

【设备和器械】

可移动小型 X 线机或者小型透视造影机，注射器及注射针。

【对比剂】

一般常用 12.5% 碘化钠或非离子对比剂，常用量一般为 20ml。

【造影前准备】

向患者或者家属说明检查目的、方法和注意事项，以充分取得患者的同意和合作。

【操作方法】

在胆囊残端插入橡皮管或在总胆管上作切口插入橡皮管或直接穿刺胆管，用生理盐水冲洗胆管数次，然后注入对比剂，使患者取头低 20°~30° 摄正位片。此种造影法主要在手术台进行，必须由外科和放射科工作人员密切协作。

【注意事项】

①注射对比剂压力不宜过大，以免引起括约肌痉挛，或致对比剂流入肠道而使胆管充填不足。②注意防止空气注入胆管，以免造成误诊。

十五、经皮肝穿刺胆管造影

【适应证】

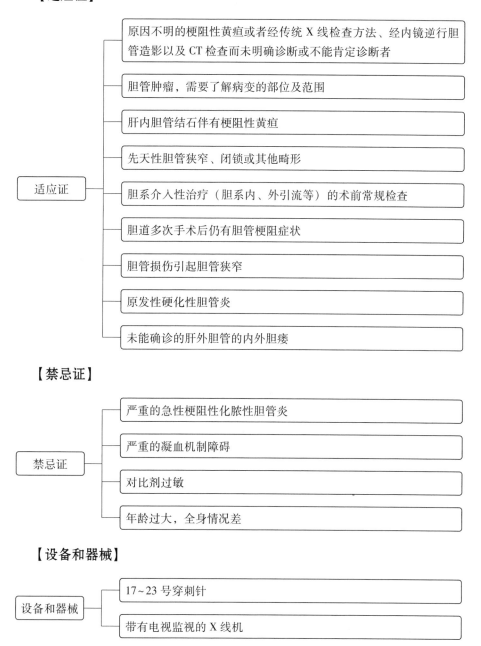

适应证

- 原因不明的梗阻性黄疸或者经传统X线检查方法、经内镜逆行胆管造影以及CT检查而未明确诊断或不能肯定诊断者
- 胆管肿瘤，需要了解病变的部位及范围
- 肝内胆管结石伴有梗阻性黄疸
- 先天性胆管狭窄、闭锁或其他畸形
- 胆系介入性治疗（胆系内、外引流等）的术前常规检查
- 胆道多次手术后仍有胆管梗阻症状
- 胆管损伤引起胆管狭窄
- 原发性硬化性胆管炎
- 未能确诊的肝外胆管的内外胆瘘

【禁忌证】

禁忌证

- 严重的急性梗阻性化脓性胆管炎
- 严重的凝血机制障碍
- 对比剂过敏
- 年龄过大，全身情况差

【设备和器械】

设备和器械

- 17~23号穿刺针
- 带有电视监视的X线机

【药物准备】

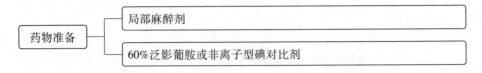

药物准备 —— 局部麻醉剂

60%泛影葡胺或非离子型碘对比剂

【造影前准备】

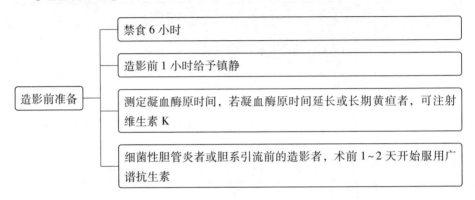

造影前准备 —— 禁食 6 小时

造影前 1 小时给予镇静

测定凝血酶原时间，若凝血酶原时间延长或长期黄疸者，可注射维生素 K

细菌性胆管炎者或胆系引流前的造影者，术前 1~2 天开始服用广谱抗生素

【操作方法】

患者仰卧于检查台上，在透视下确定右腋中线上肋膈窦部位，在皮肤上做好标记

↓

穿刺点选择在肋膈窦下的第 7~10 肋间腋中线或腋中线前 1~3cm 处

↓

穿刺针在进入肝脏后，在肝实质内推进可有脆松、质地均匀的感觉

↓

在透视监视下，边缓慢退针边缓慢注入 20%~35% 对比剂，其用量视胆管有无扩张及扩张程度而定。一旦监视屏上显示对比剂进入胆管内即固定穿刺针

↓

在透视监视下，见肝内外胆管全部充盈后即采用不同体位摄片。胆总管下端梗阻者，必须摄立位片

↓

当胆管完全梗阻，对比剂不能流入十二指肠者，检查完毕后要尽量抽出对比剂

【注意事项】

检查前应向患者讲清楚检查过程及注意事项，争取患者合作，提高检查效果

造影结束应尽量抽出剩余对比剂及胆汁，减低胆管内压，防止胆汁渗漏

此法有一定危险性，应严格掌握适应证

十六、术后经 T 形管胆道造影

【适应证】

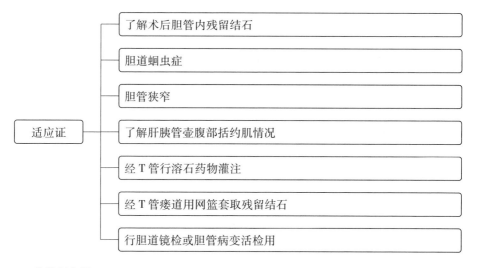

适应证
- 了解术后胆管内残留结石
- 胆道蛔虫症
- 胆管狭窄
- 了解肝胰管壶腹部括约肌情况
- 经 T 管行溶石药物灌注
- 经 T 管瘘道用网篮套取残留结石
- 行胆道镜检或胆管病变活检用

【禁忌证】

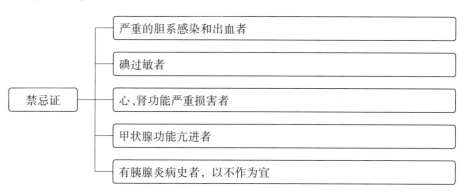

禁忌证
- 严重的胆系感染和出血者
- 碘过敏者
- 心、肾功能严重损害者
- 甲状腺功能亢进者
- 有胰腺炎病史者，以不作为宜

【设备和器械】

200mA 有滤线器的 X 线机，50ml 针筒。

【对比剂】

60%泛影葡胺 20~40ml 或非离子型碘对比剂 50ml。

【造影前准备】

造影前一般不需特殊准备，抽出引流管内胆汁，或先用温生理盐水冲洗胆管，抽出冲洗液。

【操作方法】

```
┌─────────────────────────────────────────────────────┐
│ 患者取仰卧位，在注入对比剂之前，将 T 形管常规消毒，并将胆汁尽 │
│ 量抽出，排出空气                                        │
└─────────────────────────────────────────────────────┘
                            ↓
┌─────────────────────────────────────────────────────┐
│ 先右侧卧位注入对比剂约 10ml 充填左肝管，然后转至仰卧位再注入   │
│ 对比剂充填右肝管                                        │
└─────────────────────────────────────────────────────┘
                            ↓
┌─────────────────────────────────────────────────────┐
│ 最好先透视观察胆管充盈状况后再摄片，通常摄正位片 1 张，必要时   │
│ 可摄侧位片或俯卧位片                                    │
└─────────────────────────────────────────────────────┘
```

【注意事项】

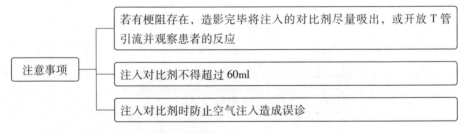

注意事项 ── 若有梗阻存在，造影完毕将注入的对比剂尽量吸出，或开放 T 管引流并观察患者的反应

注入对比剂不得超过 60ml

注入对比剂时防止空气注入造成误诊

十七、经内镜逆行胆胰管造影

【适应证】

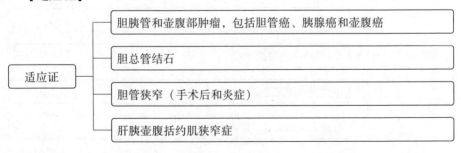

适应证 ── 胆胰管和壶腹部肿瘤，包括胆管癌、胰腺癌和壶腹癌

胆总管结石

胆管狭窄（手术后和炎症）

肝胰壶腹括约肌狭窄症

续流程

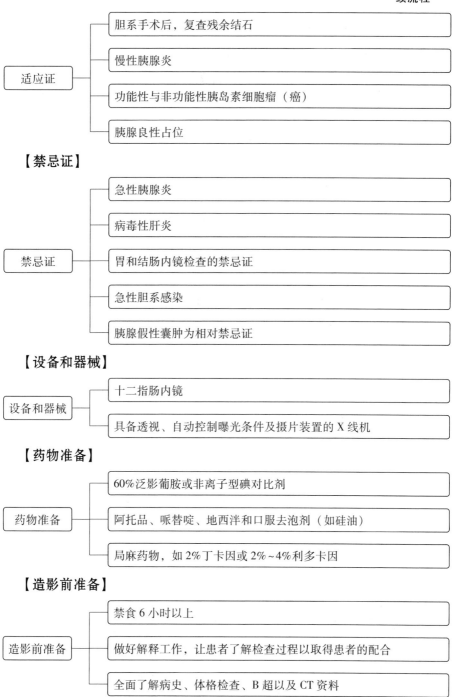

【禁忌证】

【设备和器械】

【药物准备】

【造影前准备】

续流程

造影前准备 ── 术前 30 分钟皮下注射阿托品 0.5mg 或山莨菪碱 20mg 及哌替啶 35～50mg，还可加用地西泮 10mg。口服去泡剂

── 咽部喷 2% 利多卡因或口服利多卡因胶浆

【操作方法】

患者取左侧卧位，将内镜缓慢地送入十二指肠球部，其左侧可见十二指肠上角皱襞，将镜头沿小弯侧滑下，镜头顺利进入十二指肠降段，找到十二指肠降段内侧壁乳头

静脉内注射山莨菪碱 20mg 或胰高糖素 1～2mg

将导管插入乳头开口 5～10mm 深度

插管成功后，经导管尾端连接 20ml 注射器，轻缓地注入经加温（36～37℃）后的对比剂，充盈胰管需 2～5ml，充盈胆管则需 10～20ml

在透视监视下，胰管和（或）胆管充盈满意后，先取左侧卧位，后改俯卧位摄充盈相片

胆管充盈后取头低足高位摄片，使上段胆管及左右肝管分支充盈

观察胆总管下段，需用仰卧位或立位才能使其充盈满意

胆管和胆囊充盈后可在立位加压下观察，有利于显示结石

拔管前须再摄片观察胰管内对比剂排出情况，如 15～30 分钟后主胰管未排空，胆总管在 30～60 分钟后未排空，则可能有梗阻

【注意事项】

注意事项 ── 术后 2 小时及次日空腹检查血清淀粉酶，如超过 200U/L 以上又伴有腹痛或发热的，应按急性胰腺炎处理

── 造影后应食低脂半流质饮食 2～3 天

续流程

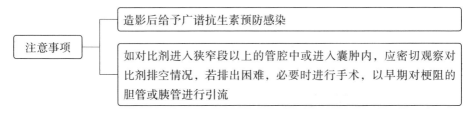

注意事项
- 造影后给予广谱抗生素预防感染
- 如对比剂进入狭窄段以上的管腔中或进入囊肿内，应密切观察对比剂排空情况，若排出困难，必要时进行手术，以早期对梗阻的胆管或胰管进行引流

第三节　泌尿生殖系统造影检查技术操作常规

一、静脉肾盂造影

【适应证】

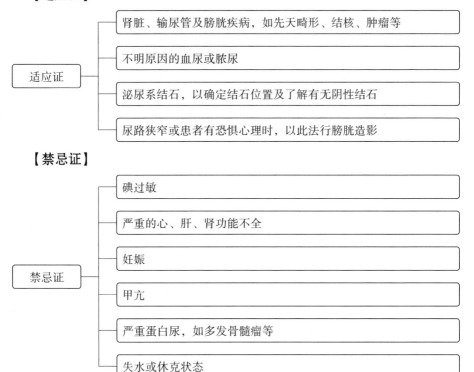

适应证
- 肾脏、输尿管及膀胱疾病，如先天畸形、结核、肿瘤等
- 不明原因的血尿或脓尿
- 泌尿系结石，以确定结石位置及了解有无阴性结石
- 尿路狭窄或患者有恐惧心理时，以此法行膀胱造影

【禁忌证】

禁忌证
- 碘过敏
- 严重的心、肝、肾功能不全
- 妊娠
- 甲亢
- 严重蛋白尿，如多发骨髓瘤等
- 失水或休克状态

【药物准备】

非离子型碘对比剂。成人用量 20~30ml，儿童 1 岁以下 4~6ml，2~6 岁 5~10ml，7~14 岁 10~15ml，15 岁以上 20ml。肥胖患者双倍剂量。

【造影前准备】

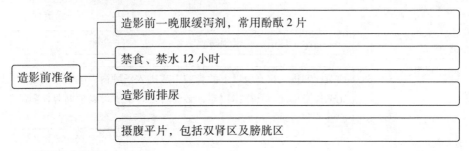

【操作方法】

患者仰卧平躺在 X 线检查台上，腹部加压迫带以阻断两侧输尿管通路（使用有气袋的压迫带可等注射完对比剂后再充气压迫）

经肘静脉将对比剂于 5 分钟内注完

对比剂注射完毕后第 5~7 分钟、15 分钟各摄 1 张。如肾功良好，此时肾盂肾盏多能充盈理想，待 30 分钟时松开压迫带，拍全尿路像（包括双肾、输尿管和膀胱）

如肾功能差，显示不满意，则需加拍 30 分钟、60 分钟乃至 120 分钟片。如疑有肾下垂，最后 1 张全尿路像应取立位

儿童、大量腹水或腹部肿瘤患者不便加压，可取头低位同上述时间摄片

二、逆行肾盂造影

【适应证】

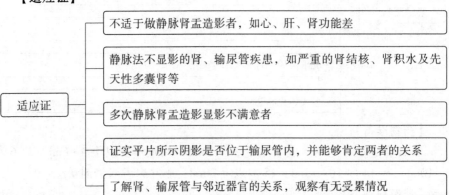

【禁忌证】

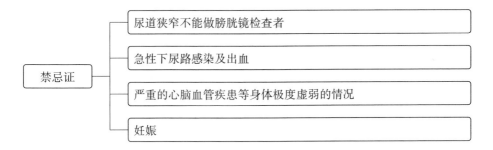

- 禁忌证
  - 尿道狭窄不能做膀胱镜检查者
  - 急性下尿路感染及出血
  - 严重的心脑血管疾患等身体极度虚弱的情况
  - 妊娠

【药物准备】

多用 10%~30%复方泛影葡胺，现在一般用非离子型碘对比剂，用量每次为 5~10ml。

【造影前准备】

造影前 2 小时，作好腹部肠道清洁准备。

【操作方法】

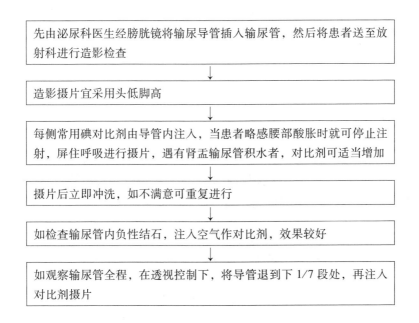

先由泌尿科医生经膀胱镜将输尿导管插入输尿管，然后将患者送至放射科进行造影检查

↓

造影摄片宜采用头低脚高

↓

每侧常用碘对比剂由导管内注入，当患者略感腰部酸胀时就可停止注射，屏住呼吸进行摄片，遇有肾盂输尿管积水者，对比剂可适当增加

↓

摄片后立即冲洗，如不满意可重复进行

↓

如检查输尿管内负性结石，注入空气作对比剂，效果较好

↓

如观察输尿管全程，在透视控制下，将导管退到下 1/7 段处，再注入对比剂摄片

三、尿道造影

【适应证】

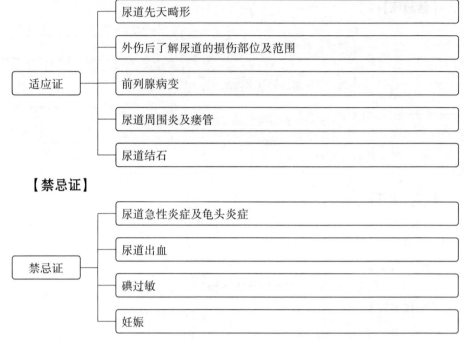

【禁忌证】

【药物准备】

60%泛影葡胺稀释至10%左右。

【造影前准备】

一般不需特殊准备。

【操作方法】

1. 排泄法

静脉肾盂造影后，膀胱内充满足够浓度的对比剂时，可继之做排泄法尿道造影。此法缺点为有时对比剂常被尿液稀释，而尿道显影不够浓密，另外可将对比剂经导尿管注入膀胱内，而后做排泄法尿道造影。

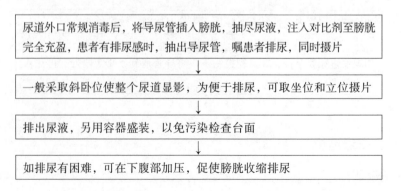

2. 逆行法

先消毒尿道口，男性用夹子夹住阴茎龟头后部，以免造影时退缩

↓

用锥形橡皮头注射器将注射口插入尿道内，橡皮头抵紧，然后徐徐注入对比剂至克服尿道括约肌阻力。在对比剂进入膀胱同时进行摄片，女性用栗形橡皮头注射器逆行注入对比剂，同时摄片

↓

最好在注入对比剂前先在尿道内注入少量局麻药物，以减少刺激性

第四节 女性生殖系统及乳腺造影检查技术操作常规

一、子宫输卵管造影检查

【适应证】

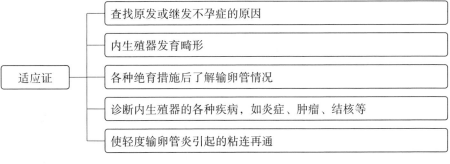

适应证 —— 查找原发或继发不孕症的原因

内生殖器发育畸形

各种绝育措施后了解输卵管情况

诊断内生殖器的各种疾病，如炎症、肿瘤、结核等

使轻度输卵管炎引起的粘连再通

【禁忌证】

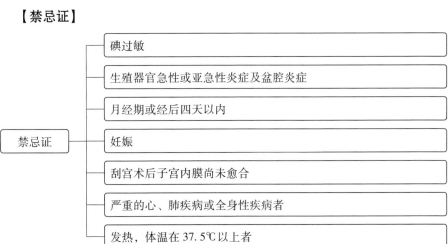

禁忌证 —— 碘过敏

生殖器官急性或亚急性炎症及盆腔炎症

月经期或经后四天以内

妊娠

刮宫术后子宫内膜尚未愈合

严重的心、肺疾病或全身性疾病者

发热，体温在 37.5℃ 以上者

【设备和器械】

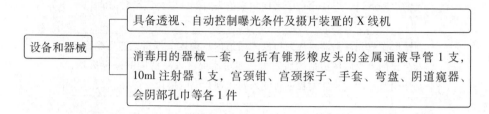

设备和器械 ——— 具备透视、自动控制曝光条件及摄片装置的 X 线机

消毒用的器械一套，包括有锥形橡皮头的金属通液导管 1 支，10ml 注射器 1 支，宫颈钳、宫颈探子、手套、弯盘、阴道窥器、会阴部孔巾等各 1 件

【对比剂】

碘油剂或碘水剂。碘油剂常用 40% 碘油，第二片须在对比剂注入 24 小时后拍摄。碘水剂常用。76% 复方泛影葡胺或非离子型碘对比剂，第二片在对比剂注入后 15 分钟时即可拍摄。

【造影前准备】

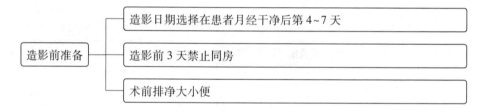

造影前准备 ——— 造影日期选择在患者月经干净后第 4~7 天

造影前 3 天禁止同房

术前排净大小便

【操作方法】

患者取仰卧膀胱截石位，双腿抬高固定在托架上。术者用注射器抽入 10ml 对比剂准备，消毒患者会阴部，铺孔巾

↓

术者戴好手套，用扩阴器扩张阴道暴露宫颈，用宫颈钳夹住前唇，探宫腔深度，然后放入锥形橡皮头的固定导管，将含对比剂的注射器与导管外侧端接通，先回抽管内气体，然后再向宫腔内注入对比剂，避免假性充盈缺损

↓

透视下缓慢注入对比剂，充盈子宫输卵管时可摄第一片

↓

如输卵管不显影而阻力又大，应停推对比剂，避免导致黏膜撕裂或阻塞的输卵管破裂

↓

15 分钟后摄第 2 张片

【注意事项】

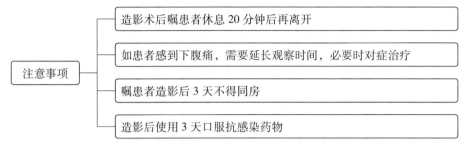

注意事项
- 造影术后嘱患者休息 20 分钟后再离开
- 如患者感到下腹痛，需要延长观察时间，必要时对症治疗
- 嘱患者造影后 3 天不得同房
- 造影后使用 3 天口服抗感染药物

二、盆腔静脉造影检查

【适应证】

适用于各种疾病引起的盆腔静脉淤血。

【禁忌证】

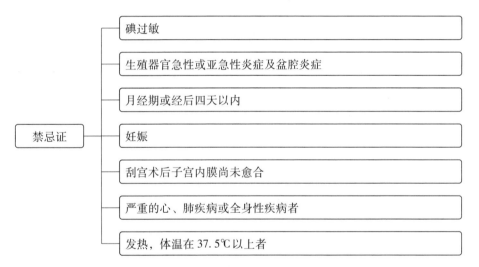

禁忌证
- 碘过敏
- 生殖器官急性或亚急性炎症及盆腔炎症
- 月经期或经后四天以内
- 妊娠
- 刮宫术后子宫内膜尚未愈合
- 严重的心、肺疾病或全身性疾病者
- 发热，体温在 37.5℃以上者

【设备和器械】

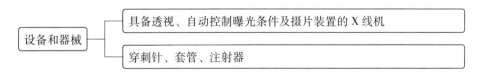

设备和器械
- 具备透视、自动控制曝光条件及摄片装置的 X 线机
- 穿刺针、套管、注射器

【对比剂】

非离子型对比剂。

【造影前准备】

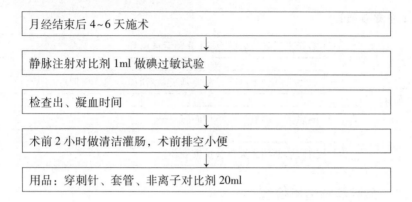

月经结束后 4~6 天施术

↓

静脉注射对比剂 1ml 做碘过敏试验

检查出、凝血时间

↓

术前 2 小时做清洁灌肠，术前排空小便

↓

用品：穿刺针、套管、非离子对比剂 20ml

【操作方法】

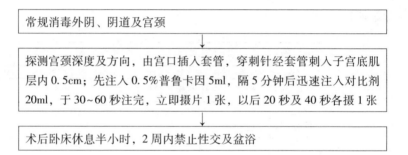

常规消毒外阴、阴道及宫颈

↓

探测宫颈深度及方向，由宫口插入套管，穿刺针经套管刺入子宫底肌层内 0.5cm；先注入 0.5% 普鲁卡因 5ml，隔 5 分钟后迅速注入对比剂 20ml，于 30~60 秒注完，立即摄片 1 张，以后 20 秒及 40 秒各摄 1 张

↓

术后卧床休息半小时，2 周内禁止性交及盆浴

【注意事项】

严格掌握适应证及方向，固定套管时不可过于用力，以免引起子宫穿孔。

三、乳腺导管造影检查

【适应证】

除分泌性溢乳外，所有病理性乳头溢液患者，包括血性、浆液性、黄色和清水样溢液等均可作为适应证。

【禁忌证】

急性炎症，哺乳期和对碘对比剂过敏者。

【设备和器械】

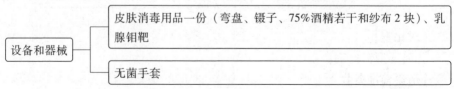

设备和器械

皮肤消毒用品一份（弯盘、镊子、75%酒精若干和纱布 2 块）、乳腺钼靶

无菌手套

续流程

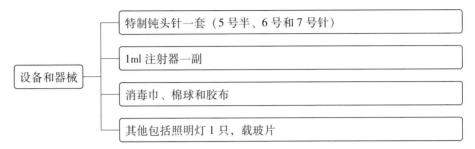

【对比剂】

碘对比剂 1ml 左右。

【造影前准备】

取少量溢液行溢液细胞学检查。

【操作方法】

可采用坐位或仰卧位，患部消毒两次，以乳头为中心，逐渐向外扩展，消毒半径为 5cm 左右

↓

戴无菌手套，轻轻挤压乳头，确认溢液乳孔后开始进针，将针头抬起缓缓捻入乳孔 1~2cm 深即可，切勿用力过猛而造成人为的假道或穿破导管使对比剂进入乳管外间质

↓

吸净导管内残留液体可留作溢液细胞学检查

↓

换上装好对比剂的针管，抬高后用力回抽乳孔内气体，不再有气泡吸出即可注射对比剂。注射对比剂压力不宜过大，以防对比剂溢出导管而致造影失败

↓

一旦患者感觉疼痛时应停止注射，有剧痛则提示对比剂进入间质造成刺激所致

↓

拔出针头后，用棉球和胶布包裹乳头，立即进行钼靶摄片

【注意事项】

为了外科手术定位，可在导管内同时注射亚甲蓝或用特别的定位器，拍一张相应部位的定位片。

第五节 中枢神经系统造影检查技术操作常规

一、脑血管造影检查

【适应证】

临床疑诊脑血管病变、颅内占位性病变，颅脑损伤疑有血肿者。

【禁忌证】

碘过敏，有严重心、肺、肾功能损害者。

【设备和器械】

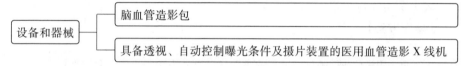

【对比剂】

常用对比剂：非离子对比剂。

【造影前准备】

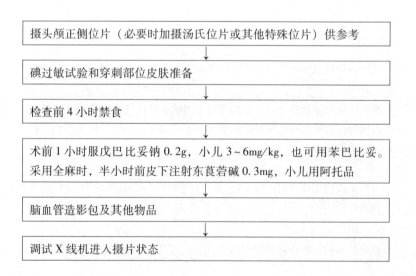

【操作步骤】

1. 颈动脉造影（适于幕上病变以及颈部眶部等病变的检查）

（1）直接穿刺法（已不常用）

患者取仰卧位，头稍后仰，行局麻或全麻

用 17 或 18 号带舌形针芯的穿刺针行需要侧的颈动脉穿刺，并确认已穿入颈动脉。准备就绪，拔去针芯，立即换上盛对比剂的注射器，于 2 秒内将 18ml 对比剂快速注射完毕，然后放回针芯

正侧位片要求对比剂注入 2/3 时连续摄片，观察动脉相、毛细血管相及静脉相

摄片满意后，拔除穿刺针，覆盖纱布，并用手指压迫穿刺部位约 30 分钟以止血

（2）导管法：可在一次检查中对四组脑血管中的一组进行选择检查或全部检查；也可以对有动脉硬化的患者行主动脉弓造影检查，以发现脑的供血动脉的狭窄或闭塞，目前应用较多的是股动脉插管。

2. 椎动脉造影

（1）直接穿刺法

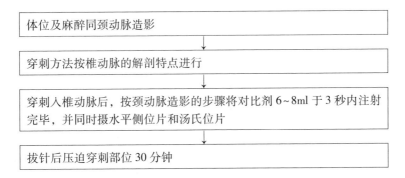

体位及麻醉同颈动脉造影

穿刺方法按椎动脉的解剖特点进行

穿刺入椎动脉后，按颈动脉造影的步骤将对比剂 6~8ml 于 3 秒内注射完毕，并同时摄水平侧位片和汤氏位片

拔针后压迫穿刺部位 30 分钟

（2）股动脉穿刺插管法

严格无菌操作，用肝素生理盐水冲洗穿刺用具、导管和金属导丝

行大范围消毒铺巾

在腹股沟韧带下 2~3cm 扪及股动脉搏动处，用刀尖在皮肤上做长约 2mm 小切口

用 Seldinger 针穿刺股动脉，拔出内套管针，将导丝插入外套管内，待导丝送入一定长度时拔出外套管，同时沿导丝插入导管，然后拔出导丝，仅留导管于股动脉腔内，将肝素生理盐水充满导管，在透视下将导管送入椎动脉

↓

将 6~8ml 对比剂在 3 秒内注射完毕，分别摄侧位和汤氏位片（快速换片时对比剂量另定）。造影完毕，拔出导管，穿刺部位用沙袋加压包扎 12 小时

（3）锁骨下动脉穿刺法

仰卧，头稍转向对侧，两肩压低

↓

在锁骨上窝摸出锁骨下动脉搏动，于锁骨中点的下方按常规消毒皮肤，局麻后用 18 号腰椎穿刺针行锁骨下动脉穿刺，针进入锁骨下动脉后将上臂所扎血压计气囊充气，压闭动脉

连接盛 8ml 对比剂的注射器，在 2~3 秒内迅速注入，摄片方法同直接穿刺法

【注意事项】

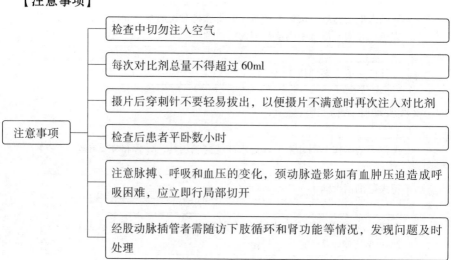

注意事项
- 检查中切勿注入空气
- 每次对比剂总量不得超过 60ml
- 摄片后穿刺针不要轻易拔出，以便摄片不满意时再次注入对比剂
- 检查后患者平卧数小时
- 注意脉搏、呼吸和血压的变化，颈动脉造影如有血肿压迫造成呼吸困难，应立即行局部切开
- 经股动脉插管者需随访下肢循环和肾功能等情况，发现问题及时处理

右上角：**续流程**

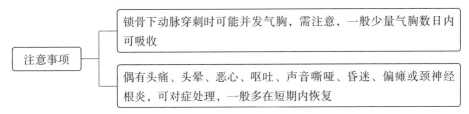

注意事项
- 锁骨下动脉穿刺时可能并发气胸，需注意，一般少量气胸数日内可吸收
- 偶有头痛、头晕、恶心、呕吐、声音嘶哑、昏迷、偏瘫或颈神经根炎，可对症处理，一般多在短期内恢复

二、椎管造影检查

【适应证】

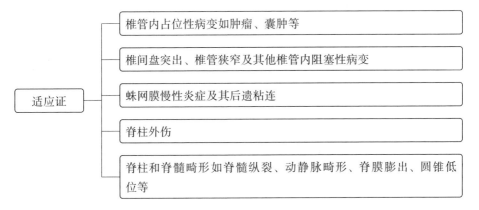

适应证
- 椎管内占位性病变如肿瘤、囊肿等
- 椎间盘突出、椎管狭窄及其他椎管内阻塞性病变
- 蛛网膜慢性炎症及其后遗粘连
- 脊柱外伤
- 脊柱和脊髓畸形如脊髓纵裂、动静脉畸形、脊膜膨出、圆锥低位等

【禁忌证】

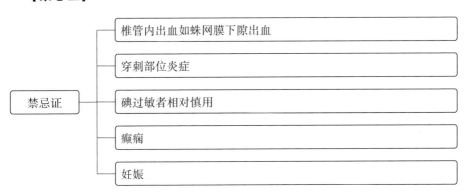

禁忌证
- 椎管内出血如蛛网膜下隙出血
- 穿刺部位炎症
- 碘过敏者相对慎用
- 癫痫
- 妊娠

【对比剂】

目前一般都采用非离子型水溶性对比剂，常用的有碘海醇，浓度 180mgI/ml 时用量 10~15ml，或当浓度为 240mgI/ml 时用量 8~12ml。儿童一般使用浓度 180mgI/ml，<2 岁者用量 2~6ml，2~6 岁者用量 4~8ml，>6 岁者用量 6~12ml。总含碘量不可超过 3g。

【造影前准备】

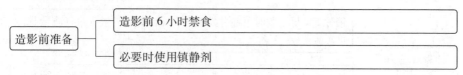

造影前准备 ── 造影前 6 小时禁食

　　　　　　 └─ 必要时使用镇静剂

【操作方法】

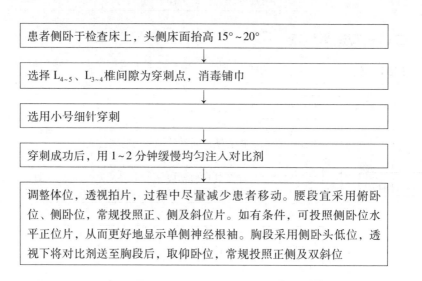

患者侧卧于检查床上，头侧床面抬高 15°~20°

↓

选择 $L_{4\sim5}$、$L_{3\sim4}$ 椎间隙为穿刺点，消毒铺巾

↓

选用小号细针穿刺

↓

穿刺成功后，用 1~2 分钟缓慢均匀注入对比剂

↓

调整体位，透视拍片，过程中尽量减少患者移动。腰段宜采用俯卧位、侧卧位，常规投照正、侧及斜位片。如有条件，可投照侧卧位水平正位片，从而更好地显示单侧神经根袖。胸段采用侧卧头低位，透视下将对比剂送至胸段后，取仰卧位，常规投照正侧及双斜位

【注意事项】

检查完毕后应抬高头部，以免对比剂流入颅脑内。

第六节　其他造影检查技术操作常规

一、窦道及瘘管造影检查

【适应证】

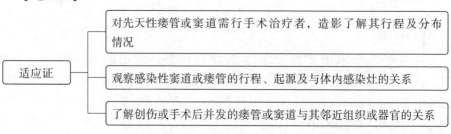

适应证 ── 对先天性瘘管或窦道需行手术治疗者，造影了解其行程及分布情况

　　　　├─ 观察感染性窦道或瘘管的行程、起源及与体内感染灶的关系

　　　　└─ 了解创伤或手术后并发的瘘管或窦道与其邻近组织或器官的关系

【禁忌证】

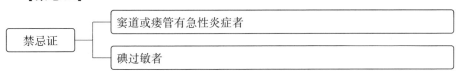

禁忌证 ── 窦道或瘘管有急性炎症者

　　　　── 碘过敏者

【对比剂】

常用40%碘化油或各种有机碘水溶液。如瘘管或窦道较大，宜选用黏稠度较高的对比剂，对较细的瘘管或窦道，以黏稠度较低的对比剂为宜。用量取决于腔道的大小。

【造影前准备】

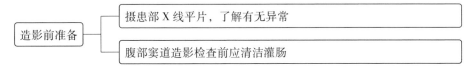

造影前准备 ── 摄患部X线平片，了解有无异常

　　　　　── 腹部窦道造影检查前应清洁灌肠

【操作方法】

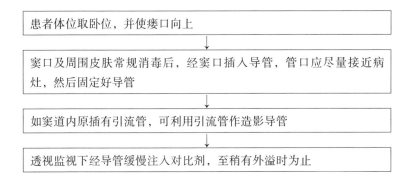

患者体位取卧位，并使瘘口向上

↓

窦口及周围皮肤常规消毒后，经窦口插入导管，管口应尽量接近病灶，然后固定好导管

↓

如窦道内原插有引流管，可利用引流管作造影导管

↓

透视监视下经导管缓慢注入对比剂，至稍有外溢时为止

二、膝关节造影检查

【适应证】

膝关节病变、半月板病变等。

【禁忌证】

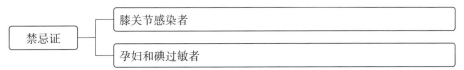

禁忌证 ── 膝关节感染者

　　　　── 孕妇和碘过敏者

【对比剂】

常用空气、氧气或泛影葡胺。

【造影前准备】

造影前摄膝关节正侧位。

【操作方法】

关节充气造影，碘水造影或双对比造影均由骨科医师操作完成，采取6个不同的位置进行摄片。

1. 患者俯卧，内侧内翻位。

2. 患者俯卧，内侧中间位。

3. 患者俯卧，内侧外翻位。

4. 患者俯卧，外侧外翻位。

5. 患者俯卧，外侧中间位。

6. 患者俯卧，外侧内翻位。

注意观察已摄照片，若能满足诊断需要，可解除分离器，加照正、侧位。照片显示：正常半月板在各个切线位置均显示为等边三角形。底边附着在关节中韧带上，尖端锐利，指向关节中心，交叉韧带在正位上呈倒置的"V"字形。

第十三章

DSA 检查技术操作常规

第一节　DSA 检查操作一般常规

数字减影血管造影（DSA）是一项具有一定创伤性和危险性的检查，为了保证检查能顺利进行，各个岗位的 DSA 操作都应做好以下工作。

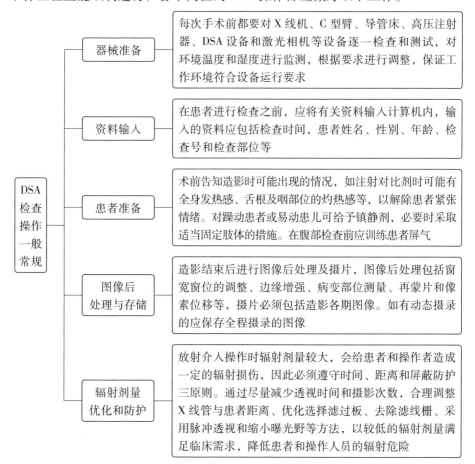

	器械准备	每次手术前都要对 X 线机、C 型臂、导管床、高压注射器、DSA 设备和激光相机等设备逐一检查和测试，对环境温度和湿度进行监测，根据要求进行调整，保证工作环境符合设备运行要求
DSA 检查操作一般常规	资料输入	在患者进行检查之前，应将有关资料输入计算机内，输入的资料应包括检查时间，患者姓名、性别、年龄、检查号和检查部位等
	患者准备	术前告知造影时可能出现的情况，如注射对比剂时可能有全身发热感、舌根及咽部位的灼热感等，以解除患者紧张情绪。对躁动患者或易动患儿可给予镇静剂，必要时采取适当固定肢体的措施。在腹部检查前应训练患者屏气
	图像后处理与存储	造影结束后进行图像后处理及摄片，图像后处理包括窗宽窗位的调整、边缘增强、病变部位测量、再蒙片和像素位移等，摄片必须包括造影各期图像。如有动态摄录的应保存全程摄录的图像
	辐射剂量优化和防护	放射介入操作时辐射剂量较大，会给患者和操作者造成一定的辐射损伤，因此必须遵守时间、距离和屏蔽防护三原则。通过尽量减少透视时间和摄影次数，合理调整 X 线管与患者距离、优化选择滤过板、去除滤线栅、采用脉冲透视和缩小曝光野等方法，以较低的辐射剂量满足临床需求，降低患者和操作人员的辐射危险

第二节　头颈部 DSA 检查技术操作常规

一、头部

【术前准备】

DSA 是一种损伤性检查法，可给患者带来一定的痛苦，且有时可发生并发症。进行必要的术前准备可减少并发症的发生。

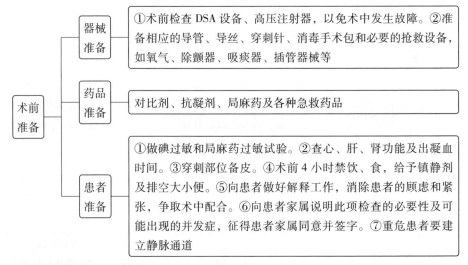

术前准备
- 器械准备：①术前检查 DSA 设备、高压注射器，以免术中发生故障。②准备相应的导管、导丝、穿刺针、消毒手术包和必要的抢救设备，如氧气、除颤器、吸痰器、插管器械等
- 药品准备：对比剂、抗凝剂、局麻药及各种急救药品
- 患者准备：①做碘过敏和局麻药过敏试验。②查心、肝、肾功能及出凝血时间。③穿刺部位备皮。④术前 4 小时禁饮、食，给予镇静剂及排空大小便。⑤向患者做好解释工作，消除患者的顾虑和紧张，争取术中配合。⑥向患者家属说明此项检查的必要性及可能出现的并发症，征得患者家属同意并签字。⑦重危患者要建立静脉通道

【操作方法】

1. 插管

常用 Seldinger 技术及股动脉穿刺插管，用相应的导管分别选插颈总、颈内、颈外和椎动脉，行相应血管造影。

2. 造影参数的选择

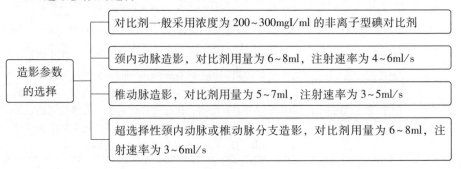

造影参数的选择
- 对比剂一般采用浓度为 200~300mgI/ml 的非离子型碘对比剂
- 颈内动脉造影，对比剂用量为 6~8ml，注射速率为 4~6ml/s
- 椎动脉造影，对比剂用量为 5~7ml，注射速率为 3~5ml/s
- 超选择性颈内动脉或椎动脉分支造影，对比剂用量为 6~8ml，注射速率为 3~6ml/s

3. 造影程序

造影程序

> 头部动脉造影常规体位取头颅前后位与水平侧位，侧位摄影时两侧外耳孔应重叠

> 对于动脉瘤等某些病变，可加摄 15°～30° 角的斜位，以显示动脉瘤的根部。左前 60°～65° 角斜位可使主动脉弓、颈动脉及椎动脉显示清晰且彼此分离。70° 角左或右斜位，可使颈内与颈外动脉起始部分离。30° 角斜位可较好地分辨颈内动脉虹吸部

> 汤氏位时增强器向头端倾斜 35° 角，两眉骨位于两眼眶的上缘，该体位可减少头颅动脉前后重叠

> 图像采集速度为每秒 3～5 帧，蒙片的采集时间为 2 秒，然后注射对比剂，曝光至静脉窦显示为止。对不配合或易动者可选择每秒 25 帧的速度进行摄影

二、颈面部

【术前准备】

同"头部 DSA 检查术前准备"。

【操作方法】

1. 插管

同"头部 DSA 检查插管方法"。

2. 造影参数的选择

造影参数的选择

> 对比剂一般采用浓度为 200～300mgI/ml 的非离子型碘对比剂

> 颈总动脉造影，对比剂总量为 10～12ml/次，注射速率为 5～6ml/s

> 颈外动脉造影，对比剂总量为 5～7ml/次，注射速率为 3～5ml/s

> 超选择性上颌动脉、舌动脉、甲状腺上动和面动脉等造影，对比剂用量为 4～6ml/次，注射速率为 2～3ml/s

> 栓塞后复查造影时对比剂用量为 2～3ml/次，注射速率为 1～2ml/s

3. 造影程序

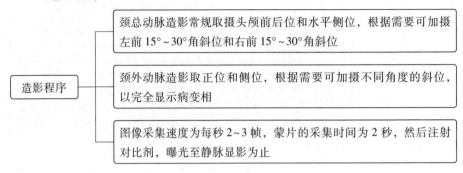

造影程序
- 颈总动脉造影常规取摄头颅前后位和水平侧位，根据需要可加摄左前 15°~30°角斜位和右前 15°~30°角斜位
- 颈外动脉造影取正位和侧位，根据需要可加摄不同角度的斜位，以完全显示病变相
- 图像采集速度为每秒 2~3 帧，蒙片的采集时间为 2 秒，然后注射对比剂，曝光至静脉显影为止

第三节　胸部 DSA 检查技术操作常规

一、术前准备

【器械准备】

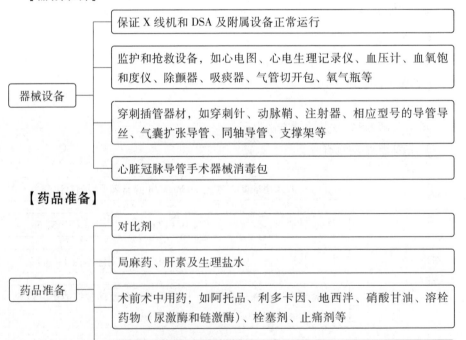

器械设备
- 保证 X 线机和 DSA 及附属设备正常运行
- 监护和抢救设备，如心电图、心电生理记录仪、血压计、血氧饱和度仪、除颤器、吸痰器、气管切开包、氧气瓶等
- 穿刺插管器材，如穿刺针、动脉鞘、注射器、相应型号的导管导丝、气囊扩张导管、同轴导管、支撑架等
- 心脏冠脉导管手术器械消毒包

【药品准备】

药品准备
- 对比剂
- 局麻药、肝素及生理盐水
- 术前术中用药，如阿托品、利多卡因、地西泮、硝酸甘油、溶栓药物（尿激酶和链激酶）、栓塞剂、止痛剂等
- 各种心、肺复苏的抢救药品

【患者准备】

基本同头部 DSA，还需：①检查血常规、血脂、血糖。②术前给予镇静剂、抗凝剂，以及普鲁卡因胺、阿托品、硝酸甘油等，对缓解紧张焦虑，防止心律失常，低血压、血栓形成，解除冠状动脉痉挛有帮助。

二、操作方法

【造影参数选择】

1. 胸部血管造影

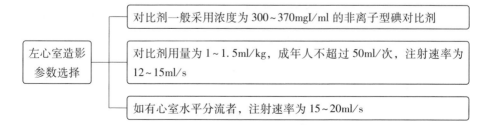

```
                          ┌─────────────────────────────────────────────────────┐
                          │ 对比剂一般采用浓度为 200~300mgI/ml 的非离子型碘对比剂    │
                          └─────────────────────────────────────────────────────┘
                          ┌─────────────────────────────────────────────────────┐
                          │ 肺动脉主干造影，对比剂用量为 25~35ml/次，注射速率为 15~  │
                          │ 18ml/s。如采用非减影方式，对比剂用量为 35~45ml/次，注射速 │
              胸部血管      │ 率为 18~20ml/s。一侧肺动脉造影时，在减影模式下对比剂用量  │
              造影参数      │ 为 20~25ml/次，注射速率为 10~15ml/s。严重肺动脉高压者对比 │
              选择         │ 剂用量和注射速率均须酌减                                │
                          └─────────────────────────────────────────────────────┘
                          ┌─────────────────────────────────────────────────────┐
                          │ 支气管动脉造影，对比剂用量为 5~10ml/次，注射速率为 2~     │
                          │ 3ml/s，屏气曝光，每秒 2 帧，直至实质期为止               │
                          └─────────────────────────────────────────────────────┘
                          ┌─────────────────────────────────────────────────────┐
                          │ 锁骨下动脉造影，对比剂用量为 10~15ml/次，注射速率为 4~    │
                          │ 6ml/s                                                │
                          └─────────────────────────────────────────────────────┘
                          ┌─────────────────────────────────────────────────────┐
                          │ 腋动脉造影，对比剂用量为 8~12ml/次，注射速率为 5~7ml/s    │
                          └─────────────────────────────────────────────────────┘
                          ┌─────────────────────────────────────────────────────┐
                          │ 胸廓内动脉、肋间动脉及腋动脉分支造影，对比剂用量为 6~     │
                          │ 8ml/次，注射速率为 1~2ml/s                             │
                          └─────────────────────────────────────────────────────┘
```

2. 左心室造影

```
                          ┌─────────────────────────────────────────────────────┐
                          │ 对比剂一般采用浓度为 300~370mgI/ml 的非离子型碘对比剂    │
                          └─────────────────────────────────────────────────────┘
              左心室造影    ┌─────────────────────────────────────────────────────┐
              参数选择      │ 对比剂用量为 1~1.5ml/kg，成年人不超过 50ml/次，注射速率为 │
                          │ 12~15ml/s                                            │
                          └─────────────────────────────────────────────────────┘
                          ┌─────────────────────────────────────────────────────┐
                          │ 如有心室水平分流者，注射速率为 15~20ml/s                 │
                          └─────────────────────────────────────────────────────┘
```

3. 右心室造影

右心室造影参数选择	对比剂一般采用浓度为 300~370mgI/ml 的非离子型对比剂
	对比剂用量为 1~1.5ml/kg，成年人不超过 50ml/次，注射速率为 15~20ml/s
	有肺动脉狭窄者，注射速率可降为 15~16ml/s

4. 左心房和右心房造影

左心房和右心房造影参数选择	对比剂一般采用浓度为 300~370mgI/ml 的非离子型碘对比剂
	注射剂量为每次 30~50ml，注射速率为 10~13ml/s

5. 冠状动脉造影

冠状动脉造影参数选择	对比剂一般采用浓度为 300~370mgI/ml 的非离子型碘对比剂
	左冠状动脉造影每次对比剂用量为 8~10ml，手推注入，2 秒内连续注射完。右冠状动脉造影每次用量为 6~8ml，手推注入，1~2 秒内连续注射完。图像采集至冠状静脉回流为止

【造影程序】

1. 胸部血管造影

胸部血管造影程序	肺动脉造影常规取正侧位，对肺栓塞者加斜位投照，考虑到心脏运动与呼吸运动，可不用减影模式，如需减影，可选用每秒 25~50 帧速度采集图像，屏气曝光。注射对比剂前先摄取 3~4 秒的蒙片图像，注射对比剂后曝光采集至静脉回流至左心房为止
	支气管动脉造影常规取正位，必要时加摄侧位或斜位，屏气曝光。图像采集速度为每秒 2~3 帧，直至实质期为止
	锁骨下动脉、肋间动脉、腋动脉和胸廓内动脉常规取正位，必要时加照斜位。图像采集速度为每秒 2~3 帧，蒙片的采集时间为 2 秒，在屏气下曝光，曝光至实质期为止
	如遇呼吸运动不易控制患者，可用数字电影模式减影，以免影像模糊

2. 左心室造影

左心室造影程序	投照位置为前后正位、左侧位、左前斜位和右前斜位，如病变需要可加摄轴位，对心内膜垫缺损者可采用四腔位
	图像采集速度为每秒 25 ~ 50 帧，注射对比剂与曝光采集同时开始，共采集 3~5 秒

3. 右心室造影

右心室造影程序	常规投照位置为前后正位和左侧位，根据病变可加照轴位
	对法洛四联症者可用长轴斜位，增强器向患者左侧转动 65° ~ 70°，同时向头端倾斜 25° ~ 30°
	对三尖瓣关闭不全者，可用右前斜位。观察室间隔缺损用左前 70°角斜位。图像采集速度为每秒 25 ~ 50 帧，注射对比剂与曝光采集同时开始，共采集 3~5 秒。如需了解左心室情况，可延迟至 10~12 秒

4. 左心房和右心房造影

左心房和右心房造影程序	造影体位一般首选标准正侧位，在此基础上再加照各种角度的斜位。有些特殊疾病需采用复合的投照角度，如房间隔缺损采用左前斜 20° ~ 35°加增强器向头端倾斜 20° ~ 30°，可清楚显示房间隔
	图像采集速度为每秒 25 ~ 50 帧，左房造影注射延迟时间为 1 ~ 2 秒，共采集 3~5 秒

5. 冠状动脉造影

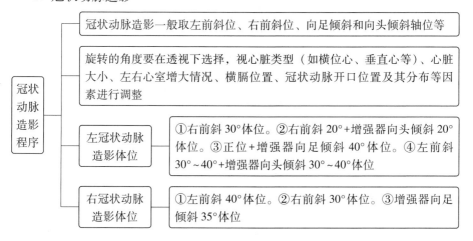

冠状动脉造影程序		冠状动脉造影一般取左前斜位、右前斜位、向足倾斜和向头倾斜轴位等
		旋转的角度要在透视下选择，视心脏类型（如横位心、垂直心等）、心脏大小、左右心室增大情况、横膈位置、冠状动脉开口位置及其分布等因素进行调整
	左冠状动脉造影体位	①右前斜 30°体位。②右前斜 20°+增强器向头倾斜 20°体位。③正位+增强器向足倾斜 40°体位。④左前斜 30° ~ 40°+增强器向头倾斜 30° ~ 40°体位
	右冠状动脉造影体位	①左前斜 40°体位。②右前斜 30°体位。③增强器向足倾斜 35°体位

第四节　腹部 DSA 检查技术操作常规

一、术前准备

【器械准备】

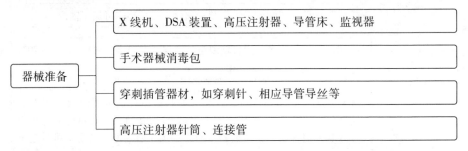

器械准备
- X 线机、DSA 装置、高压注射器、导管床、监视器
- 手术器械消毒包
- 穿刺插管器材，如穿刺针、相应导管导丝等
- 高压注射器针筒、连接管

【药品准备】

对比剂、麻醉剂、抗凝剂、栓塞剂和溶栓剂、化疗药物，扩血管和缩血管药物，以及各种抢救药物等。

【患者准备】

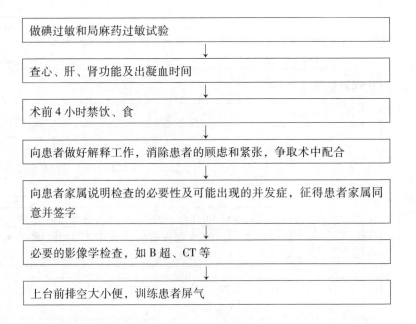

做碘过敏和局麻药过敏试验
↓
查心、肝、肾功能及出凝血时间
↓
术前 4 小时禁饮、食
↓
向患者做好解释工作，消除患者的顾虑和紧张，争取术中配合
↓
向患者家属说明检查的必要性及可能出现的并发症，征得患者家属同意并签字
↓
必要的影像学检查，如 B 超、CT 等
↓
上台前排空大小便，训练患者屏气

二、肝脏 DSA

【操作技术】

手术操作一般采用股动脉穿刺插管，使用 Seldinger 技术。

【造影参数选择】

> 对比剂一般采用浓度为 200~300mgI/ml 的非离子型碘对比剂

> 腹腔动脉造影，对比剂用量为 35~40ml/次，注射速率为 6~8ml/s

> 肝总动脉造影，对比剂用量为 25~30ml/次，注射速率为 4~6ml/s

> 超选择性肝动脉分支造影，对比剂用量为 10~12ml/次，注射速率为 3~5ml/s。肝右动脉造影的对比剂用量和注射速率较肝左动脉造影略高

> 肝动脉分支栓塞后复查造影，对比剂用量为 3~5 ml/次，注射速率为 1~3ml/s

【造影程序】

> 腹腔动脉和肝动脉造影体位一般采用仰卧位

> 对于动脉瘤或血管主干相互重叠时可选用不同角度的左或右前斜位，以使病变暴露清晰

> 肝脏血管造影一般选用每秒 2~4 帧速度摄影，先曝光，延迟 1~2 秒后注射对比剂，曝光至肝实质期显示为止。蒙片采集时间为 2 秒

> 腹腔动脉造影观察门静脉者，曝光时间不少于 16 秒，至门静脉清晰显示方可结束

三、胃肠道

【操作技术】

手术操作经股动脉穿刺插管，采用 Seldinger 技术。有时也需做腹主动脉

造影，以了解腹部血管的全貌。一般上消化道出血，做腹腔动脉和肠系膜上动脉造影；下消化道出血时，做肠系膜上、下动脉造影。

【造影参数选择】

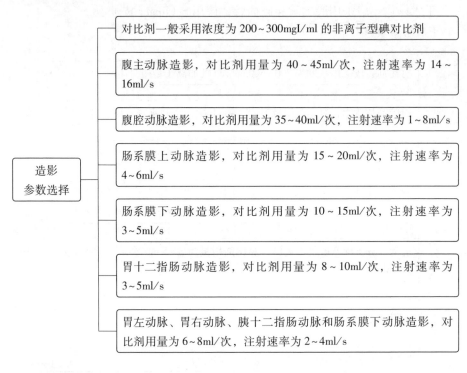

造影参数选择

- 对比剂一般采用浓度为 200~300mgI/ml 的非离子型碘对比剂
- 腹主动脉造影，对比剂用量为 40~45ml/次，注射速率为 14~16ml/s
- 腹腔动脉造影，对比剂用量为 35~40ml/次，注射速率为 1~8ml/s
- 肠系膜上动脉造影，对比剂用量为 15~20ml/次，注射速率为 4~6ml/s
- 肠系膜下动脉造影，对比剂用量为 10~15ml/次，注射速率为 3~5ml/s
- 胃十二指肠动脉造影，对比剂用量为 8~10ml/次，注射速率为 3~5ml/s
- 胃左动脉、胃右动脉、胰十二指肠动脉和肠系膜下动脉造影，对比剂用量为 6~8ml/次，注射速率为 2~4ml/s

【造影程序】

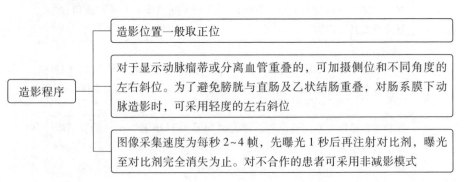

造影程序

- 造影位置一般取正位
- 对于显示动脉瘤蒂或分离血管重叠的，可加摄侧位和不同角度的左右斜位。为了避免膀胱与直肠及乙状结肠重叠，对肠系膜下动脉造影时，可采用轻度的左右斜位
- 图像采集速度为每秒 2~4 帧，先曝光 1 秒后再注射对比剂，曝光至对比剂完全消失为止。对不合作的患者可采用非减影模式

四、肾及肾上腺

【操作技术】

肾动脉造影时，经股动脉插管，采用 Seldinger 技术。

【造影参数选择】

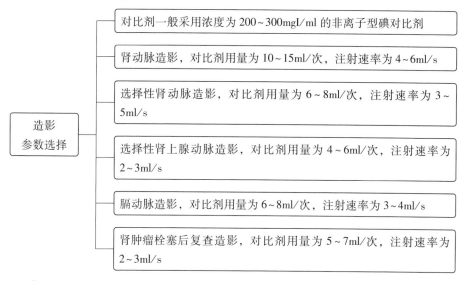

造影
参数选择

- 对比剂一般采用浓度为 200~300mgI/ml 的非离子型碘对比剂
- 肾动脉造影，对比剂用量为 10~15ml/次，注射速率为 4~6ml/s
- 选择性肾动脉造影，对比剂用量为 6~8ml/次，注射速率为 3~5ml/s
- 选择性肾上腺动脉造影，对比剂用量为 4~6ml/次，注射速率为 2~3ml/s
- 膈动脉造影，对比剂用量为 6~8ml/次，注射速率为 3~4ml/s
- 肾肿瘤栓塞后复查造影，对比剂用量为 5~7ml/次，注射速率为 2~3ml/s

【造影程序】

造影体位一般情况下可选用前后正位

↓

选择性肾动脉造影可加摄同侧倾斜影像增强器 7°~15° 的斜位。肾上腺动脉造影必要时可加摄同侧倾斜 10°~12° 的斜位

↓

以每秒 4~6 帧速度采集图像，先曝光 1 秒后再注射对比剂，曝光至实质期显示为止。蒙片的采集时间为 2 秒。对不合作的患者可选用非减影模式

五、胰腺及脾脏

【操作技术】

胰胆脾病变的血管造影常经股动脉穿刺插管，采用 Seldinger 技术。

【造影参数选择】

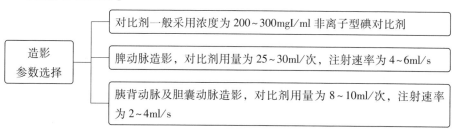

造影
参数选择

- 对比剂一般采用浓度为 200~300mgI/ml 非离子型碘对比剂
- 脾动脉造影，对比剂用量为 25~30ml/次，注射速率为 4~6ml/s
- 胰背动脉及胆囊动脉造影，对比剂用量为 8~10ml/次，注射速率为 2~4ml/s

【造影程序】

> 造影体位一般采用前后正位

↓

> 对于动脉瘤、动静脉瘘和动静脉畸形等血管性病变，根据需要可加摄不同角度的斜位

↓

> 以每秒 4~6 帧速度采集图像，先曝光 1 秒后再注射对比剂，曝光至实质期及静脉期显示满意为止。蒙片的采集时间为 2 秒。对不合作患者可选用非减影模式

第五节　四肢 DSA 检查技术操作常规

一、上肢血管

【操作技术】

造影方法有穿刺法和经皮穿刺插管法。目前最常采用的方法是经皮穿刺插管法。

经股动脉入路一般较经腋动脉容易掌握，故常选用股动脉插管作选择性血管造影。腋动脉穿刺点在腋窝皮肤皱褶远端 1cm 处选择穿刺点，肱动脉穿刺点在肘关节近端，上臂下 1/3 内侧。

上肢静脉造影穿刺，在手背部用 7~9 号静脉穿刺针穿刺浅静脉。用于前臂、上臂或广泛性上肢静脉病变，上肢静脉的血流速度远较下肢为快，注射对比剂时，可在腋部扎一止血带，阻断或减慢静脉回流，使前臂和上臂的各组静脉能充分显影。对于腋静脉、锁骨下静脉的静脉阻塞性病变，可用穿刺法或插管法造影，前者用 9~12 号静脉穿刺针经皮穿刺肘正中静脉或贵要静脉。后者在局麻下用金属套管针经皮穿刺贵要静脉，再循导丝引入 5~6F 导管放入靶血管造影。

【造影参数选择】

造影参数选择 —

> 采用非离子型碘对比剂，因肢体动脉管对对比剂的敏感性较高，为防止对比剂刺激引起患者剧痛，对比剂浓度要适当降低，一般采用的浓度为 180~200mgI/ml，每次用量为 10~12ml，注射速率为 4~6ml/s

> 上肢静脉造影一般采用浓度为 180~200mgI/ml 的非离子型碘对比剂。每次用量为 8~12ml，手背穿刺时的注射速率为 1~2ml/s；肘正中静脉或贵要静脉穿刺或插管时的注射流速为 3~4ml/s

【造影程序】

> 上肢动脉和静脉的造影常规体位取正、侧位，如有血管重叠或需观察动脉瘤根部及血管的狭窄范围和程度，可以加摄不同角度的斜位

↓

> 上肢动脉造影可选用每秒 2 帧速度采集图像，采集蒙片 2 秒后注射对比剂（即延迟注射），曝光至毛细血管期显示为止

↓

> 对于血管阻塞或狭窄性病变需观察前臂或手掌时，应先注射对比剂再予以曝光（即采集延迟），注射对比剂的提前时间应视血管狭窄和闭塞的程度而定

↓

> 上肢静脉造影，采用先曝光 0.5 秒后再注射对比剂。对于静脉栓塞病变，需观察远端血管情况时应先注射对比剂再予以曝光

二、下肢血管

【操作技术】

下肢动脉可选用经皮穿刺插管方法，即 Seldinger 法，采用搏动明显的股动脉作穿刺点。逆行性静脉造影时一般选用经皮穿刺插管法，即 Seldinger 技术，经健侧股静脉穿刺插管，将导管端置于患者的股静脉注射对比剂。注射对比剂曝光时嘱患者做 Valsalva 试验，使对比剂逆向充盈下肢静脉以观察股静脉和大隐静脉瓣膜功能及不全程度的估计，造影时患者可斜立位 60°。顺行性静脉造影是在下肢远端注射对比剂，对比剂顺血流方向充盈下肢静脉符合正常生理途径。可取 7~9 号静脉注射针做足背浅静脉直接穿刺。穿刺点以选择足背前半部为宜，有利于对比剂通过吻合支进入深静脉，使小腿前后组深静脉均能良好显影。一般在踇趾基底部旁侧，有 1~2 支较粗且恒定的浅静脉，是理想的穿刺静脉。穿刺成功后在踝部扎一止血带，阻断浅静脉回流，迫使对比剂进入深静脉。一旦浅静脉显影则说明交通静脉瓣膜功能不全。平卧位造影，对比剂和血液未完全混合，对比剂沿静脉的底层回流而未充满整个静脉腔，出现静脉狭窄的"层流征"假象。因此，患者需取 30°斜位，这样也延长对比剂在下肢静脉的流失时间，有利于下肢静脉的观察。

【造影参数选择】

造影参数选择	下肢动脉一般采用浓度为 180~200mgI/ml 的非离子型碘对比剂
	髂总动脉造影的对比剂用量为 15~20ml/次，注射速率为 10~12ml/s
	髂内动脉或髂外动脉造影的对比剂用量为 8~10ml/次，注射速率为 4~6ml/s
	导管前端置于股动脉上段至小腿动脉或足背动脉造影时，则对比剂用量为 15~20ml/次，注射速率为 3~5ml/s
	下肢静脉造影，置导管前端于髂外静脉远端或股总静脉，对比剂用量为 15~18ml/次，注射速率为 2~3ml/s
	如做足背浅静脉直接穿刺造影时，对比剂用量为 60~70ml/次，注射速率为 1ml/s

【造影程序】

下肢血管造影体位可用正位和侧位，根据病情需要加摄斜位

↓

以每秒 1~2 幅的速度采集，曝光至兴趣区的血管显示为止

↓

下肢动脉造影的注射对比剂时间是否延迟或提前应根据不同病变决定，有动静脉分流者注射对比剂时间应适当延迟，对动脉阻塞性患者注射对比剂时间应适当提前

第十四章

CT 检查技术操作常规

第一节 CT 检查操作一般常规

一、预约

1. 预约患者时应首先仔细审查申请单是否填写完整，核对其内容是否符合不同检查部位的不同要求，除主要症状、体征及有关既往史和治疗情况外，尚须填写检查部位的各种相应检查结果。

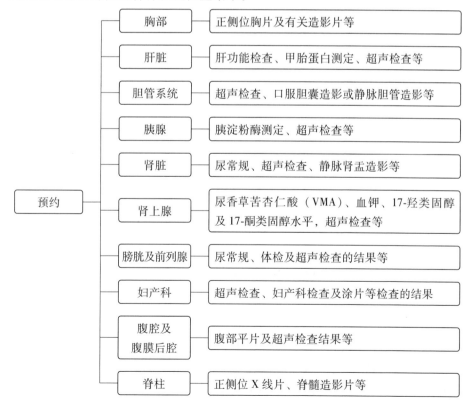

部位	检查结果
胸部	正侧位胸片及有关造影片等
肝脏	肝功能检查、甲胎蛋白测定、超声检查等
胆管系统	超声检查、口服胆囊造影或静脉胆管造影等
胰腺	胰淀粉酶测定、超声检查等
肾脏	尿常规、超声检查、静脉肾盂造影等
肾上腺	尿香草苦杏仁酸（VMA）、血钾、17-羟类固醇及 17-酮类固醇水平，超声检查等
膀胱及前列腺	尿常规、体检及超声检查的结果等
妇产科	超声检查、妇产科检查及涂片等检查的结果
腹腔及腹膜后腔	腹部平片及超声检查结果等
脊柱	正侧位 X 线片、脊髓造影片等

（左侧总括为"预约"）

2. 患者预约时，如申请单不具备一般上述要求，可要求患者在扫描时将有关资料带来，补充写在申请单上。

3. 预约时应注意病情轻、重、缓、急，通常急诊和重症患者优先，并发给 CT 扫描预约单。请带详细的病情摘要、X 线平片及造影片等。

4. 头颅扫描一般无需禁食，但增强扫描的患者须禁食。

5. 腹部扫描于扫描前 4 天不吃含金属的食物，不作胃肠造影，扫描前 4 小时禁食。危重患者请医护人员陪同。

6. 预约申请单应妥为保存，作为取结果的凭证。

7. 需做增强扫描者，发给碘对比剂知情通知书，由患者家属同意并签字后可注射碘对比剂进行增强扫描。

二、接诊

CT 室登记员应将预约好扫描时间的申请单预先交给当班医生，医生仔细阅读申请单后，依据临床要求和患者具体情况应做如下决定。

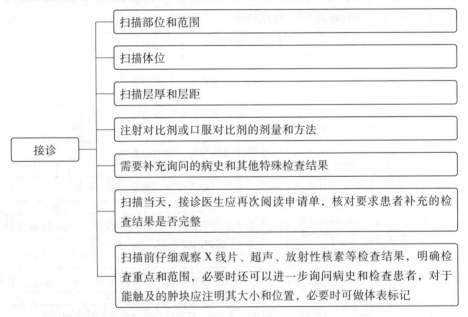

接诊
- 扫描部位和范围
- 扫描体位
- 扫描层厚和层距
- 注射对比剂或口服对比剂的剂量和方法
- 需要补充询问的病史和其他特殊检查结果
- 扫描当天，接诊医生应再次阅读申请单，核对要求患者补充的检查结果是否完整
- 扫描前仔细观察 X 线片、超声、放射性核素等检查结果，明确检查重点和范围，必要时还可以进一步询问病史和检查患者，对于能触及的肿块应注明其大小和位置，必要时可做体表标记

三、扫描

1. 扫描技术员在扫描前应嘱患者去除身上的金属饰物和其他可能造成伪影的衣物，并做好患者的吸气、呼气和憋气的训练，以达到扫描各层面的呼吸相一致。扫描结束后应认真填写扫描记录单。

2. 在扫描过程中医生应指导技术员根据需要做好如下工作：

（1）是否需要增加扫描层面或改变层厚。

（2）是否需要改换扫描体位。

（3）是否需要补加增强扫描或平扫。

3. 扫描结束后医生应完成如下事项：

（1）将扫描层面依次序仔细看一遍。

（2）观察图像时应随时调节窗位与窗宽，对肝脏病变的观察应用窄窗，以免遗漏密度差别较小的病灶。

（3）应注意测量病灶的大小、密度，观察其密度特点和形态学表现，必要时应局部放大或重组多平面图像和三维图像。

（4）凡遇复查的患者，务必参考原来的旧片，以便比较，做出正确的诊断。

（5）减少扫描伪影技术：除设备所致伪影外，对由患者本身所致的伪影应采用相应的措施：①呼吸：对老人、小儿以及危重的患者呼吸急促，屏气确有困难的，可采用快速的螺旋扫描，以缩短扫描时间，减少伪影。②胃肠蠕动所致伪影可以适当给予抗胆碱药物，以减少肠蠕动，但青光眼、前列腺肥大、严重的冠心病者禁用。③为防止患者身体摇动，对躁动不合作的患者和小儿可给予镇静剂。④为消除胃肠道内气体或其他致密影所致伪影，应做好扫描前患者的准备工作，扫描前再次口服 250～300ml 清水，以部分驱除胃肠道的气体。⑤其他：因体内金属异物、肋骨及心血管搏动等所致的伪影目前尚难以消除，但熟悉这些伪影有利于正确解释图像。

第二节　头颈部 CT 检查技术操作常规

一、颅脑

【适应证】

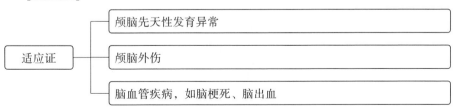

续流程

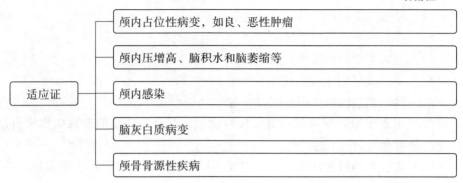

【禁忌证】
碘过敏或有严重甲状腺功能亢进的患者不能使用碘对比剂增强扫描。
【检查前准备】

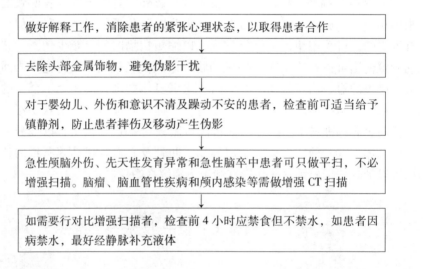

【患者体位】
仰卧位，下颌内收，两外耳孔与台面等距离。
【操作方法】
1. 平扫

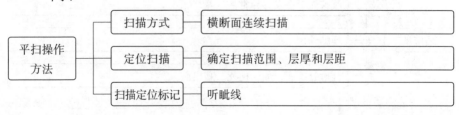

续流程

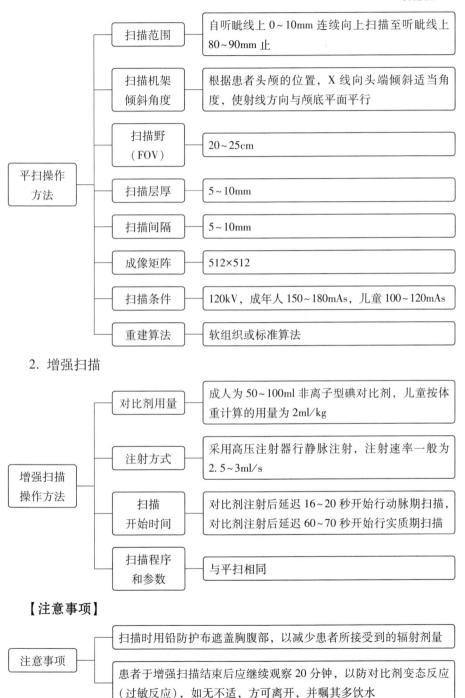

平扫操作方法	扫描范围	自听眦线上 0~10mm 连续向上扫描至听眦线上 80~90mm 止
	扫描机架倾斜角度	根据患者头颅的位置，X 线向头端倾斜适当角度，使射线方向与颅底平面平行
	扫描野（FOV）	20~25cm
	扫描层厚	5~10mm
	扫描间隔	5~10mm
	成像矩阵	512×512
	扫描条件	120kV，成年人 150~180mAs，儿童 100~120mAs
	重建算法	软组织或标准算法

2. 增强扫描

增强扫描操作方法	对比剂用量	成人为 50~100ml 非离子型碘对比剂，儿童按体重计算的用量为 2ml/kg
	注射方式	采用高压注射器行静脉注射，注射速率一般为 2.5~3ml/s
	扫描开始时间	对比剂注射后延迟 16~20 秒开始行动脉期扫描，对比剂注射后延迟 60~70 秒开始行实质期扫描
	扫描程序和参数	与平扫相同

【注意事项】

| 注意事项 | 扫描时用铅防护布遮盖胸腹部，以减少患者所接受到的辐射剂量 |
| | 患者于增强扫描结束后应继续观察 20 分钟，以防对比剂变态反应（过敏反应），如无不适，方可离开，并嘱其多饮水 |

二、鞍区

【适应证】

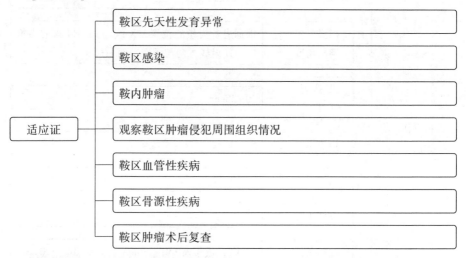

【禁忌证】

碘过敏或有严重甲状腺功能亢进的患者不能使用碘对比剂增强扫描。

【检查前准备】

同 "颅脑 CT 检查检查前准备"。

【患者体位】

仰卧或俯卧位。

【操作方法】

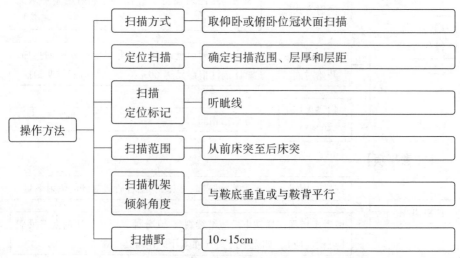

续流程

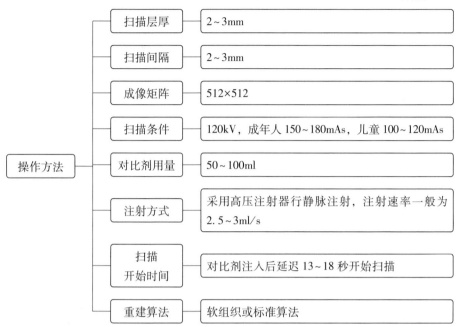

操作方法	扫描层厚	2~3mm
	扫描间隔	2~3mm
	成像矩阵	512×512
	扫描条件	120kV，成年人 150~180mAs，儿童 100~120mAs
	对比剂用量	50~100ml
	注射方式	采用高压注射器行静脉注射，注射速率一般为 2.5~3ml/s
	扫描开始时间	对比剂注入后延迟 13~18 秒开始扫描
	重建算法	软组织或标准算法

【注意事项】

同"颅脑 CT 检查注意事项"。

三、内听道

【适应证】

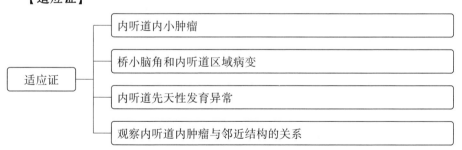

适应证	内听道内小肿瘤
	桥小脑角和内听道区域病变
	内听道先天性发育异常
	观察内听道内肿瘤与邻近结构的关系

【禁忌证】

碘过敏或有严重甲状腺功能亢进的患者不能使用碘对比剂增强扫描。

【检查前准备】

同"颅脑 CT 检查检查前准备"。

【患者体位】

仰卧位，下颌内收，两外耳孔与台面等距离。

【操作方法】

1. 平扫

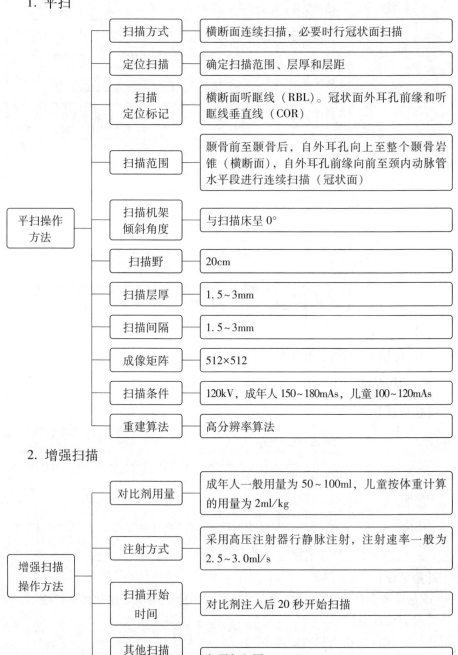

平扫操作方法	扫描方式	横断面连续扫描，必要时行冠状面扫描
	定位扫描	确定扫描范围、层厚和层距
	扫描定位标记	横断面听眶线（RBL）。冠状面外耳孔前缘和听眶线垂直线（COR）
	扫描范围	颞骨前至颞骨后，自外耳孔向上至整个颞骨岩锥（横断面），自外耳孔前缘向前至颈内动脉管水平段进行连续扫描（冠状面）
	扫描机架倾斜角度	与扫描床呈0°
	扫描野	20cm
	扫描层厚	1.5~3mm
	扫描间隔	1.5~3mm
	成像矩阵	512×512
	扫描条件	120kV，成年人150~180mAs，儿童100~120mAs
	重建算法	高分辨率算法

2. 增强扫描

增强扫描操作方法	对比剂用量	成年人一般用量为50~100ml，儿童按体重计算的用量为2ml/kg
	注射方式	采用高压注射器行静脉注射，注射速率一般为2.5~3.0ml/s
	扫描开始时间	对比剂注入后20秒开始扫描
	其他扫描程序和参数	与平扫相同

【注意事项】

同"颅脑 CT 检查注意事项"。

四、眼和眼眶

【适应证】

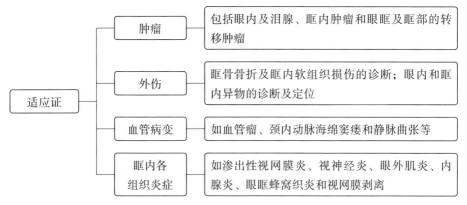

【禁忌证】

碘过敏或有严重甲状腺功能亢进的患者不能使用碘对比剂增强扫描。

【检查前准备】

同"颅脑 CT 检查检查前准备"。

【患者体位】

仰卧或俯卧位。

【操作方法】

1. 平扫

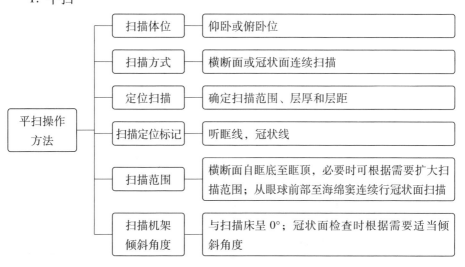

续流程

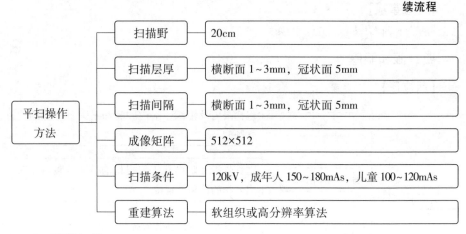

平扫操作方法

扫描野	20cm
扫描层厚	横断面 1~3mm，冠状面 5mm
扫描间隔	横断面 1~3mm，冠状面 5mm
成像矩阵	512×512
扫描条件	120kV，成年人 150~180mAs，儿童 100~120mAs
重建算法	软组织或高分辨率算法

2. 增强扫描

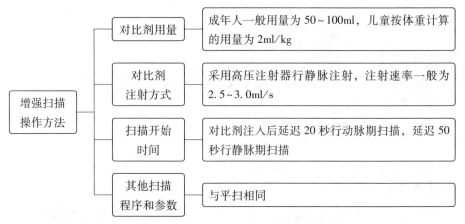

增强扫描操作方法

对比剂用量	成年人一般用量为 50~100ml，儿童按体重计算的用量为 2ml/kg
对比剂注射方式	采用高压注射器行静脉注射，注射速率一般为 2.5~3.0ml/s
扫描开始时间	对比剂注入后延迟 20 秒行动脉期扫描，延迟 50 秒行静脉期扫描
其他扫描程序和参数	与平扫相同

【注意事项】

同"颅脑 CT 检查注意事项"。

五、鼻窦

【适应证】

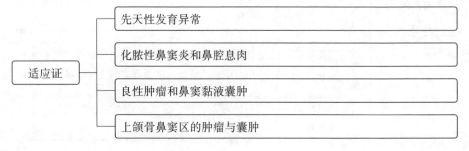

适应证

| 先天性发育异常 |
| 化脓性鼻窦炎和鼻腔息肉 |
| 良性肿瘤和鼻窦黏液囊肿 |
| 上颌骨鼻窦区的肿瘤与囊肿 |

续流程

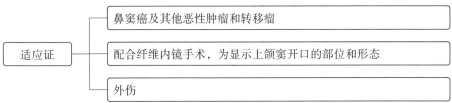

适应证 ── 鼻窦癌及其他恶性肿瘤和转移瘤

配合纤维内镜手术，为显示上颌窦开口的部位和形态

外伤

【禁忌证】

碘过敏或有严重甲状腺功能亢进的患者不能使用碘对比剂增强扫描。

【检查前准备】

同"颅脑 CT 检查检查前准备"。

【患者体位】

仰卧或俯卧位。

【操作方法】

1. 平扫

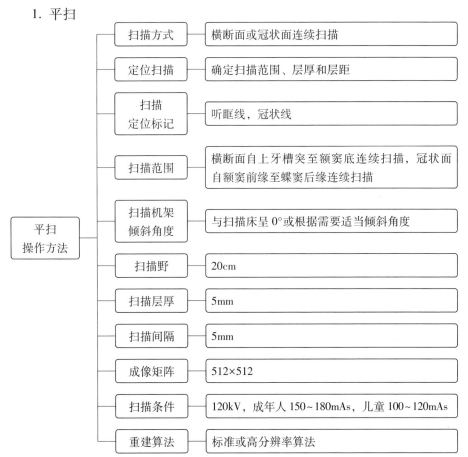

平扫操作方法	扫描方式	横断面或冠状面连续扫描
	定位扫描	确定扫描范围、层厚和层距
	扫描定位标记	听眦线，冠状线
	扫描范围	横断面自上牙槽突至额窦底连续扫描，冠状面自额窦前缘至蝶窦后缘连续扫描
	扫描机架倾斜角度	与扫描床呈 0° 或根据需要适当倾斜角度
	扫描野	20cm
	扫描层厚	5mm
	扫描间隔	5mm
	成像矩阵	512×512
	扫描条件	120kV，成年人 150~180mAs，儿童 100~120mAs
	重建算法	标准或高分辨率算法

2. 增强扫描

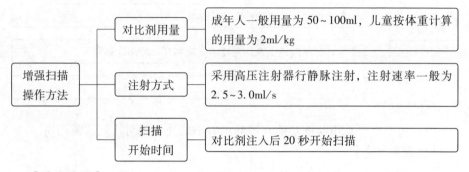

【注意事项】

同"颅脑 CT 检查注意事项"。

六、鼻咽

【适应证】

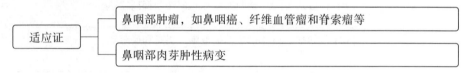

【禁忌证】

碘过敏或有严重甲状腺功能亢进的患者不能使用碘对比剂增强扫描。

【检查前准备】

同"颅脑 CT 检查检查前准备"。

【患者体位】

仰卧或俯卧位。

【操作方法】

1. 平扫

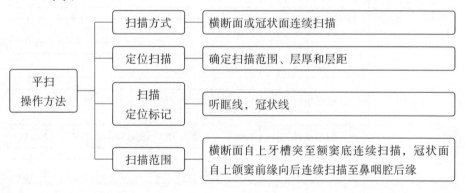

续流程

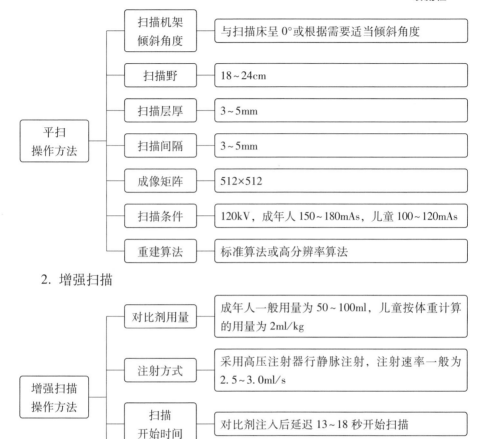

	扫描机架 倾斜角度	与扫描床呈 0° 或根据需要适当倾斜角度
平扫 操作方法	扫描野	18~24cm
	扫描层厚	3~5mm
	扫描间隔	3~5mm
	成像矩阵	512×512
	扫描条件	120kV，成年人 150~180mAs，儿童 100~120mAs
	重建算法	标准算法或高分辨率算法

2. 增强扫描

	对比剂用量	成年人一般用量为 50~100ml，儿童按体重计算的用量为 2ml/kg
增强扫描 操作方法	注射方式	采用高压注射器行静脉注射，注射速率一般为 2.5~3.0ml/s
	扫描 开始时间	对比剂注入后延迟 13~18 秒开始扫描
	其他扫描 程序和参数	与平扫相同

【注意事项】

同"颅脑 CT 检查注意事项"。

七、腮腺

【适应证】

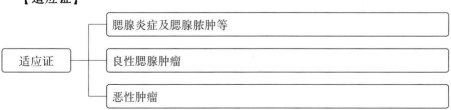

	腮腺炎症及腮腺脓肿等
适应证	良性腮腺肿瘤
	恶性肿瘤

【禁忌证】

碘过敏或有严重甲状腺功能亢进的患者不能使用碘对比剂增强扫描。

【检查前准备】

同"颅脑 CT 检查检查前准备"。

【患者体位】

仰卧或俯卧位。

【操作方法】

1. 平扫

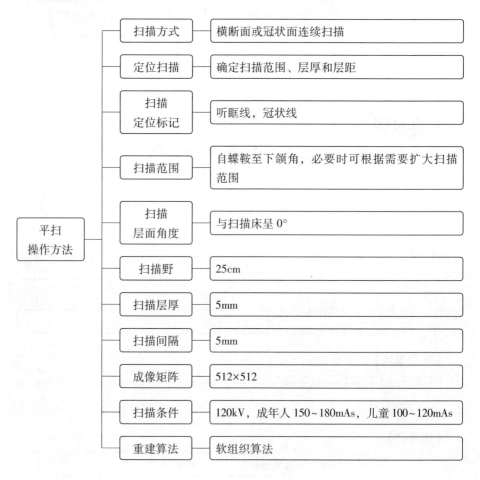

平扫 操作方法	扫描方式	横断面或冠状面连续扫描
	定位扫描	确定扫描范围、层厚和层距
	扫描 定位标记	听眦线，冠状线
	扫描范围	自蝶鞍至下颌角，必要时可根据需要扩大扫描范围
	扫描 层面角度	与扫描床呈 0°
	扫描野	25cm
	扫描层厚	5mm
	扫描间隔	5mm
	成像矩阵	512×512
	扫描条件	120kV，成年人 150~180mAs，儿童 100~120mAs
	重建算法	软组织算法

2. 增强扫描

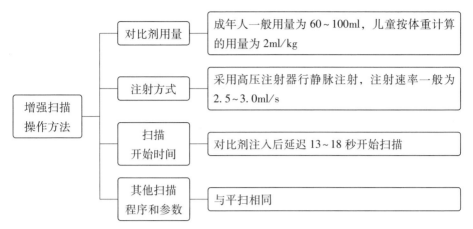

【注意事项】

同"颅脑 CT 检查注意事项"。

八、颞部（内耳）

【适应证】

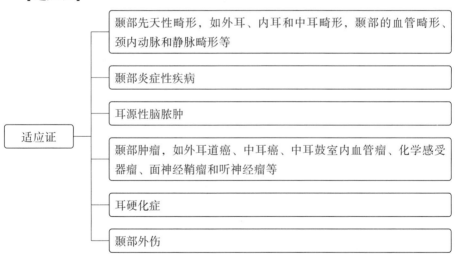

【禁忌证】

碘过敏或有严重甲状腺功能亢进的患者不能使用碘对比剂增强扫描。

【检查前准备】

同"颅脑 CT 检查检查前准备"。

【患者体位】

仰卧或俯卧位。

【操作方法】

1. 平扫

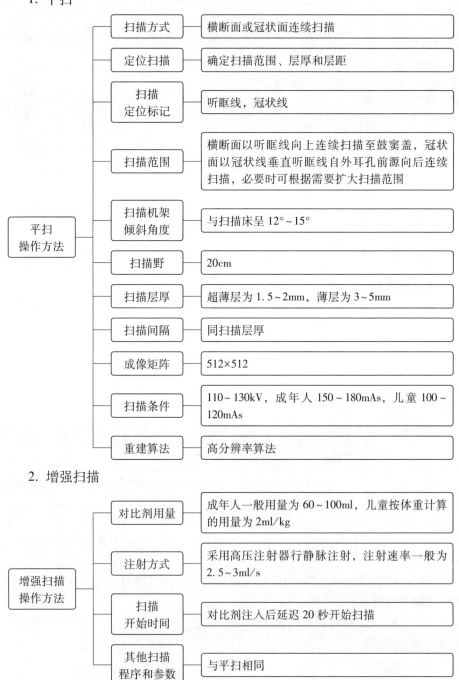

	扫描方式	横断面或冠状面连续扫描
	定位扫描	确定扫描范围、层厚和层距
	扫描定位标记	听眶线，冠状线
	扫描范围	横断面以听眶线向上连续扫描至鼓窦盖，冠状面以冠状线垂直听眶线自外耳孔前源向后连续扫描，必要时可根据需要扩大扫描范围
平扫操作方法	扫描机架倾斜角度	与扫描床呈 12°~15°
	扫描野	20cm
	扫描层厚	超薄层为 1.5~2mm，薄层为 3~5mm
	扫描间隔	同扫描层厚
	成像矩阵	512×512
	扫描条件	110~130kV，成年人 150~180mAs，儿童 100~120mAs
	重建算法	高分辨率算法

2. 增强扫描

	对比剂用量	成年人一般用量为 60~100ml，儿童按体重计算的用量为 2ml/kg
增强扫描操作方法	注射方式	采用高压注射器行静脉注射，注射速率一般为 2.5~3ml/s
	扫描开始时间	对比剂注入后延迟 20 秒开始扫描
	其他扫描程序和参数	与平扫相同

【注意事项】

同"颅脑CT检查注意事项"。

九、喉部

【适应证】

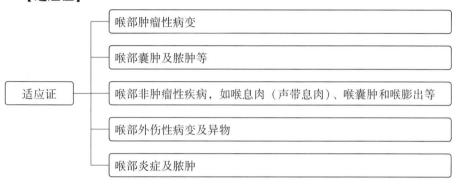

【禁忌证】

碘过敏或有严重甲状腺功能亢进的患者不能使用碘对比剂增强扫描。

【检查前准备】

同"颅脑CT检查检查前准备"。

【患者体位】

仰卧位，下颌稍扬起，两外耳孔与台面等距离。

【操作方法】

1. 平扫

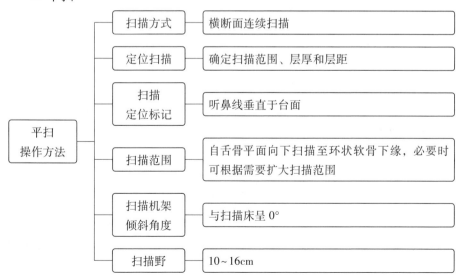

续流程

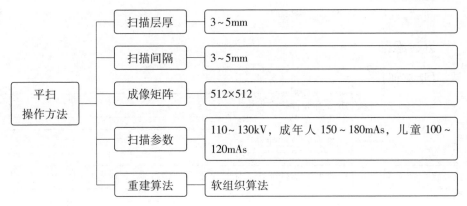

平扫
操作方法
- 扫描层厚 —— 3~5mm
- 扫描间隔 —— 3~5mm
- 成像矩阵 —— 512×512
- 扫描参数 —— 110~130kV，成年人 150~180mAs，儿童 100~120mAs
- 重建算法 —— 软组织算法

2. 增强扫描

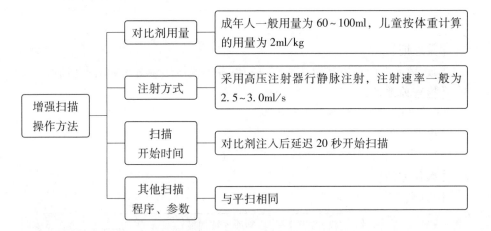

增强扫描
操作方法
- 对比剂用量 —— 成年人一般用量为 60~100ml，儿童按体重计算的用量为 2ml/kg
- 注射方式 —— 采用高压注射器行静脉注射，注射速率一般为 2.5~3.0ml/s
- 扫描开始时间 —— 对比剂注入后延迟 20 秒开始扫描
- 其他扫描程序、参数 —— 与平扫相同

【注意事项】

同"颅脑 CT 检查注意事项"。

十、颈部（甲状腺）

【适应证】

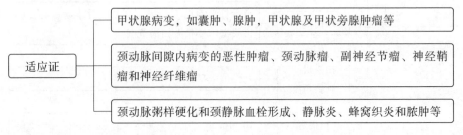

适应证
- 甲状腺病变，如囊肿、腺肿，甲状腺及甲状旁腺肿瘤等
- 颈动脉间隙内病变的恶性肿瘤、颈动脉瘤、副神经节瘤、神经鞘瘤和神经纤维瘤
- 颈动脉粥样硬化和颈静脉血栓形成、静脉炎、蜂窝织炎和脓肿等

续流程

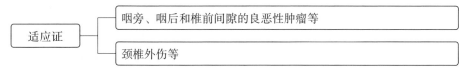

【禁忌证】

碘过敏或有严重甲状腺功能亢进的患者不能使用碘对比剂增强扫描。

【检查前准备】

嘱患者扫描时不做吞咽动作，可平静呼吸或屏住气。其余同"颅脑 CT 检查检查前准备"。

【患者体位】

卧位，身体置于床面中间，头稍向后仰，使下颌支与床台面垂直。

【操作方法】

1. 平扫

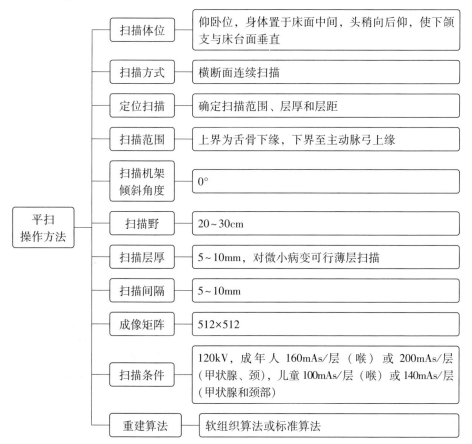

2. 增强扫描

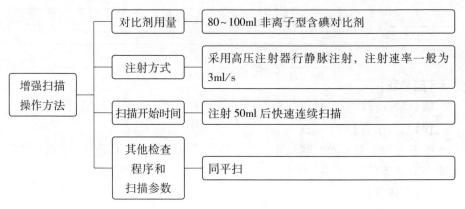

增强扫描操作方法
- 对比剂用量 —— 80~100ml 非离子型含碘对比剂
- 注射方式 —— 采用高压注射器行静脉注射，注射速率一般为3ml/s
- 扫描开始时间 —— 注射 50ml 后快速连续扫描
- 其他检查程序和扫描参数 —— 同平扫

【注意事项】

同"颅脑 CT 检查注意事项"。

第三节　胸部 CT 检查技术操作常规

一、胸部普通检查

【适应证】

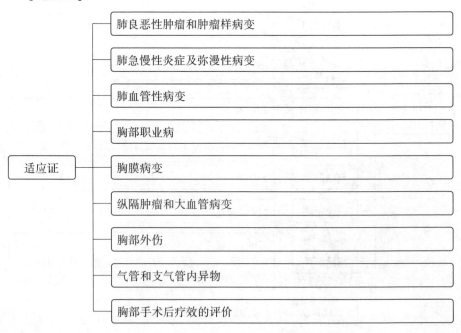

适应证
- 肺良恶性肿瘤和肿瘤样病变
- 肺急慢性炎症及弥漫性病变
- 肺血管性病变
- 胸部职业病
- 胸膜病变
- 纵隔肿瘤和大血管病变
- 胸部外伤
- 气管和支气管内异物
- 胸部手术后疗效的评价

【禁忌证】

碘过敏或有严重甲状腺功能亢进的患者不能使用碘对比剂增强扫描。

【检查前准备】

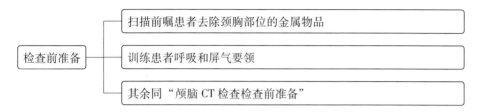

【患者体位】

仰卧位，身体置于床面中间，两臂上举抱头。

【操作方法】

1. 平扫

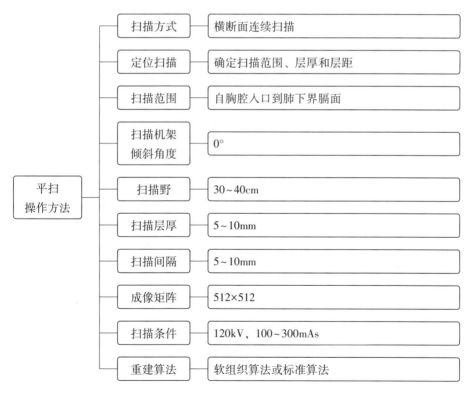

2. 增强扫描

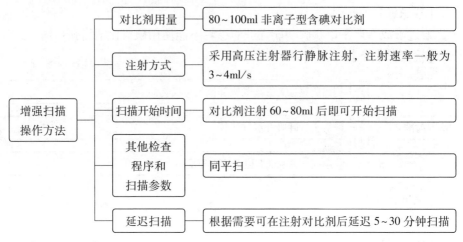

【注意事项】

同"颅脑 CT 检查注意事项"。

二、胸部高分辨率 CT

【适应证】

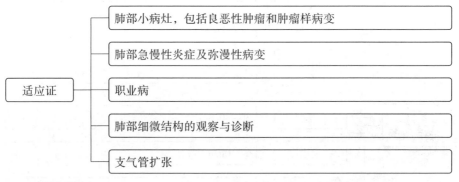

【禁忌证】

碘过敏或有严重甲状腺功能亢进的患者不能使用碘对比剂增强扫描。

【检查前准备】

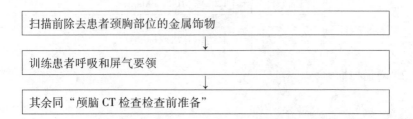

【患者体位】

仰卧位，身体置于床面中间，两臂上举抱头。

【操作方法】

1. 平扫

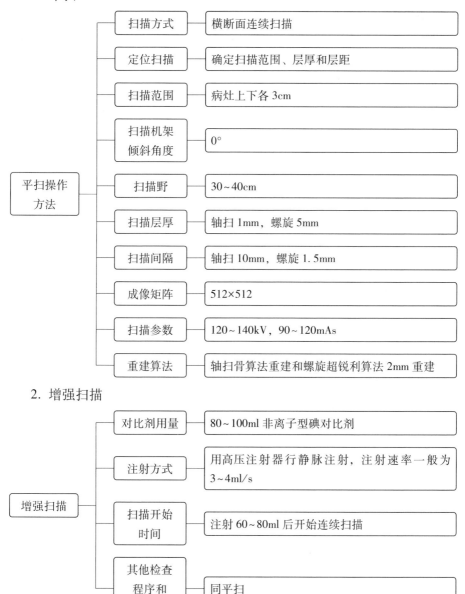

2. 增强扫描

【注意事项】

同"颅脑 CT 检查注意事项"。

三、CT 肺动脉造影（CTPA）

【适应证】

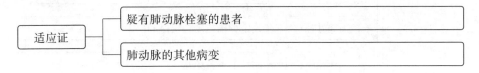

【禁忌证】

碘过敏或有严重甲状腺功能亢进的患者不能使用碘对比剂增强扫描。

【检查前准备】

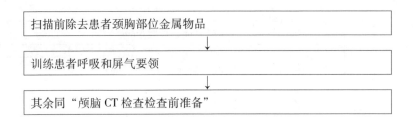

【患者体位】

仰卧位，身体置于床面中间，两臂上举抱头。

【操作方法】

1. 扫描方式和定位扫描

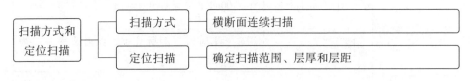

2. 对比剂监测扫描

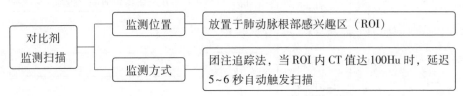

3. 肺动脉扫描

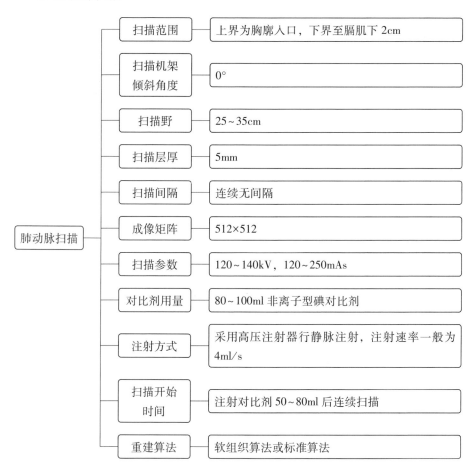

肺动脉扫描	扫描范围	上界为胸廓入口，下界至膈肌下 2cm
	扫描机架倾斜角度	0°
	扫描野	25~35cm
	扫描层厚	5mm
	扫描间隔	连续无间隔
	成像矩阵	512×512
	扫描参数	120~140kV，120~250mAs
	对比剂用量	80~100ml 非离子型碘对比剂
	注射方式	采用高压注射器行静脉注射，注射速率一般为 4ml/s
	扫描开始时间	注射对比剂 50~80ml 后连续扫描
	重建算法	软组织算法或标准算法

【注意事项】

同"颅脑 CT 检查注意事项"。

四、纵隔

【适应证】

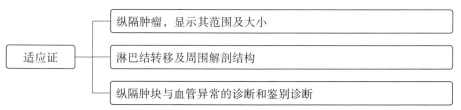

适应证	纵隔肿瘤，显示其范围及大小
	淋巴结转移及周围解剖结构
	纵隔肿块与血管异常的诊断和鉴别诊断

【禁忌证】

碘过敏或有严重甲状腺功能亢进的患者不能使用碘对比剂增强扫描。

【检查前准备】

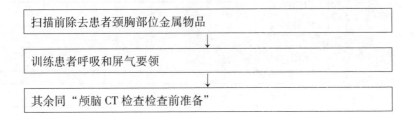

| 扫描前除去患者颈胸部位金属物品 |
| 训练患者呼吸和屏气要领 |
| 其余同"颅脑CT检查检查前准备" |

【患者体位】

仰卧位，身体置于床面中间，两臂上举抱头。

【操作方法】

1. 平扫

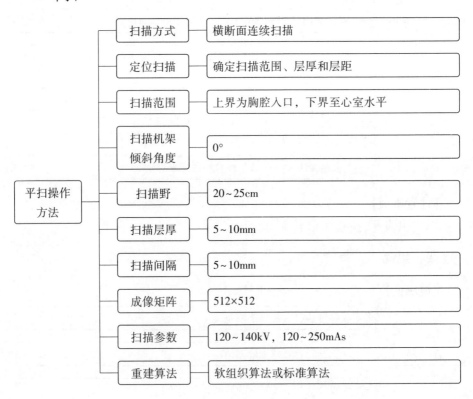

平扫操作方法	扫描方式	横断面连续扫描
	定位扫描	确定扫描范围、层厚和层距
	扫描范围	上界为胸腔入口，下界至心室水平
	扫描机架倾斜角度	0°
	扫描野	20~25cm
	扫描层厚	5~10mm
	扫描间隔	5~10mm
	成像矩阵	512×512
	扫描参数	120~140kV，120~250mAs
	重建算法	软组织算法或标准算法

2. 增强扫描

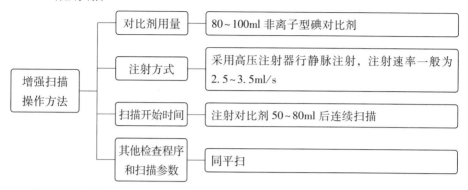

【注意事项】

同"颅脑 CT 检查注意事项"。

五、主动脉 CTA

【适应证】

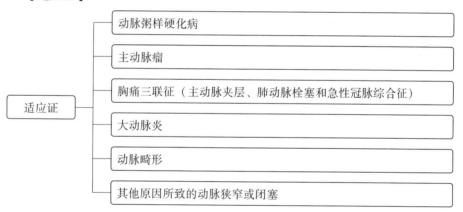

【禁忌证】

碘过敏或有严重甲状腺功能亢进的患者不能使用碘对比剂增强扫描。

【检查前准备】

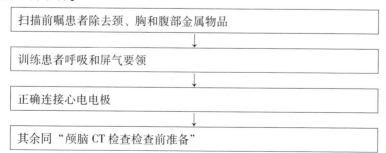

【患者体位】

仰卧位，身体置于床面中间，两臂上举抱头。

【操作方法】

1. 定位扫描

确定扫描范围、层厚和层距。

2. 对比剂监测扫描

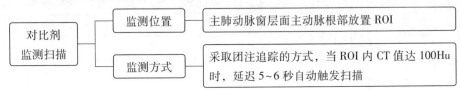

对比剂监测扫描	监测位置	主肺动脉窗层面主动脉根部放置 ROI
	监测方式	采取团注追踪的方式，当 ROI 内 CT 值达 100Hu 时，延迟 5~6 秒自动触发扫描

（3）主动脉 CTA 扫描

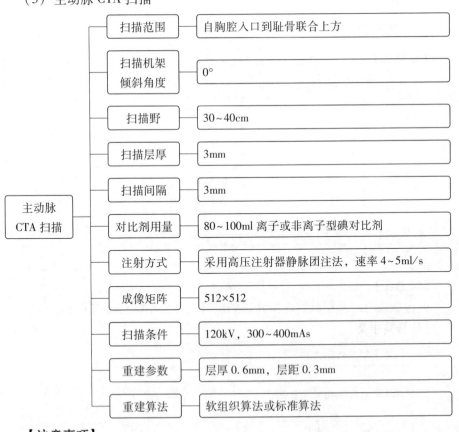

主动脉 CTA 扫描	扫描范围	自胸腔入口到耻骨联合上方
	扫描机架倾斜角度	0°
	扫描野	30~40cm
	扫描层厚	3mm
	扫描间隔	3mm
	对比剂用量	80~100ml 离子或非离子型碘对比剂
	注射方式	采用高压注射器静脉团注法，速率 4~5ml/s
	成像矩阵	512×512
	扫描条件	120kV，300~400mAs
	重建参数	层厚 0.6mm，层距 0.3mm
	重建算法	软组织算法或标准算法

【注意事项】

同"颅脑 CT 检查注意事项"。

六、冠状动脉 CTA

【适应证】

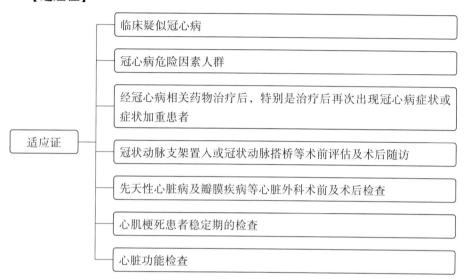

适应证
- 临床疑似冠心病
- 冠心病危险因素人群
- 经冠心病相关药物治疗后，特别是治疗后再次出现冠心病症状或症状加重患者
- 冠状动脉支架置入或冠状动脉搭桥等术前评估及术后随访
- 先天性心脏病及瓣膜疾病等心脏外科术前及术后检查
- 心肌梗死患者稳定期的检查
- 心脏功能检查

【禁忌证】

碘过敏或有严重甲状腺功能亢进的患者不能使用碘对比剂增强扫描。

【检查前准备】

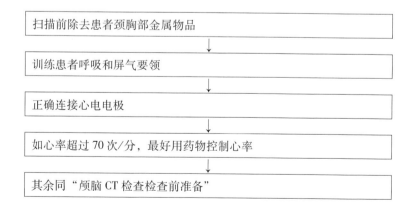

扫描前除去患者颈胸部金属物品
↓
训练患者呼吸和屏气要领
↓
正确连接心电电极
↓
如心率超过 70 次/分，最好用药物控制心率
↓
其余同"颅脑 CT 检查检查前准备"

【患者体位】

仰卧位，身体置于床面中间，两臂上举抱头。

【操作方法】

1. 钙化积分扫描（必要时）

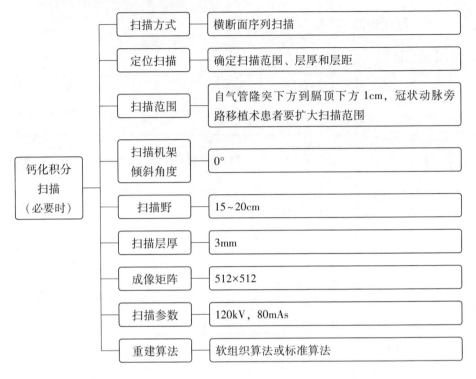

钙化积分扫描（必要时）	扫描方式	横断面序列扫描
	定位扫描	确定扫描范围、层厚和层距
	扫描范围	自气管隆突下方到膈顶下方 1cm，冠状动脉旁路移植术患者要扩大扫描范围
	扫描机架倾斜角度	0°
	扫描野	15~20cm
	扫描层厚	3mm
	成像矩阵	512×512
	扫描参数	120kV，80mAs
	重建算法	软组织算法或标准算法

2. 对比剂监测扫描

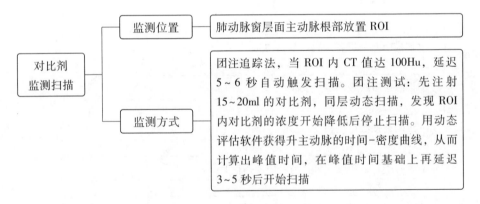

| 对比剂监测扫描 | 监测位置 | 肺动脉窗层面主动脉根部放置 ROI |
| | 监测方式 | 团注追踪法，当 ROI 内 CT 值达 100Hu，延迟 5~6 秒自动触发扫描。团注测试：先注射 15~20ml 的对比剂，同层动态扫描，发现 ROI 内对比剂的浓度开始降低后停止扫描。用动态评估软件获得升主动脉的时间-密度曲线，从而计算出峰值时间，在峰值时间基础上再延迟 3~5 秒后开始扫描 |

3. 冠状动脉 CTA 扫描

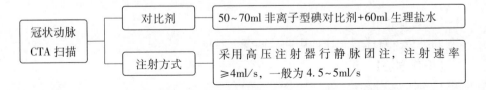

| 冠状动脉 CTA 扫描 | 对比剂 | 50~70ml 非离子型碘对比剂+60ml 生理盐水 |
| | 注射方式 | 采用高压注射器行静脉团注，注射速率 ≥4ml/s，一般为 4.5~5ml/s |

续流程

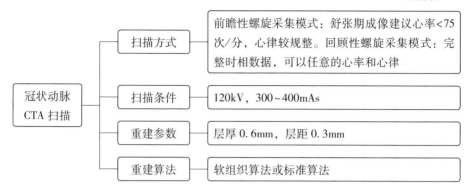

【注意事项】

同"颅脑 CT 检查注意事项"。

第四节　腹部 CT 检查技术操作常规

一、胃

【适应证】

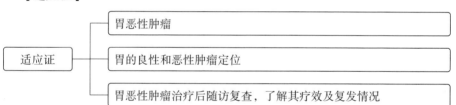

【禁忌证】

碘过敏或有严重甲状腺功能亢进的患者不能使用碘对比剂增强扫描。

【检查前准备】

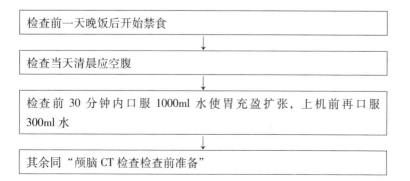

【患者体位】

根据需要，采用仰卧位、仰卧右后斜位和左侧位或右侧位。

【操作方法】

1. 平扫

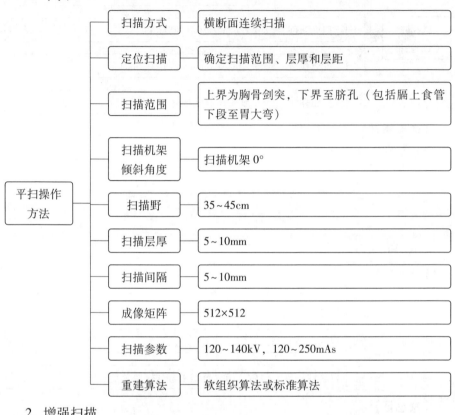

2. 增强扫描

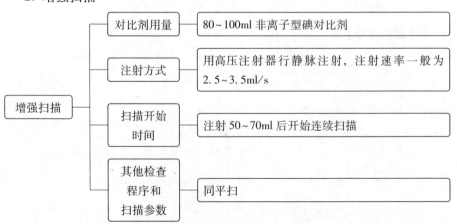

【注意事项】

1. 检查前1周内不服重金属药物，如1周内曾做过胃肠道钡餐造影时，则于检查前先行腹部透视，确认腹腔内无钡剂残留。

2. 其余同"颅脑CT检查注意事项"。

二、肝脏

【适应证】

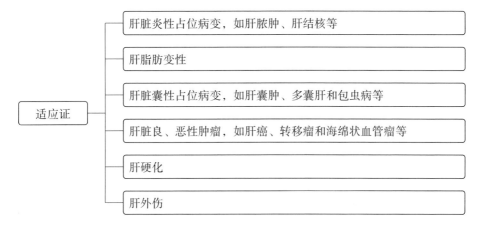

【禁忌证】

碘过敏或有严重甲状腺功能亢进的患者不能使用碘对比剂增强扫描。

【检查前准备】

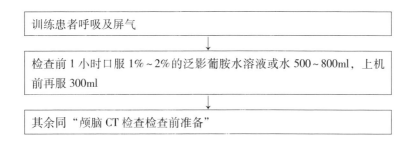

【患者体位】

仰卧位，身体置于床面中间，两臂上举抱头。

【操作方法】

1. 平扫

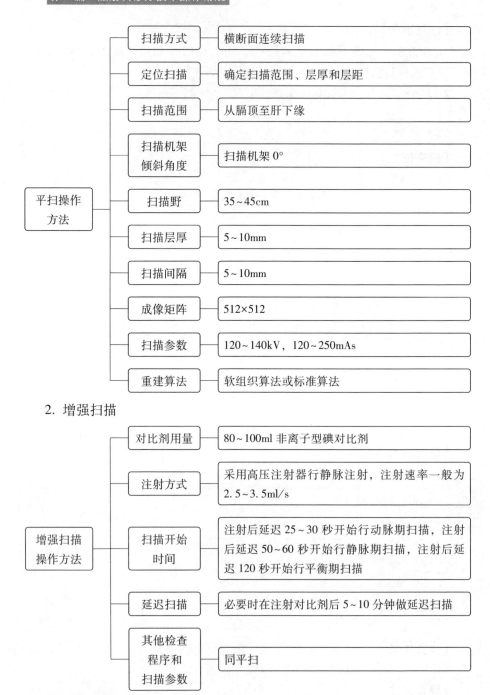

2. 增强扫描

【注意事项】

同"颅脑 CT 检查注意事项"。

三、CT 肝动脉和门静脉造影（肝动脉 CTA 和门静脉 CTA）

【适应证】

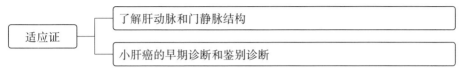

适应证	了解肝动脉和门静脉结构
	小肝癌的早期诊断和鉴别诊断

【禁忌证】

碘过敏或有严重甲状腺功能亢进的患者不能使用碘对比剂增强扫描。

【检查前准备】

1. 训练患者呼吸及屏气。

2. 其余同"颅脑 CT 检查检查前准备"。

【患者体位】

仰卧位，身体置于床面中间，两臂上举抱头。

【操作方法】

1. 平扫

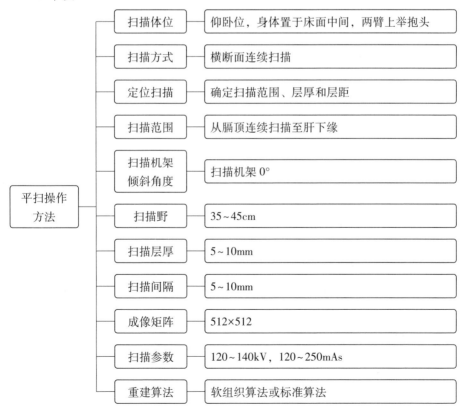

平扫操作方法	扫描体位	仰卧位，身体置于床面中间，两臂上举抱头
	扫描方式	横断面连续扫描
	定位扫描	确定扫描范围、层厚和层距
	扫描范围	从膈顶连续扫描至肝下缘
	扫描机架倾斜角度	扫描机架 0°
	扫描野	35～45cm
	扫描层厚	5～10mm
	扫描间隔	5～10mm
	成像矩阵	512×512
	扫描参数	120～140kV，120～250mAs
	重建算法	软组织算法或标准算法

2. CTA 扫描

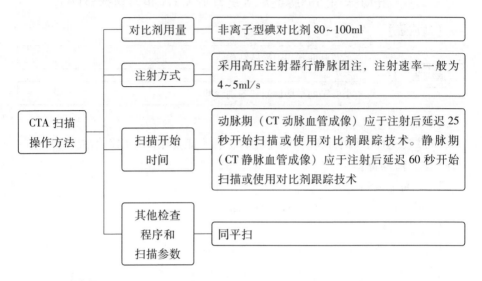

CTA 扫描操作方法
- 对比剂用量 —— 非离子型碘对比剂 80~100ml
- 注射方式 —— 采用高压注射器行静脉团注，注射速率一般为 4~5ml/s
- 扫描开始时间 —— 动脉期（CT 动脉血管成像）应于注射后延迟 25 秒开始扫描或使用对比剂跟踪技术。静脉期（CT 静脉血管成像）应于注射后延迟 60 秒开始扫描或使用对比剂跟踪技术
- 其他检查程序和扫描参数 —— 同平扫

【注意事项】

同"颅脑 CT 检查注意事项"。

四、胰腺

【适应证】

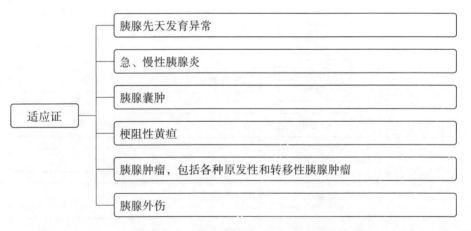

适应证
- 胰腺先天发育异常
- 急、慢性胰腺炎
- 胰腺囊肿
- 梗阻性黄疸
- 胰腺肿瘤，包括各种原发性和转移性胰腺肿瘤
- 胰腺外伤

【禁忌证】

碘过敏或有严重甲状腺功能亢进的患者不能使用碘对比剂增强扫描。

【检查前准备】

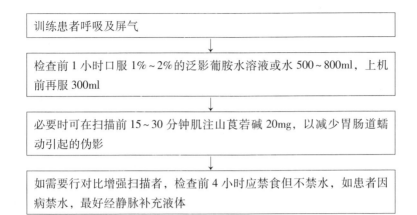

训练患者呼吸及屏气

↓

检查前 1 小时口服 1%~2% 的泛影葡胺水溶液或水 500~800ml，上机前再服 300ml

↓

必要时可在扫描前 15~30 分钟肌注山莨菪碱 20mg，以减少胃肠道蠕动引起的伪影

↓

如需要行对比增强扫描者，检查前 4 小时应禁食但不禁水，如患者因病禁水，最好经静脉补充液体

【患者体位】

仰卧位，身体置于床面中间，两臂上举抱头。

【操作方法】

1. 平扫

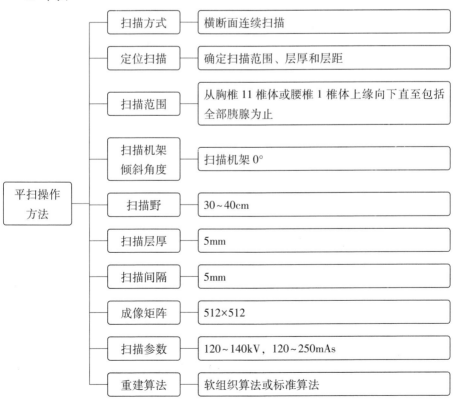

平扫操作方法	扫描方式	横断面连续扫描
	定位扫描	确定扫描范围、层厚和层距
	扫描范围	从胸椎 11 椎体或腰椎 1 椎体上缘向下直至包括全部胰腺为止
	扫描机架倾斜角度	扫描机架 0°
	扫描野	30~40cm
	扫描层厚	5mm
	扫描间隔	5mm
	成像矩阵	512×512
	扫描参数	120~140kV，120~250mAs
	重建算法	软组织算法或标准算法

2. 增强扫描

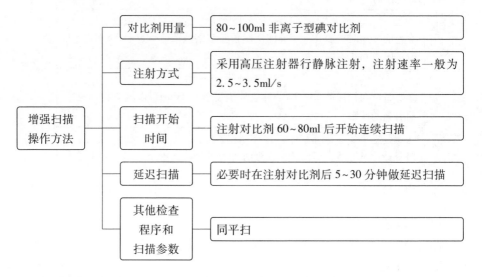

增强扫描操作方法

- 对比剂用量 —— 80~100ml 非离子型碘对比剂
- 注射方式 —— 采用高压注射器行静脉注射，注射速率一般为 2.5~3.5ml/s
- 扫描开始时间 —— 注射对比剂 60~80ml 后开始连续扫描
- 延迟扫描 —— 必要时在注射对比剂后 5~30 分钟做延迟扫描
- 其他检查程序和扫描参数 —— 同平扫

【注意事项】

同"颅脑 CT 检查注意事项"。

五、胆囊

【适应证】

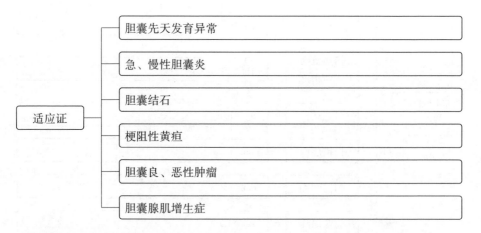

适应证

- 胆囊先天发育异常
- 急、慢性胆囊炎
- 胆囊结石
- 梗阻性黄疸
- 胆囊良、恶性肿瘤
- 胆囊腺肌增生症

【禁忌证】

碘过敏或有严重甲状腺功能亢进的患者不能使用碘对比剂增强扫描。

【检查前准备】

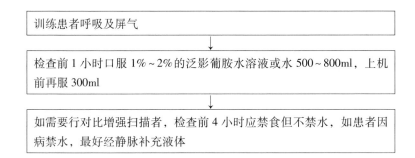

训练患者呼吸及屏气

检查前 1 小时口服 1%~2% 的泛影葡胺水溶液或水 500~800ml，上机前再服 300ml

如需要行对比增强扫描者，检查前 4 小时应禁食但不禁水，如患者因病禁水，最好经静脉补充液体

【患者体位】

仰卧位，身体置于床面中间，两臂上举抱头。

【操作方法】

1. 平扫

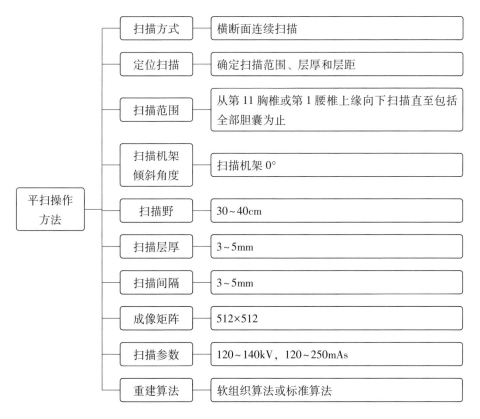

平扫操作方法	扫描方式	横断面连续扫描
	定位扫描	确定扫描范围、层厚和层距
	扫描范围	从第 11 胸椎或第 1 腰椎上缘向下扫描直至包括全部胆囊为止
	扫描机架倾斜角度	扫描机架 0°
	扫描野	30~40cm
	扫描层厚	3~5mm
	扫描间隔	3~5mm
	成像矩阵	512×512
	扫描参数	120~140kV，120~250mAs
	重建算法	软组织算法或标准算法

2. 增强扫描

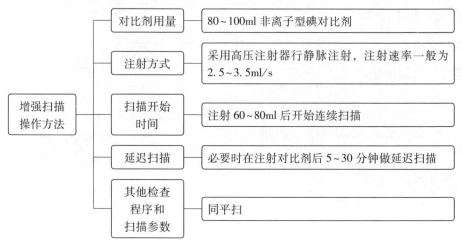

【注意事项】

同"颅脑 CT 检查注意事项"。

六、腹膜及后腹膜腔

【适应证】

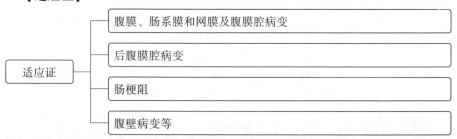

【禁忌证】

碘过敏或有严重甲状腺功能亢进的患者不能使用碘对比剂增强扫描。

【检查前准备】

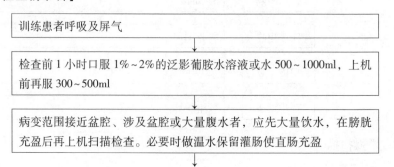

检查前 10 分钟肌注山莨菪碱 20mg（青光眼、前列腺肥大和排尿困难者禁用）

↓

对于可疑腹部占位病变者或腹部重点检查观察区域，可先以标记物标出病灶部位或范围

↓

如需要行对比增强扫描者，检查前 4 小时应禁食但不禁水，如患者因病禁水，最好经静脉补充液体

【患者体位】

仰卧位，身体置于床面中间，两臂上举抱头。

【操作方法】

1. 平扫

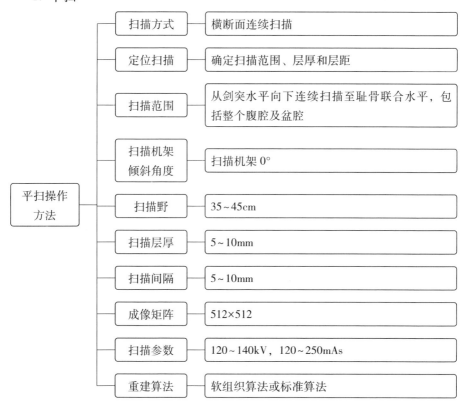

平扫操作方法	扫描方式	横断面连续扫描
	定位扫描	确定扫描范围、层厚和层距
	扫描范围	从剑突水平向下连续扫描至耻骨联合水平，包括整个腹腔及盆腔
	扫描机架倾斜角度	扫描机架 0°
	扫描野	35~45cm
	扫描层厚	5~10mm
	扫描间隔	5~10mm
	成像矩阵	512×512
	扫描参数	120~140kV，120~250mAs
	重建算法	软组织算法或标准算法

2. 增强扫描

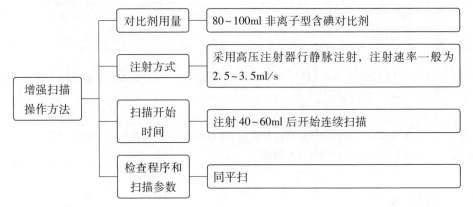

【注意事项】

同"颅脑 CT 检查注意事项"。

七、十二指肠

【适应证】

十二指肠良性和恶性肿瘤等。

【禁忌证】

碘过敏或有严重甲状腺功能亢进的患者不能使用碘对比剂增强扫描。

【检查前准备】

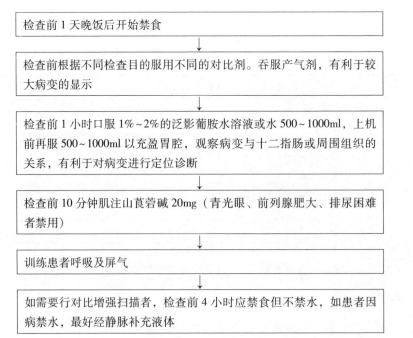

【患者体位】

仰卧位或仰卧右后斜位。

【操作方法】

1. 平扫

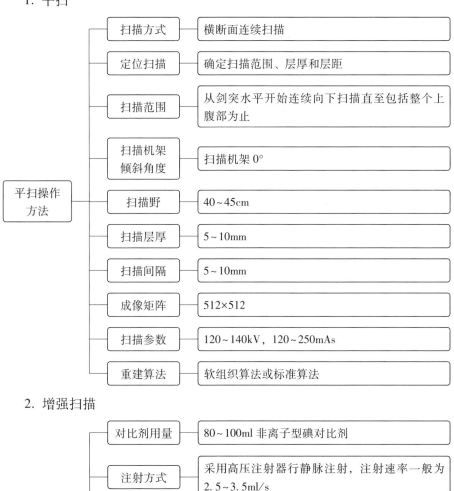

	扫描方式	横断面连续扫描
	定位扫描	确定扫描范围、层厚和层距
	扫描范围	从剑突水平开始连续向下扫描直至包括整个上腹部为止
	扫描机架倾斜角度	扫描机架0°
平扫操作方法	扫描野	40~45cm
	扫描层厚	5~10mm
	扫描间隔	5~10mm
	成像矩阵	512×512
	扫描参数	120~140kV，120~250mAs
	重建算法	软组织算法或标准算法

2. 增强扫描

	对比剂用量	80~100ml 非离子型碘对比剂
	注射方式	采用高压注射器行静脉注射，注射速率一般为2.5~3.5ml/s
增强扫描操作方法	扫描开始时间	注射50~70ml后开始做连续扫描
	对于发现病变者，增强扫描的床位、层厚和层间隔应与平扫一致	
	检查程序和扫描参数	同平扫

【注意事项】

同"颅脑 CT 检查注意事项"。

八、小肠

【适应证】

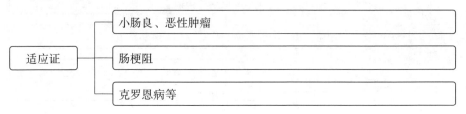

适应证
- 小肠良、恶性肿瘤
- 肠梗阻
- 克罗恩病等

【禁忌证】

碘过敏或有严重甲状腺功能亢进的患者不能使用碘对比剂增强扫描。

【检查前准备】

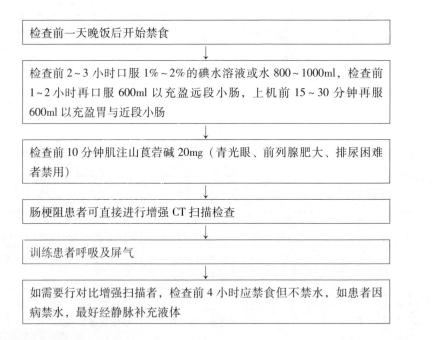

检查前一天晚饭后开始禁食

↓

检查前 2~3 小时口服 1%~2% 的碘水溶液或水 800~1000ml，检查前 1~2 小时再口服 600ml 以充盈远段小肠，上机前 15~30 分钟再服 600ml 以充盈胃与近段小肠

↓

检查前 10 分钟肌注山莨菪碱 20mg（青光眼、前列腺肥大、排尿困难者禁用）

↓

肠梗阻患者可直接进行增强 CT 扫描检查

↓

训练患者呼吸及屏气

↓

如需要行对比增强扫描者，检查前 4 小时应禁食但不禁水，如患者因病禁水，最好经静脉补充液体

【患者体位】

仰卧位，身体置于床面中间，两臂上举抱头。

【操作方法】

1. 平扫

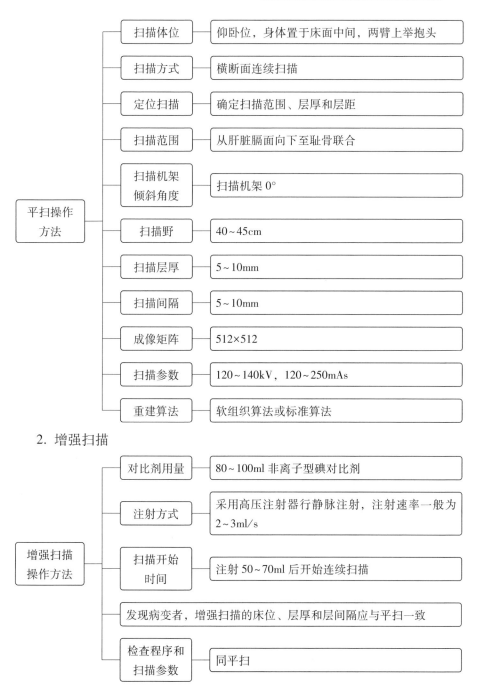

平扫操作方法	扫描体位	仰卧位，身体置于床面中间，两臂上举抱头
	扫描方式	横断面连续扫描
	定位扫描	确定扫描范围、层厚和层距
	扫描范围	从肝脏膈面向下至耻骨联合
	扫描机架倾斜角度	扫描机架 0°
	扫描野	40~45cm
	扫描层厚	5~10mm
	扫描间隔	5~10mm
	成像矩阵	512×512
	扫描参数	120~140kV，120~250mAs
	重建算法	软组织算法或标准算法

2. 增强扫描

增强扫描操作方法	对比剂用量	80~100ml 非离子型碘对比剂
	注射方式	采用高压注射器行静脉注射，注射速率一般为 2~3ml/s
	扫描开始时间	注射 50~70ml 后开始连续扫描
	发现病变者，增强扫描的床位、层厚和层间隔应与平扫一致	
	检查程序和扫描参数	同平扫

【注意事项】

同"颅脑 CT 检查注意事项"。

九、结肠

【适应证】

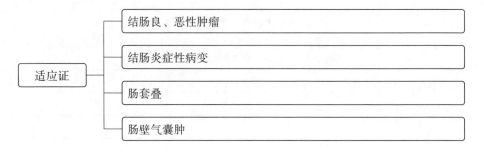

适应证
- 结肠良、恶性肿瘤
- 结肠炎症性病变
- 肠套叠
- 肠壁气囊肿

【禁忌证】

碘过敏或有严重甲状腺功能亢进的患者不能使用碘对比剂增强扫描。

【检查前准备】

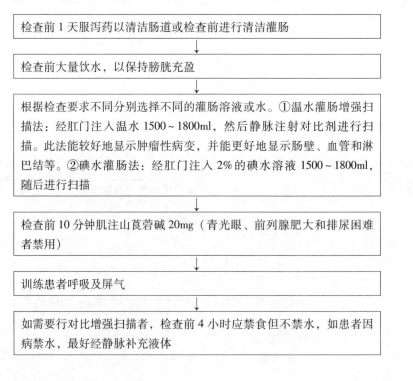

检查前 1 天服泻药以清洁肠道或检查前进行清洁灌肠

↓

检查前大量饮水，以保持膀胱充盈

↓

根据检查要求不同分别选择不同的灌肠溶液或水。①温水灌肠增强扫描法：经肛门注入温水 1500~1800ml，然后静脉注射对比剂进行扫描。此法能较好地显示肿瘤性病变，并能更好地显示肠壁、血管和淋巴结等。②碘水灌肠法：经肛门注入 2% 的碘水溶液 1500~1800ml，随后进行扫描

↓

检查前 10 分钟肌注山莨菪碱 20mg（青光眼、前列腺肥大和排尿困难者禁用）

↓

训练患者呼吸及屏气

↓

如需要行对比增强扫描者，检查前 4 小时应禁食但不禁水，如患者因病禁水，最好经静脉补充液体

【患者体位】

仰卧位或左、右斜位和俯卧位。

【操作方法】

1. 平扫

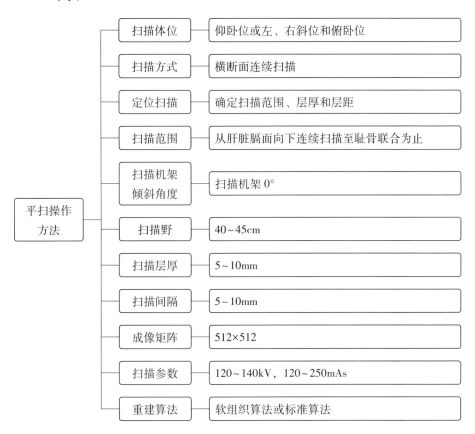

2. 增强扫描

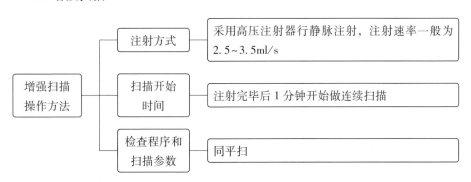

【注意事项】

同"颅脑 CT 检查注意事项"。

十、直肠

【适应证】

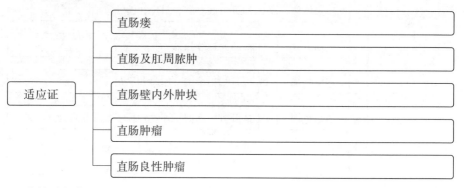

【禁忌证】

碘过敏或有严重甲状腺功能亢进的患者不能使用碘对比剂增强扫描。

【检查前准备】

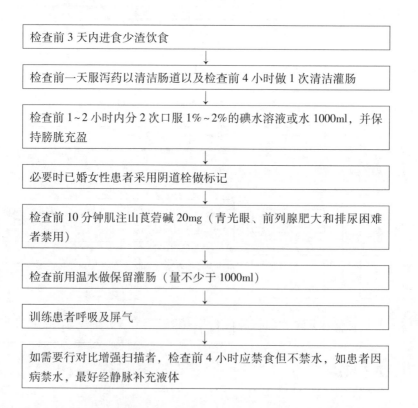

【患者体位】

仰卧位。

【操作方法】

1. 平扫

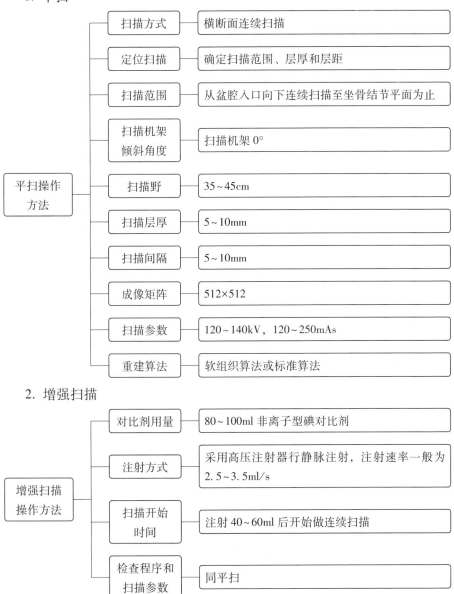

	扫描方式	横断面连续扫描
	定位扫描	确定扫描范围、层厚和层距
	扫描范围	从盆腔入口向下连续扫描至坐骨结节平面为止
	扫描机架倾斜角度	扫描机架 0°
平扫操作方法	扫描野	35~45cm
	扫描层厚	5~10mm
	扫描间隔	5~10mm
	成像矩阵	512×512
	扫描参数	120~140kV，120~250mAs
	重建算法	软组织算法或标准算法

2. 增强扫描

	对比剂用量	80~100ml 非离子型碘对比剂
	注射方式	采用高压注射器行静脉注射，注射速率一般为 2.5~3.5ml/s
增强扫描操作方法	扫描开始时间	注射 40~60ml 后开始做连续扫描
	检查程序和扫描参数	同平扫

【注意事项】

同 "颅脑 CT 检查注意事项"。

十一、肾脏

【适应证】

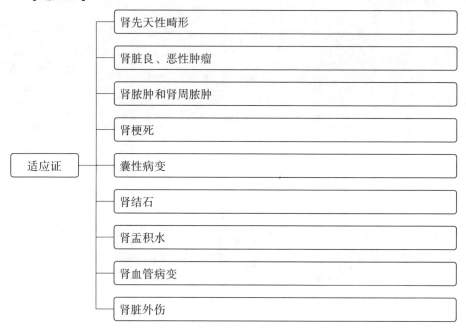

适应证
- 肾先天性畸形
- 肾脏良、恶性肿瘤
- 肾脓肿和肾周脓肿
- 肾梗死
- 囊性病变
- 肾结石
- 肾盂积水
- 肾血管病变
- 肾脏外伤

【禁忌证】

碘过敏或有严重甲状腺功能亢进的患者不能使用碘对比剂增强扫描。

【检查前准备】

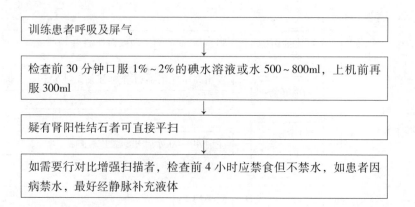

训练患者呼吸及屏气

检查前 30 分钟口服 1%～2% 的碘水溶液或水 500～800ml，上机前再服 300ml

疑有肾阳性结石者可直接平扫

如需要行对比增强扫描者，检查前 4 小时应禁食但不禁水，如患者因病禁水，最好经静脉补充液体

【患者体位】

仰卧位，身体置于床面中间，两臂上举抱头。

【操作方法】

1. 平扫

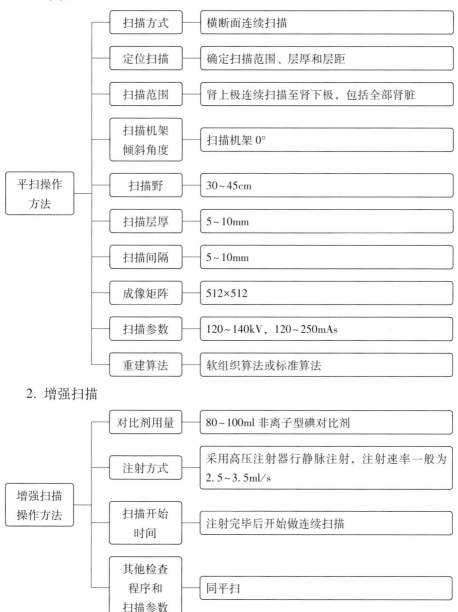

2. 增强扫描

增强扫描操作方法	对比剂用量	80~100ml 非离子型碘对比剂
	注射方式	采用高压注射器行静脉注射，注射速率一般为 2.5~3.5ml/s
	扫描开始时间	注射完毕后开始做连续扫描
	其他检查程序和扫描参数	同平扫

【注意事项】

同"颅脑 CT 检查注意事项"。

十二、肾上腺

【适应证】

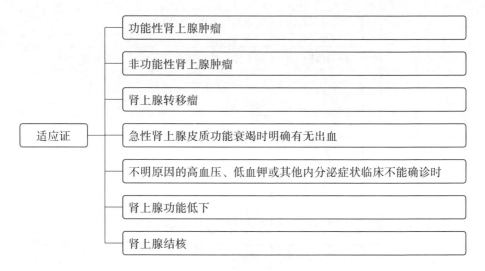

适应证
- 功能性肾上腺肿瘤
- 非功能性肾上腺肿瘤
- 肾上腺转移瘤
- 急性肾上腺皮质功能衰竭时明确有无出血
- 不明原因的高血压、低血钾或其他内分泌症状临床不能确诊时
- 肾上腺功能低下
- 肾上腺结核

【禁忌证】

碘过敏或有严重甲状腺功能亢进的患者不能使用碘对比剂增强扫描。

【检查前准备】

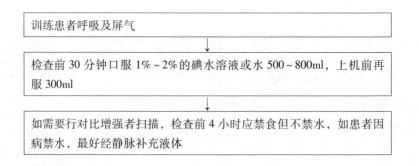

- 训练患者呼吸及屏气
- 检查前 30 分钟口服 1%~2%的碘水溶液或水 500~800ml，上机前再服 300ml
- 如需要行对比增强者扫描，检查前 4 小时应禁食但不禁水，如患者因病禁水，最好经静脉补充液体

【患者体位】

仰卧位，身体置于床面中间，两臂上举抱头。

【操作方法】

1. 平扫

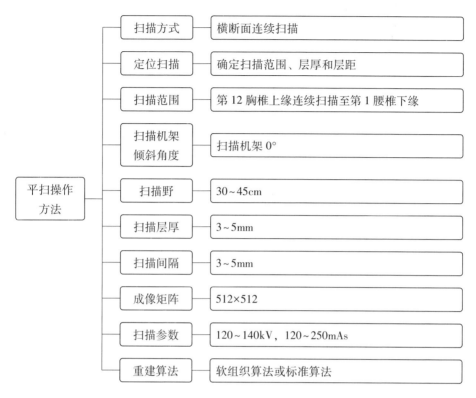

2. 增强扫描

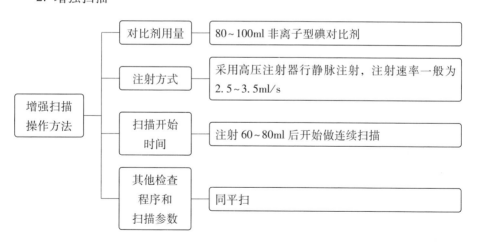

【注意事项】

同"颅脑 CT 检查注意事项"。

十三、输尿管

【适应证】

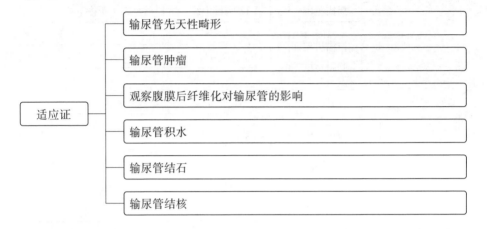

适应证
- 输尿管先天性畸形
- 输尿管肿瘤
- 观察腹膜后纤维化对输尿管的影响
- 输尿管积水
- 输尿管结石
- 输尿管结核

【禁忌证】
碘过敏或有严重甲状腺功能亢进的患者不能使用碘对比剂增强扫描。

【检查前准备】

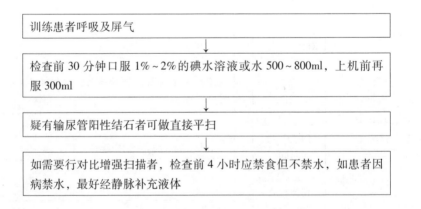

训练患者呼吸及屏气

↓

检查前 30 分钟口服 1%~2% 的碘水溶液或水 500~800ml，上机前再服 300ml

↓

疑有输尿管阳性结石者可做直接平扫

如需要行对比增强扫描者，检查前 4 小时应禁食但不禁水，如患者因病禁水，最好经静脉补充液体

【患者体位】
仰卧位，身体置于床面中间，两臂上举抱头。

【操作方法】
1. 平扫

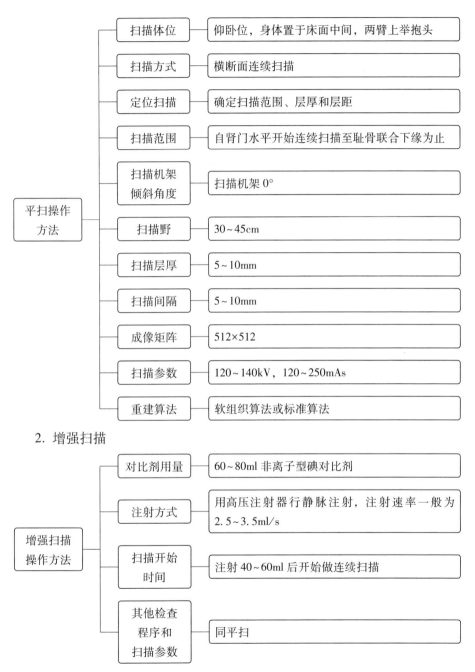

平扫操作方法	扫描体位	仰卧位，身体置于床面中间，两臂上举抱头
	扫描方式	横断面连续扫描
	定位扫描	确定扫描范围、层厚和层距
	扫描范围	自肾门水平开始连续扫描至耻骨联合下缘为止
	扫描机架倾斜角度	扫描机架 0°
	扫描野	30~45cm
	扫描层厚	5~10mm
	扫描间隔	5~10mm
	成像矩阵	512×512
	扫描参数	120~140kV，120~250mAs
	重建算法	软组织算法或标准算法

2. 增强扫描

增强扫描操作方法	对比剂用量	60~80ml 非离子型碘对比剂
	注射方式	用高压注射器行静脉注射，注射速率一般为 2.5~3.5ml/s
	扫描开始时间	注射 40~60ml 后开始做连续扫描
	其他检查程序和扫描参数	同平扫

【注意事项】

同"颅脑 CT 检查注意事项"。

十四、膀胱

【适应证】

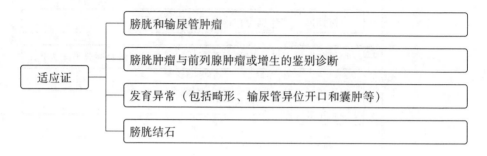

适应证
- 膀胱和输尿管肿瘤
- 膀胱肿瘤与前列腺肿瘤或增生的鉴别诊断
- 发育异常（包括畸形、输尿管异位开口和囊肿等）
- 膀胱结石

【禁忌证】

碘过敏或有严重甲状腺功能亢进的患者不能使用碘对比剂增强扫描。

【检查前准备】

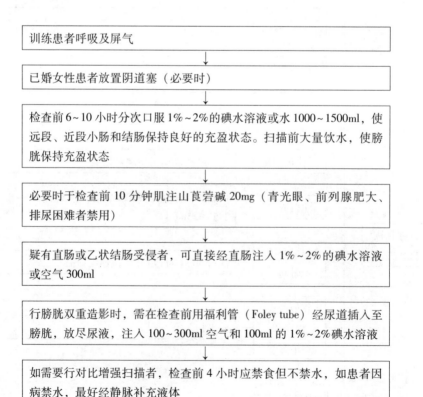

训练患者呼吸及屏气

↓

已婚女性患者放置阴道塞（必要时）

↓

检查前 6~10 小时分次口服 1%~2% 的碘水溶液或水 1000~1500ml，使远段、近段小肠和结肠保持良好的充盈状态。扫描前大量饮水，使膀胱保持充盈状态

↓

必要时于检查前 10 分钟肌注山莨菪碱 20mg（青光眼、前列腺肥大、排尿困难者禁用）

↓

疑有直肠或乙状结肠受侵者，可直接经直肠注入 1%~2% 的碘水溶液或空气 300ml

↓

行膀胱双重造影时，需在检查前用福利管（Foley tube）经尿道插入至膀胱，放尽尿液，注入 100~300ml 空气和 100ml 的 1%~2% 碘水溶液

↓

如需要行对比增强扫描者，检查前 4 小时应禁食但不禁水，如患者因病禁水，最好经静脉补充液体

【患者体位】

仰卧位，或根据病情采用俯卧位。

【操作方法】

1. 平扫

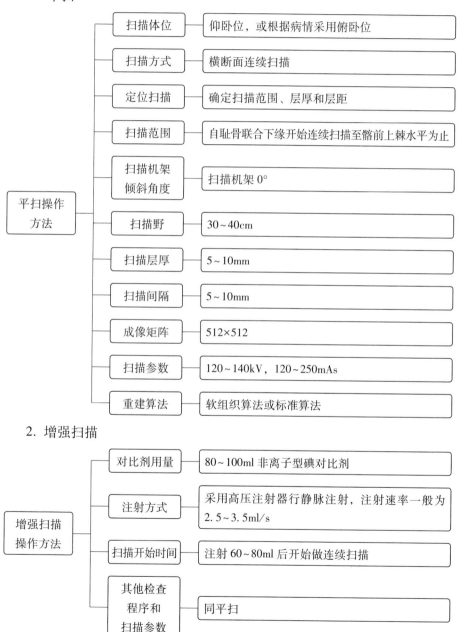

2. 增强扫描

| 对比剂用量 | 80~100ml 非离子型碘对比剂 |

增强扫描操作方法

注射方式	采用高压注射器行静脉注射，注射速率一般为 2.5~3.5ml/s
扫描开始时间	注射 60~80ml 后开始做连续扫描
其他检查程序和扫描参数	同平扫

【注意事项】

同"颅脑 CT 检查注意事项"。

十五、前列腺

【适应证】

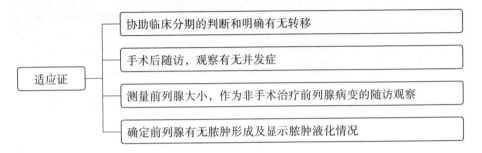

【禁忌证】

碘过敏或有严重甲状腺功能亢进的患者不能使用碘对比剂增强扫描。

【检查前准备】

训练患者呼吸及屏气

↓

检查前 6~10 小时分次口服 1%~2% 的碘水溶液或水 1000~1500ml，使远段、近段小肠和结肠保持良好的充盈状态。扫描前大量饮水使膀胱保持充盈状态

疑有直肠或乙状结肠受侵者，可直接经直肠注入 1%~2% 的碘水溶液或空气 300ml

↓

如需要行对比增强扫描者，检查前 4 小时应禁食但不禁水，如患者因病禁水，最好经静脉补充液体

【患者体位】

仰卧位，身体置于床面中间，两臂上举抱头。

【操作方法】

1. 平扫

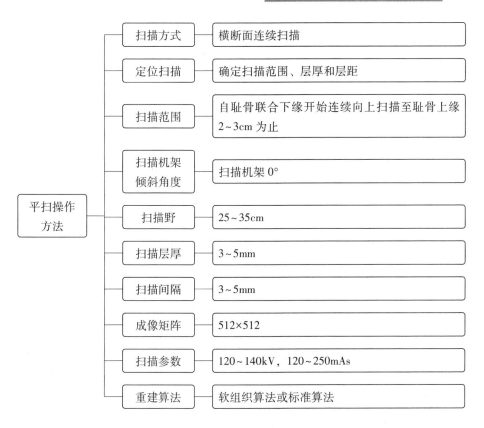

2. 增强扫描

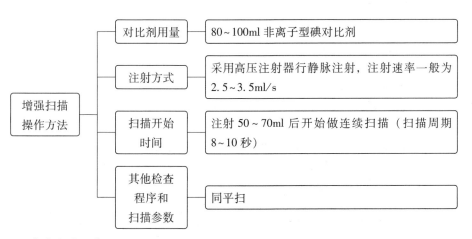

【注意事项】

同"颅脑 CT 检查注意事项"。

第五节　盆腔 CT 检查技术操作常规

【适应证】

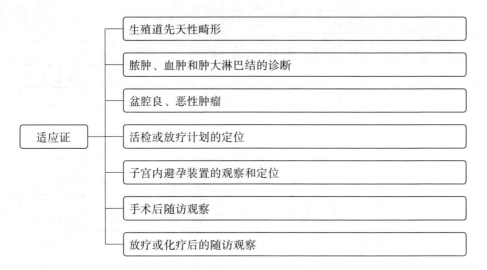

- 生殖道先天性畸形
- 脓肿、血肿和肿大淋巴结的诊断
- 盆腔良、恶性肿瘤
- 活检或放疗计划的定位
- 子宫内避孕装置的观察和定位
- 手术后随访观察
- 放疗或化疗后的随访观察

【禁忌证】

碘过敏或有严重甲状腺功能亢进的患者不能使用碘对比剂增强扫描。

【检查前准备】

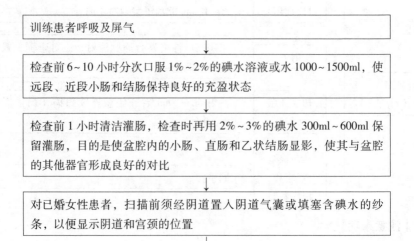

训练患者呼吸及屏气

检查前 6~10 小时分次口服 1%~2% 的碘水溶液或水 1000~1500ml，使远段、近段小肠和结肠保持良好的充盈状态

检查前 1 小时清洁灌肠，检查时再用 2%~3% 的碘水 300ml~600ml 保留灌肠，目的是使盆腔内的小肠、直肠和乙状结肠显影，使其与盆腔的其他器官形成良好的对比

对已婚女性患者，扫描前须经阴道置入阴道气囊或填塞含碘水的纱条，以便显示阴道和宫颈的位置

检查膀胱者，扫描前 30 分钟大量饮水使膀胱充盈，待膀胱充盈饱满时再行扫描

疑有直肠或乙状结肠受侵者，可直接经直肠注入 1%~2% 的碘水溶液或空气 300ml

如需要行对比增强扫描者，检查前 4 小时应禁食但不禁水，如患者因病禁水，最好经静脉补充液体

【患者体位】

仰卧位，身体置于床面中间，两臂上举抱头。

【操作方法】

1. 平扫

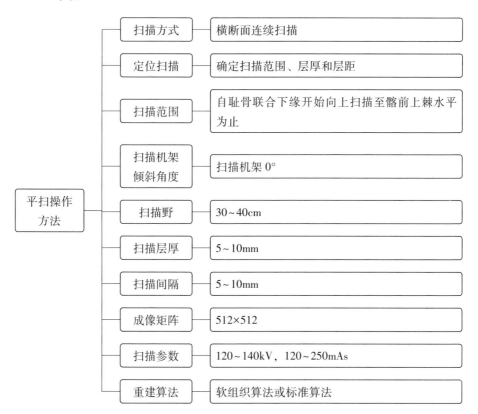

平扫操作方法	扫描方式	横断面连续扫描
	定位扫描	确定扫描范围、层厚和层距
	扫描范围	自耻骨联合下缘开始向上扫描至髂前上棘水平为止
	扫描机架倾斜角度	扫描机架 0°
	扫描野	30~40cm
	扫描层厚	5~10mm
	扫描间隔	5~10mm
	成像矩阵	512×512
	扫描参数	120~140kV，120~250mAs
	重建算法	软组织算法或标准算法

2. 增强扫描

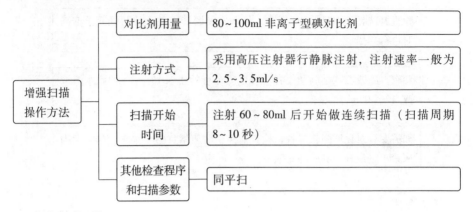

【注意事项】

同"颅脑 CT 检查注意事项"。

第六节　四肢和脊柱 CT 检查技术操作常规

一、颈椎

【适应证】

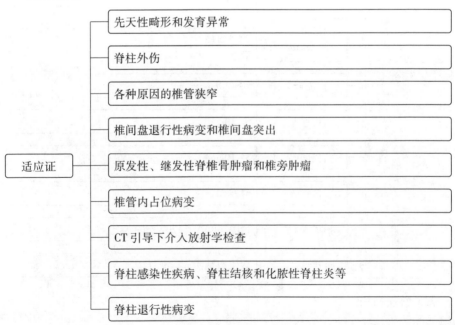

【禁忌证】

碘过敏或有严重甲状腺功能亢进的患者不能使用碘对比剂增强扫描。

【检查前准备】

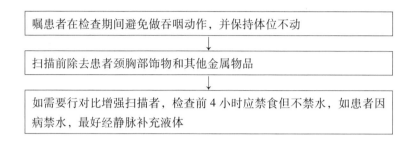

嘱患者在检查期间避免做吞咽动作，并保持体位不动

↓

扫描前除去患者颈胸部饰物和其他金属物品

如需要行对比增强扫描者，检查前 4 小时应禁食但不禁水，如患者因病禁水，最好经静脉补充液体

【患者体位】

仰卧位，身体置于床面中间，头部略垫高，两臂下垂并用颈托固定颈部。

【操作方法】

1. 平扫

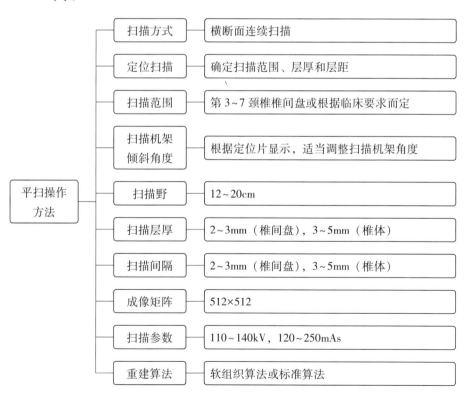

平扫操作方法	扫描方式	横断面连续扫描
	定位扫描	确定扫描范围、层厚和层距
	扫描范围	第 3~7 颈椎椎间盘或根据临床要求而定
	扫描机架倾斜角度	根据定位片显示，适当调整扫描机架角度
	扫描野	12~20cm
	扫描层厚	2~3mm（椎间盘），3~5mm（椎体）
	扫描间隔	2~3mm（椎间盘），3~5mm（椎体）
	成像矩阵	512×512
	扫描参数	110~140kV，120~250mAs
	重建算法	软组织算法或标准算法

2. 增强扫描

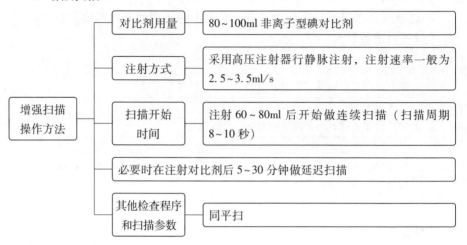

【注意事项】

1. 较小的病灶应在体表放置定位标记。

2. 其余同"颅脑 CT 检查注意事项"。

二、胸椎

【适应证】

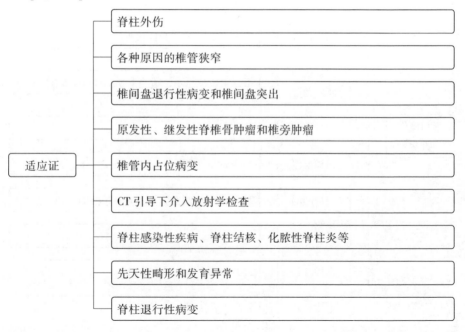

【禁忌证】

碘过敏或有严重甲状腺功能亢进的患者不能使用碘对比剂增强扫描。

【检查前准备】

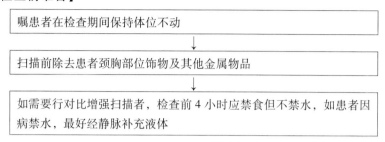

【患者体位】

仰卧位，身体置于床面中间，两臂上举抱头。

【操作方法】

1. 平扫

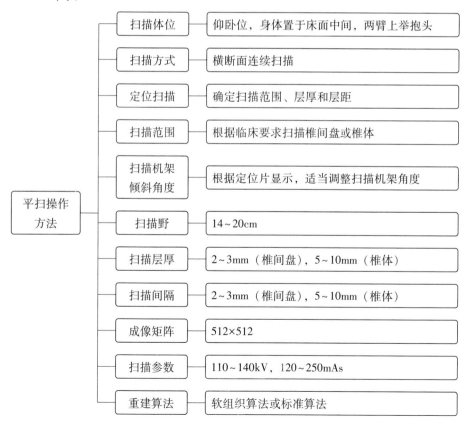

2. 增强扫描

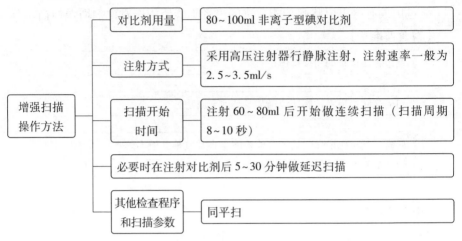

【注意事项】

1. 较小的病灶应在体表放置定位标记。

2. 其余同"颅脑 CT 检查注意事项"。

三、腰椎

【适应证】

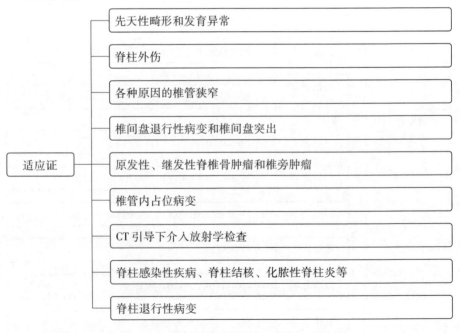

【禁忌证】

碘过敏或有严重甲状腺功能亢进的患者不能使用碘对比剂增强扫描。

【检查前准备】

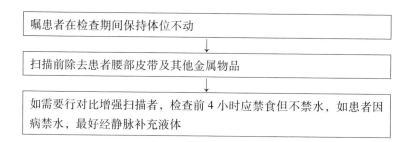

嘱患者在检查期间保持体位不动

扫描前除去患者腰部皮带及其他金属物品

如需要行对比增强扫描者，检查前 4 小时应禁食但不禁水，如患者因病禁水，最好经静脉补充液体

【患者体位】

仰卧位，身体置于床面中间，两臂上举抱头。下肢膝关节处用腿垫抬高，使其尽可能保持腰椎椎体生理弧度并与检查床平行。

【操作方法】

1. 平扫

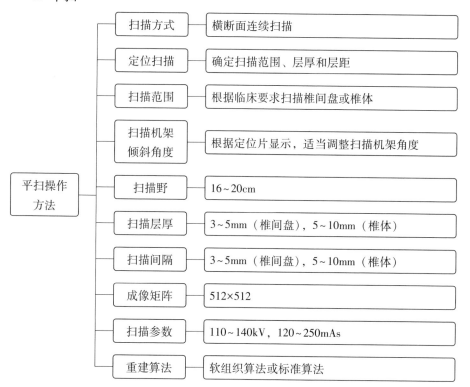

平扫操作方法	扫描方式	横断面连续扫描
	定位扫描	确定扫描范围、层厚和层距
	扫描范围	根据临床要求扫描椎间盘或椎体
	扫描机架倾斜角度	根据定位片显示，适当调整扫描机架角度
	扫描野	16~20cm
	扫描层厚	3~5mm（椎间盘），5~10mm（椎体）
	扫描间隔	3~5mm（椎间盘），5~10mm（椎体）
	成像矩阵	512×512
	扫描参数	110~140kV，120~250mAs
	重建算法	软组织算法或标准算法

2. 增强扫描

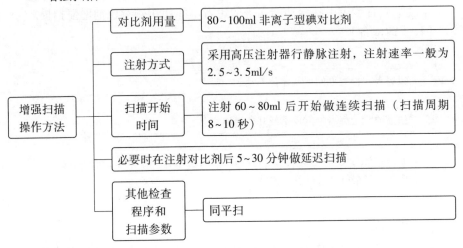

【注意事项】

1. 较小的病灶应在体表放置定位标记。

2. 其余同"颅脑 CT 检查注意事项"。

四、四肢关节

【适应证】

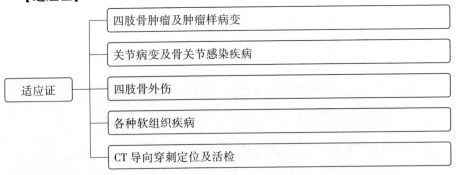

【禁忌证】

碘过敏或有严重甲状腺功能亢进的患者不能使用碘对比剂增强扫描。

【检查前准备】

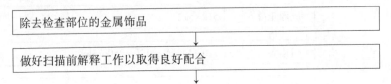

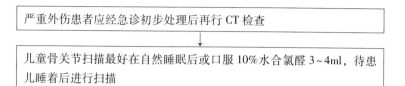

严重外伤患者应经急诊初步处理后再行 CT 检查

↓

儿童骨关节扫描最好在自然睡眠后或口服 10% 水合氯醛 3~4ml，待患儿睡着后进行扫描

【患者体位】

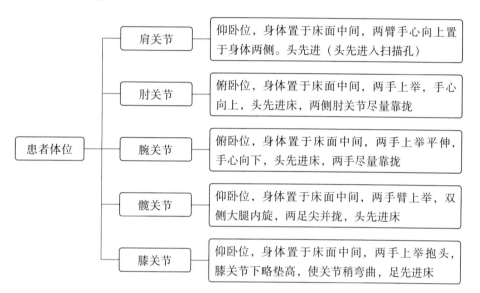

患者体位

- 肩关节：仰卧位，身体置于床面中间，两臂手心向上置于身体两侧。头先进（头先进入扫描孔）
- 肘关节：俯卧位，身体置于床面中间，两手上举，手心向上，头先进床，两侧肘关节尽量靠拢
- 腕关节：俯卧位，身体置于床面中间，两手上举平伸，手心向下，头先进床，两手尽量靠拢
- 髋关节：仰卧位，身体置于床面中间，两手臂上举，双侧大腿内旋，两足尖并拢，头先进床
- 膝关节：仰卧位，身体置于床面中间，两手上举抱头，膝关节下略垫高，使关节稍弯曲，足先进床

【操作方法】

1. 肩关节

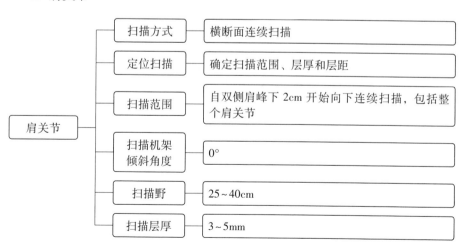

肩关节

- 扫描方式：横断面连续扫描
- 定位扫描：确定扫描范围、层厚和层距
- 扫描范围：自双侧肩峰下 2cm 开始向下连续扫描，包括整个肩关节
- 扫描机架倾斜角度：0°
- 扫描野：25~40cm
- 扫描层厚：3~5mm

续流程

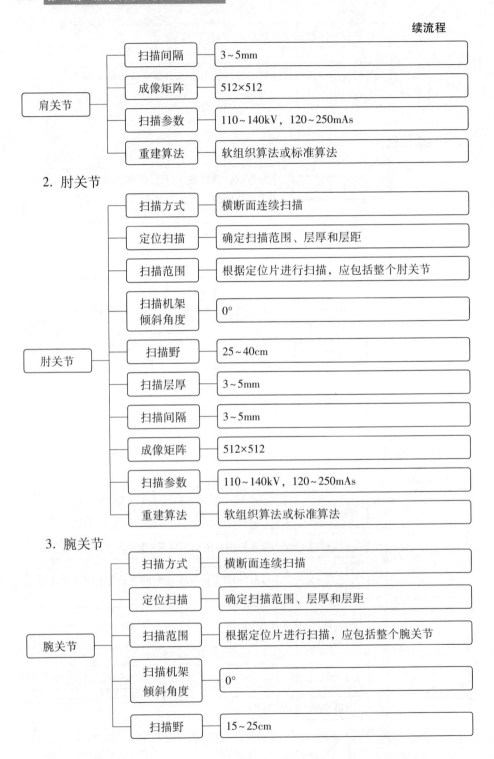

2. 肘关节

3. 腕关节

续流程

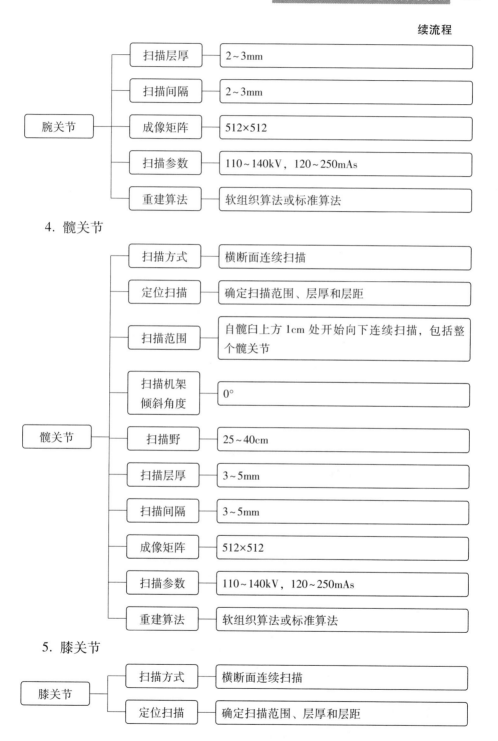

4. 髋关节

5. 膝关节

续流程

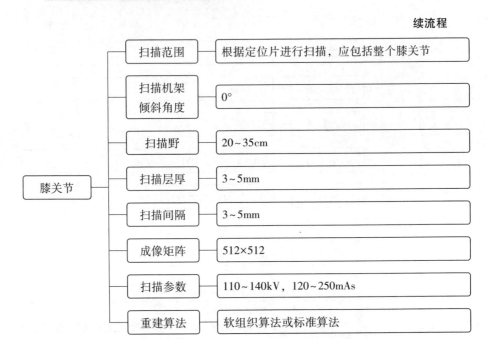

以上各关节行增强扫描时所使用的对比剂用量为 80~100ml，采用高压注射器行静脉注射，注射速率一般为 2.5~3.5ml/s。对比剂注射完后开始做连续扫描。其他检查程序和扫描参数同平扫。

【注意事项】

1. 较小的病灶应在体表放置定位标记。

2. 其余同"颅脑 CT 检查注意事项"。

五、上臂 CTA

【适应证】

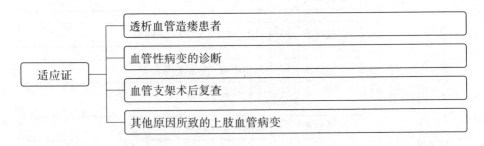

【禁忌证】

碘过敏或有严重甲状腺功能亢进的患者不能使用碘对比剂增强扫描。

【检查前准备】

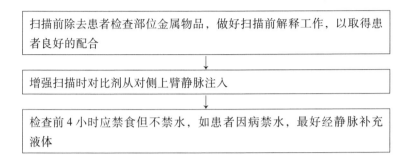

【患者体位】

仰卧位，身体略偏床面中线，患臂自然置于身旁，对侧上举过头。

【操作方法】

1. 定位扫描

确定扫描范围、层厚和层距。

2. 对比剂监测扫描

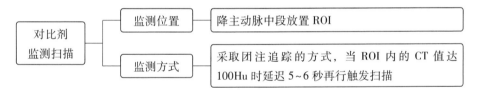

3. 上臂 CTA 扫描

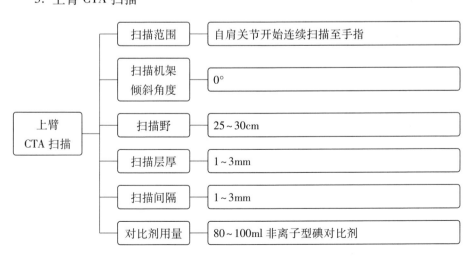

续流程

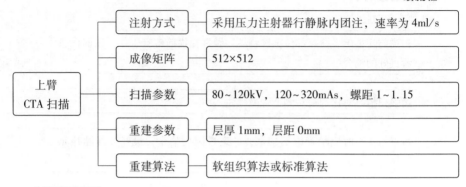

上臂 CTA 扫描	注射方式	采用压力注射器行静脉内团注，速率为 4ml/s
	成像矩阵	512×512
	扫描参数	80~120kV，120~320mAs，螺距 1~1.15
	重建参数	层厚 1mm，层距 0mm
	重建算法	软组织算法或标准算法

【注意事项】

同"颅脑 CT 检查注意事项"。

六、下肢 CTA

【适应证】

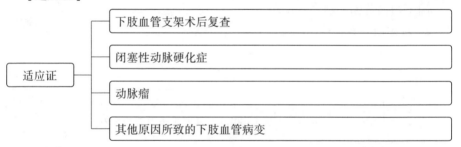

适应证	下肢血管支架术后复查
	闭塞性动脉硬化症
	动脉瘤
	其他原因所致的下肢血管病变

【禁忌证】

碘过敏或有严重甲状腺功能亢进的患者不能使用碘对比剂增强扫描。

【检查前准备】

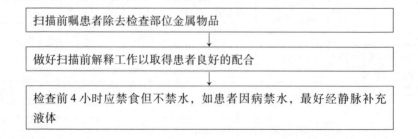

扫描前嘱患者除去检查部位金属物品

做好扫描前解释工作以取得患者良好的配合

检查前 4 小时应禁食但不禁水，如患者因病禁水，最好经静脉补充液体

【患者体位】

仰卧位，身体置于床面中间，两臂上举抱头。

【操作方法】

1. 定位扫描

确定扫描范围、层厚和层距。

2. 对比剂监测扫描

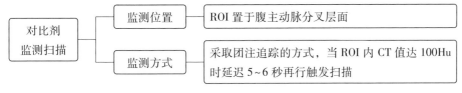

对比剂监测扫描	监测位置	ROI 置于腹主动脉分叉层面
	监测方式	采取团注追踪的方式，当 ROI 内 CT 值达 100Hu 时延迟 5~6 秒再行触发扫描

3. 下肢动脉 CTA 扫描

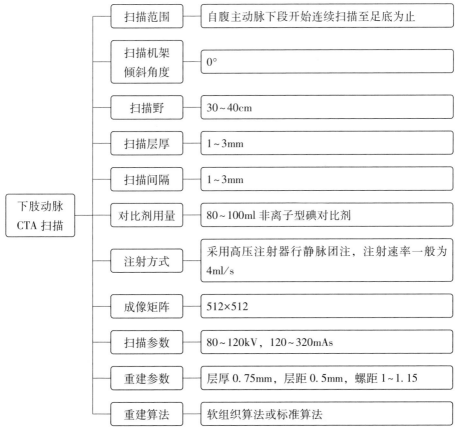

下肢动脉 CTA 扫描	扫描范围	自腹主动脉下段开始连续扫描至足底为止
	扫描机架倾斜角度	0°
	扫描野	30~40cm
	扫描层厚	1~3mm
	扫描间隔	1~3mm
	对比剂用量	80~100ml 非离子型碘对比剂
	注射方式	采用高压注射器行静脉团注，注射速率一般为 4ml/s
	成像矩阵	512×512
	扫描参数	80~120kV，120~320mAs
	重建参数	层厚 0.75mm，层距 0.5mm，螺距 1~1.15
	重建算法	软组织算法或标准算法

【注意事项】

同"颅脑 CT 检查注意事项"。

第十五章

MRI 检查技术操作常规

第一节　MRI 检查操作一般常规

一、预约

1. 检查申请单填写的合格性

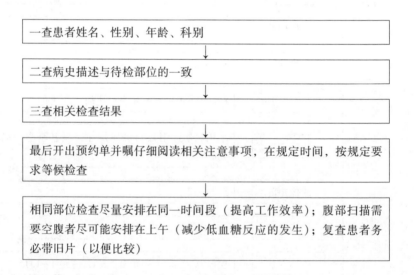

一查患者姓名、性别、年龄、科别

↓

二查病史描述与待检部位的一致

↓

三查相关检查结果

↓

最后开出预约单并嘱仔细阅读相关注意事项，在规定时间，按规定要求等候检查

↓

相同部位检查尽量安排在同一时间段（提高工作效率）；腹部扫描需要空腹者尽可能安排在上午（减少低血糖反应的发生）；复查患者务必带旧片（以便比较）

2. 根据不同检查部位的相关检查结果

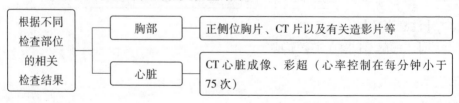

根据不同检查部位的相关检查结果

　胸部 —— 正侧位胸片、CT 片以及有关造影片等

　心脏 —— CT 心脏成像、彩超（心率控制在每分钟小于 75 次）

续流程

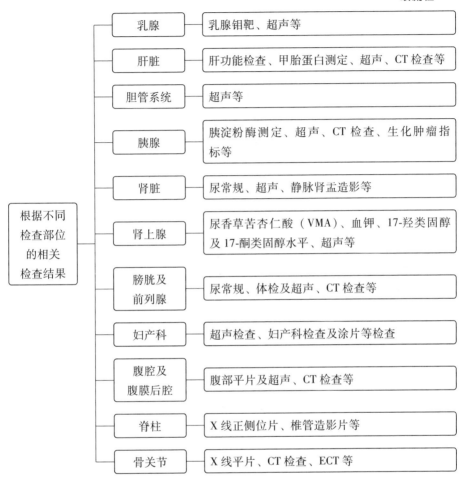

二、接诊

登记员将预约好扫描时间的申请单预先交给当班扫描员，扫描员仔细阅读申请单后，依据临床要求和患者具体情况应做如下决定。

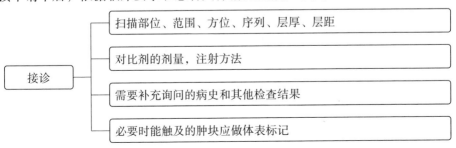

续流程

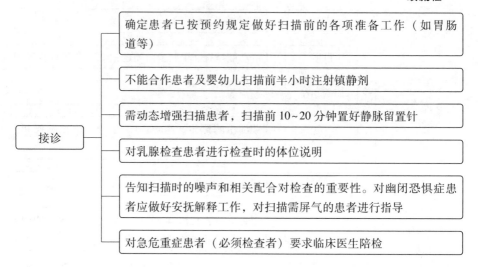

接诊
- 确定患者已按预约规定做好扫描前的各项准备工作（如胃肠道等）
- 不能合作患者及婴幼儿扫描前半小时注射镇静剂
- 需动态增强扫描患者，扫描前 10~20 分钟置好静脉留置针
- 对乳腺检查患者进行检查时的体位说明
- 告知扫描时的噪声和相关配合对检查的重要性。对幽闭恐惧症患者应做好安抚解释工作，对扫描需屏气的患者进行指导
- 对急危重症患者（必须检查者）要求临床医生陪检

三、扫描

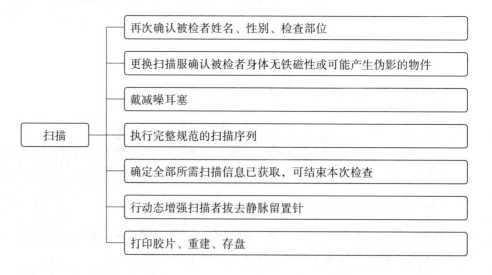

扫描
- 再次确认被检者姓名、性别、检查部位
- 更换扫描服确认被检者身体无铁磁性或可能产生伪影的物件
- 戴减噪耳塞
- 执行完整规范的扫描序列
- 确定全部所需扫描信息已获取，可结束本次检查
- 行动态增强扫描者拔去静脉留置针
- 打印胶片、重建、存盘

第二节　头颈部 MRI 检查技术操作常规

一、颅脑

【适应证】

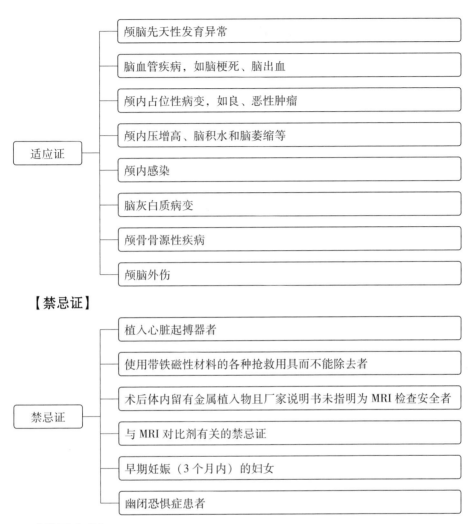

【禁忌证】

【线圈准备】

选用头部专用线圈。

【检查前准备】

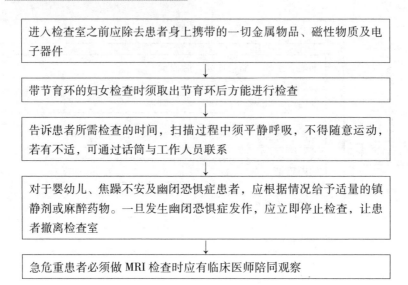

进入检查室之前应除去患者身上携带的一切金属物品、磁性物质及电子器件

↓

带节育环的妇女检查时须取出节育环后方能进行检查

↓

告诉患者所需检查的时间，扫描过程中须平静呼吸，不得随意运动，若有不适，可通过话筒与工作人员联系

↓

对于婴幼儿、焦躁不安及幽闭恐惧症患者，应根据情况给予适量的镇静剂或麻醉药物。一旦发生幽闭恐惧症发作，应立即停止检查，让患者撤离检查室

↓

急危重患者必须做 MRI 检查时应有临床医师陪同观察

【患者体位】

患者仰卧在检查床上，取头先进，头置于线圈内，人体长轴与床面长轴一致，双手置于身体两旁或胸前，双手及双脚避免交叉形成环路。头颅正中矢状面尽可能与线圈纵轴保持一致，并垂直于床面。

【操作方法】

1. 平扫

（1）成像中心：眉间线位于线圈横轴中心，移动床面位置，使十字定位灯的纵横交点对准线圈纵横轴中点，即以线圈中心作为采集中心。

（2）扫描方法

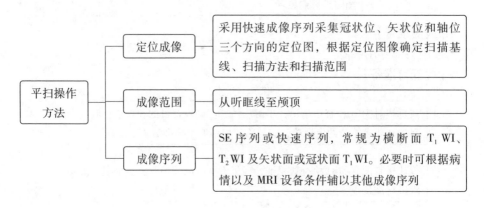

平扫操作方法

- 定位成像：采用快速成像序列采集冠状位、矢状位和轴位三个方向的定位图，根据定位图像确定扫描基线、扫描方法和扫描范围
- 成像范围：从听眶线至颅顶
- 成像序列：SE 序列或快速序列，常规为横断面 T_1WI、T_2WI 及矢状面或冠状面 T_1WI。必要时可根据病情以及 MRI 设备条件辅以其他成像序列

续流程

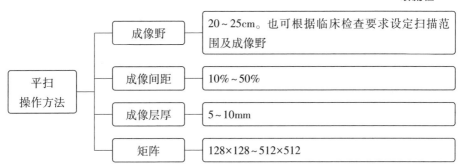

平扫
操作方法

成像野	20～25cm。也可根据临床检查要求设定扫描范围及成像野
成像间距	10%～50%
成像层厚	5～10mm
矩阵	128×128～512×512

2. 增强扫描

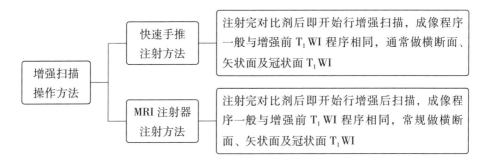

增强扫描
操作方法

| 快速手推注射方法 | 注射完对比剂后即开始行增强扫描，成像程序一般与增强前 T_1WI 程序相同，通常做横断面、矢状面及冠状面 T_1WI |
| MRI 注射器注射方法 | 注射完对比剂后即开始行增强后扫描，成像程序一般与增强前 T_1WI 程序相同，常规做横断面、矢状面及冠状面 T_1WI |

【颅脑常见病变的特殊检查要求】

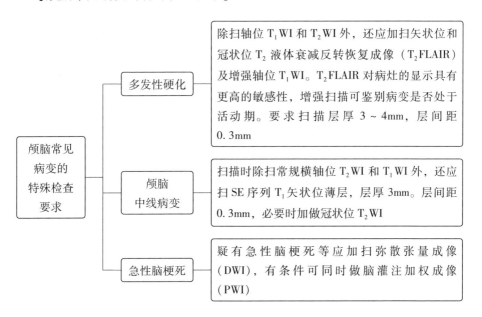

颅脑常见
病变的
特殊检查
要求

多发性硬化	除扫轴位 T_1WI 和 T_2WI 外，还应加扫矢状位和冠状位 T_2 液体衰减反转恢复成像（T_2FLAIR）及增强轴位 T_1WI。T_2FLAIR 对病灶的显示具有更高的敏感性，增强扫描可鉴别病变是否处于活动期。要求扫描层厚 3～4mm，层间距 0.3mm
颅脑中线病变	扫描时除扫常规横轴位 T_2WI 和 T_1WI 外，还应扫 SE 序列 T_1 矢状位薄层，层厚 3mm。层间距 0.3mm，必要时加做冠状位 T_2WI
急性脑梗死	疑有急性脑梗死等应加扫弥散张量成像（DWI），有条件可同时做脑灌注加权成像（PWI）

续流程

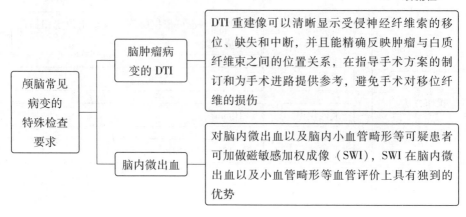

【图像优化】

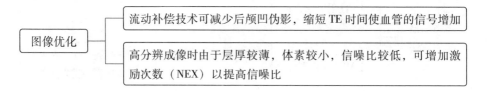

二、眼部

【适应证】

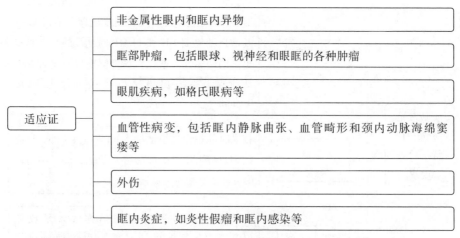

【禁忌证】

金属性眼内或眶内异物。其余同"颅脑 MRI 检查禁忌证"。

【线圈准备】

选用标准的头颅线圈或眼眶表面线圈。

【检查前准备】

同"颅脑 MRI 检查前准备"。

【患者体位】

患者仰卧在检查床上，取头先进，头置于线圈内，人体长轴与床面长轴一致，双手置于身体两旁或胸前，双手和双脚避免交叉形成环路。头颅正中矢状面尽可能与线圈纵轴保持一致，并垂直于床面。

【操作方法】

1. 平扫

（1）成像中心：眶间线位于线圈横轴中心，移动床面位置，使十字定位灯的纵横交点对准线圈纵横轴中点，即以线圈中心为采集中心。

（2）扫描方法

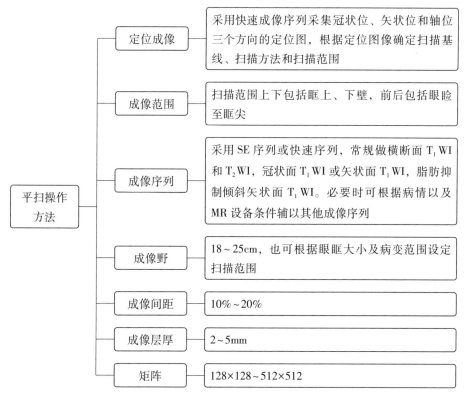

	定位成像	采用快速成像序列采集冠状位、矢状位和轴位三个方向的定位图，根据定位图像确定扫描基线、扫描方法和扫描范围
	成像范围	扫描范围上下包括眶上、下壁，前后包括眼睑至眶尖
平扫操作方法	成像序列	采用 SE 序列或快速序列，常规做横断面 T_1WI 和 T_2WI，冠状面 T_1WI 或矢状面 T_1WI，脂肪抑制倾斜矢状面 T_1WI。必要时可根据病情以及 MR 设备条件辅以其他成像序列
	成像野	18～25cm，也可根据眼眶大小及病变范围设定扫描范围
	成像间距	10%～20%
	成像层厚	2～5mm
	矩阵	128×128～512×512

2. 增强扫描

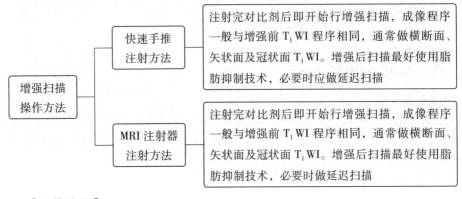

【图像优化】

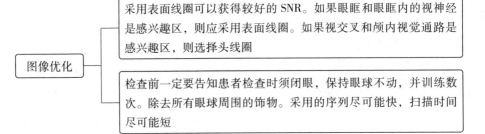

三、鼻及鼻窦

【适应证】

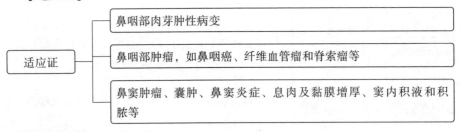

【禁忌证】

同"颅脑 MRI 检查禁忌证"。

【线圈准备】

选用标准的头颅线圈或特殊的线圈。

【检查前准备】

同"颅脑 MRI 检查前准备"。

【患者体位】

患者仰卧在检查床上，取头先进，头置于线圈内，人体长轴与床面长轴一致，双手置于身体两旁或胸前，双手和双脚避免交叉形成环路。头颅正中矢状面尽可能与线圈纵轴保持一致，并垂直于床面。

【操作方法】

1. 平扫

（1）成像中心：鼻根部位于线圈横轴中心，移动床面位置，使十字定位灯的纵横交点对准线圈纵横轴中点，即以线圈中心为采集中心。

（2）扫描方法

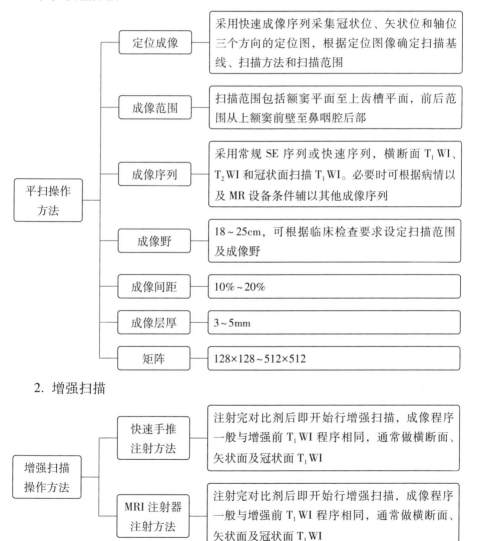

2. 增强扫描

【图像优化】

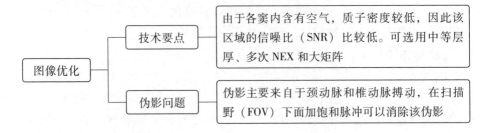

四、耳及颞骨部

【适应证】

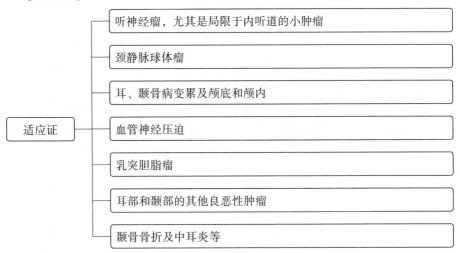

【禁忌证】

同"颅脑 MRI 检查禁忌证"。

【线圈准备】

选用标准的头颅线圈或耳部表面线圈。

【检查前准备】

同"颅脑 MRI 检查前准备"。

【患者体位】

患者仰卧在检查床上，取头先进，头置于线圈内，人体长轴与床面长轴一致，双手置于身体两旁或胸前，双手和双脚避免交叉形成环路。头颅正中矢状面尽可能与线圈纵轴保持一致，并垂直于床面。

【操作方法】

1. 平扫

（1）成像中心：鼻根部位于线圈横轴中心，移动床面位置，使十字定位灯的纵横交点对准线圈纵横轴中点，即以线圈中心为采集中心。

（2）扫描方法

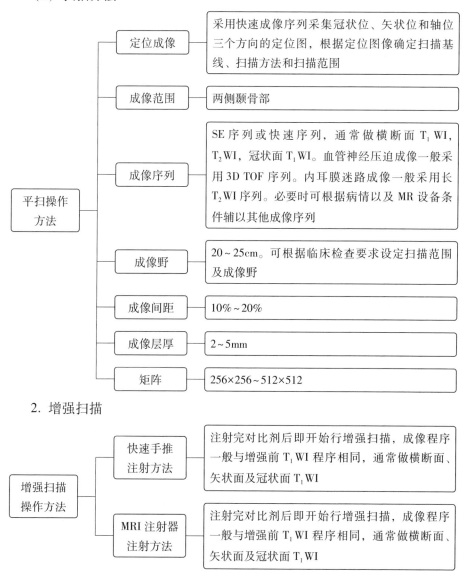

平扫操作方法	定位成像	采用快速成像序列采集冠状位、矢状位和轴位三个方向的定位图，根据定位图像确定扫描基线、扫描方法和扫描范围
	成像范围	两侧颞骨部
	成像序列	SE 序列或快速序列，通常做横断面 T_1WI，T_2WI，冠状面 T_1WI。血管神经压迫成像一般采用 3D TOF 序列。内耳膜迷路成像一般采用长 T_2WI 序列。必要时可根据病情以及 MR 设备条件辅以其他成像序列
	成像野	20~25cm。可根据临床检查要求设定扫描范围及成像野
	成像间距	10%~20%
	成像层厚	2~5mm
	矩阵	256×256~512×512

2. 增强扫描

| 增强扫描操作方法 | 快速手推注射方法 | 注射完对比剂后即开始行增强扫描，成像程序一般与增强前 T_1WI 程序相同，通常做横断面、矢状面及冠状面 T_1WI |
| | MRI 注射器注射方法 | 注射完对比剂后即开始行增强扫描，成像程序一般与增强前 T_1WI 程序相同，通常做横断面、矢状面及冠状面 T_1WI |

【图像优化】

内听道通常是较小的结构，具有高的空间分辨力和好的 SNR 图像非常重要，后颅窝静脉窦血液流动会产生伪影，可通过在 FOV 上、下加饱和带或外周门控减小伪影，但会增加扫描时间。

五、喉及甲状腺

【适应证】

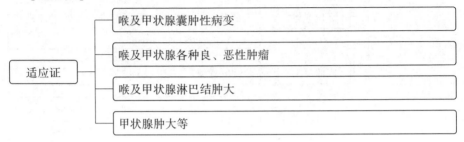

【禁忌证】

同"颅脑 MRI 检查禁忌证"。

【线圈准备】

选用标准的颈线圈或特殊的线圈。

【检查前准备】

同"颅脑 MRI 检查前准备"。

【患者体位】

患者仰卧在检查床上，取头先进，颈部置于线圈内，人体长轴与床面长轴一致，双手置于身体两旁或胸前，双手和双脚避免交叉形成环路。正中矢状面尽可能与线圈纵轴保持一致，并垂直于床面。

【操作方法】

1. 平扫

（1）成像中心：线圈横轴中心对准甲状软骨，移动床面位置，使十字定位灯的纵横交点对准线圈纵、横轴中点，即以线圈中心为采集中心。

（2）扫描方法

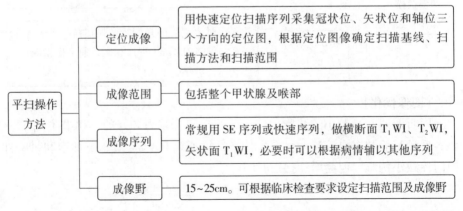

续流程

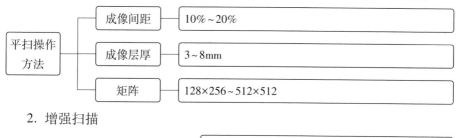

2. 增强扫描

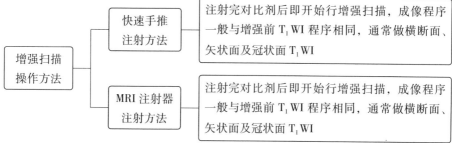

【图像优化】

伪影主要来自于颈动脉、椎动脉和颈静脉等血管的搏动和吞咽运动，在 FOV 上、下面加饱和带可以消除该伪影。此外，要告知患者检查时不要做吞咽动作，检查前要将唾液排干净，并保持平静呼吸。

六、面部

【适应证】

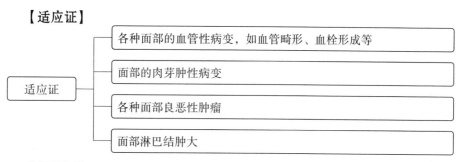

【禁忌证】

同"颅脑 MRI 检查禁忌证"。

【线圈准备】

选用标准的头线圈或特殊的线圈。

【检查前准备】

同"颅脑 MRI 检查前准备"。

【患者体位】

患者仰卧在检查床上，取头先进，头置于线圈内，人体长轴与床面长轴一致，双手置于身体两旁或胸前，双手和双脚避免交叉形成环路。头颅正中矢状面尽可能与线圈纵轴保持一致，并垂直于床面。

【操作方法】

1. 平扫

（1）成像中心：线圈横轴中心对准鼻根部，移动床面位置，开定位灯，使十字定位灯的纵横交点对准线圈纵、横轴中点，即以线圈中心为采集中心。

（2）扫描方法

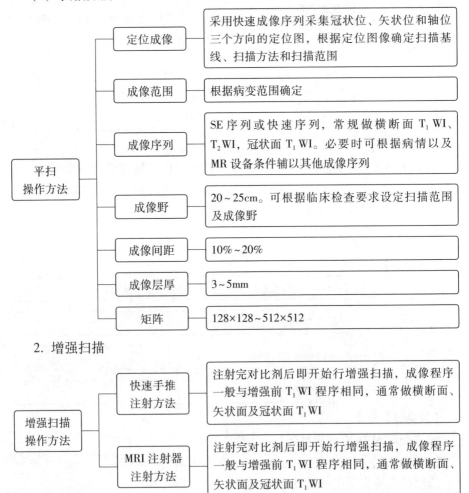

平扫操作方法	定位成像	采用快速成像序列采集冠状位、矢状位和轴位三个方向的定位图，根据定位图像确定扫描基线、扫描方法和扫描范围
	成像范围	根据病变范围确定
	成像序列	SE 序列或快速序列，常规做横断面 T_1WI、T_2WI，冠状面 T_1WI。必要时可根据病情以及 MR 设备条件辅以其他成像序列
	成像野	20~25cm。可根据临床检查要求设定扫描范围及成像野
	成像间距	10%~20%
	成像层厚	3~5mm
	矩阵	128×128~512×512

2. 增强扫描

增强扫描操作方法	快速手推注射方法	注射完对比剂后即开始行增强扫描，成像程序一般与增强前 T_1WI 程序相同，通常做横断面、矢状面及冠状面 T_1WI
	MRI 注射器注射方法	注射完对比剂后即开始行增强扫描，成像程序一般与增强前 T_1WI 程序相同，通常做横断面、矢状面及冠状面 T_1WI

七、颈部

【适应证】

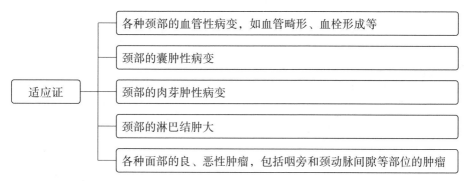

【禁忌证】

同"颅脑 MRI 检查禁忌证"。

【线圈准备】

选用标准的颈线圈或特殊的线圈。

【检查前准备】

同"颅脑 MRI 检查前准备"。

【患者体位】

患者仰卧在检查床上，取头先进，颈部置于线圈内，人体长轴与床面长轴一致，双手置于身体两旁或胸前，双手和双脚避免交叉形成环路。头颅正中矢状面尽可能与线圈纵轴保持一致，并垂直于床面。

【操作方法】

1. 平扫

（1）成像中心：线圈横轴中心对准甲状软骨，移动床面位置，使十字定位灯的纵横交点对准线圈纵、横轴中点，即以线圈中心为采集中心。

（2）扫描方法

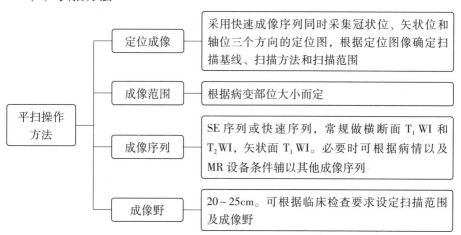

续流程

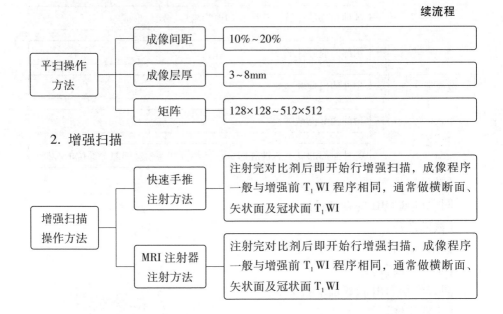

2. 增强扫描

第三节　胸部 MRI 检查技术操作常规

一、胸部

【适应证】

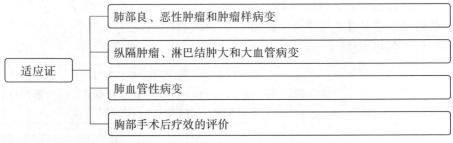

【禁忌证】

同"颅脑 MRI 检查禁忌证"。

【线圈准备】

选用体线圈或包绕式体部表面线圈（检查胸部）、包绕式心脏表面线圈（检查心脏大血管）以及相控阵线圈。

【检查前准备】

同"颅脑 MRI 检查前准备"。

【患者体位】

首先使患者坐在检查床上，在其左前胸或左后胸放置心电电极。注意电极不应放置在肋骨上或肩胛骨上，否则心电信号将减弱。电极放置好后，应将多余导线包裹于海绵块内。患者取仰卧位，身体长轴与床面长轴一致，头先进，双上肢置于身体两侧，双手交叉于腹前。呼吸补偿感压器应放在呼吸幅度最大部位。注意感压器导线和心电导线均不可接触到磁体。矢状位定位光标应正对患者身体中线，轴位定位光标应正对剑突水平，锁定位置。检查呼吸门控和心电门控波形显示良好后，进床至磁体中心，再次检查两种门控波形显示良好后开始扫描。胸部检查如使用包绕式表面线圈时，线圈应置于患者背后，线圈横轴与患者背部中线垂直，中心对准胸骨中点，线圈两端向胸前包裹。心脏大血管检查如使用包绕式心脏表线圈时，线圈横轴中心应正对左锁骨中线第五肋间处，然后两端分别包绕胸部并用束带固定于右侧胸壁。

【操作方法】

1. 平扫

（1）成像中心：线圈横轴中心对准胸部中点，移动床面位置，开定位灯，使十字定位灯的纵横交点对准胸部中点，即以线圈中心为采集中心。

（2）扫描方法

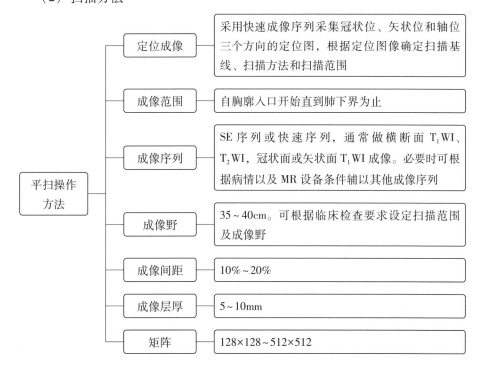

2. 增强扫描

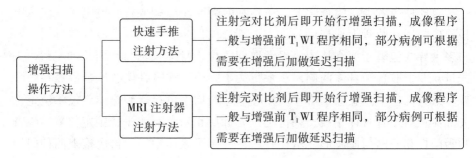

二、乳腺

【适应证】

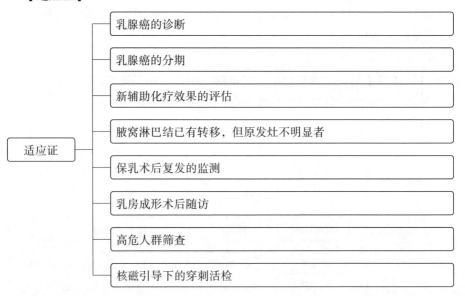

【禁忌证】

同"颅脑 MRI 检查禁忌证"。

【线圈准备】

选用双侧或单侧乳腺专用线圈或相控阵线圈。

【检查前准备】

同"颅脑 MRI 检查前准备"。

【患者体位】

患者呈俯卧位，着宽松衣服，让两乳房自然下垂于线圈窝内，从侧面看两乳位于线圈中间。下颌内收置于支架之上，双手环抱支架，上胸紧贴线圈，保持一个舒适的姿势。手背置静脉留置针管，背部用外固定带固定。

【操作方法】

1. 平扫

（1）成像中心：线圈横轴中心对准双乳头连线，移动床面位置，开定位灯，使十字定位灯的纵横交点对准双乳头连线，即以线圈中心为采集中心。

（2）扫描方法

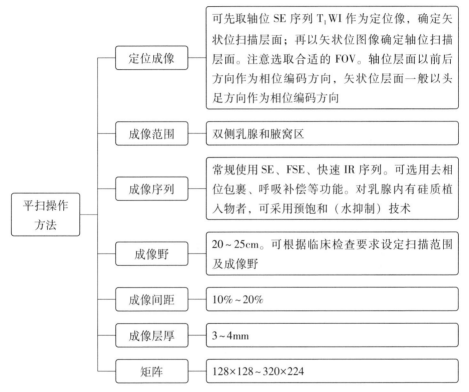

2. 增强扫描

乳腺扫描必须做动态增强。VIBRANT 序列专用于动态增强，先扫蒙片，团注对比剂后扫 7~10 期，采集数据，图像重建。

第四节　腹部 MRI 检查技术操作常规

一、肝脏

【适应证】

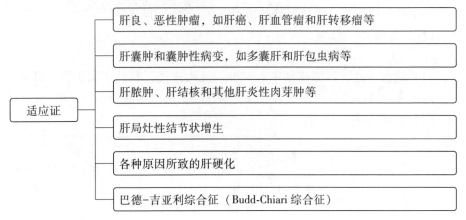

适应证
- 肝良、恶性肿瘤，如肝癌、肝血管瘤和肝转移瘤等
- 肝囊肿和囊肿性病变，如多囊肝和肝包虫病等
- 肝脓肿、肝结核和其他肝炎性肉芽肿等
- 肝局灶性结节状增生
- 各种原因所致的肝硬化
- 巴德-吉亚利综合征（Budd-Chiari 综合征）

【禁忌证】

同"颅脑 MRI 检查禁忌证"。

【线圈准备】

选用体柔线圈或 8 通道心脏线圈。

【检查前准备】

同"颅脑 MRI 检查前准备"。

【患者体位】

患者仰卧在检查床上，取头先进，人体长轴与床面长轴一致，双手置于身体两旁或胸前，双手和双脚避免交叉形成环路。

【操作方法】

1. 平扫

（1）成像中心：线圈横轴中心对准剑突，移动床面位置，开定位灯，使十字定位灯的纵横交点对准剑突，即以线圈中心为采集中心。

（2）扫描方法

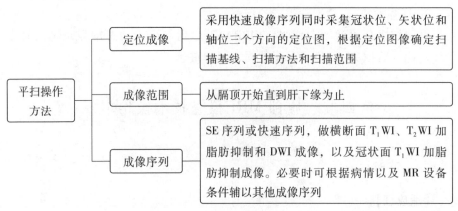

平扫操作方法
- 定位成像 —— 采用快速成像序列同时采集冠状位、矢状位和轴位三个方向的定位图，根据定位图像确定扫描基线、扫描方法和扫描范围
- 成像范围 —— 从膈顶开始直到肝下缘为止
- 成像序列 —— SE 序列或快速序列，做横断面 T_1WI、T_2WI 加脂肪抑制和 DWI 成像，以及冠状面 T_1WI 加脂肪抑制成像。必要时可根据病情以及 MR 设备条件辅以其他成像序列

续流程

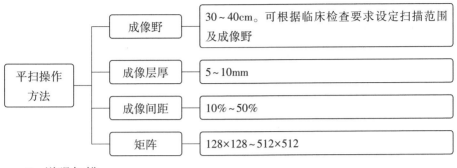

	成像野	30~40cm。可根据临床检查要求设定扫描范围及成像野
平扫操作方法	成像层厚	5~10mm
	成像间距	10%~50%
	矩阵	128×128~512×512

2. 增强扫描

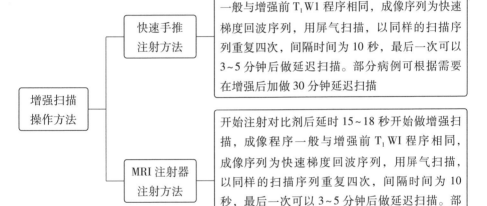

增强扫描操作方法

快速手推注射方法：注射完对比剂后即开始行增强扫描，成像程序一般与增强前 T_1W1 程序相同，成像序列为快速梯度回波序列，用屏气扫描，以同样的扫描序列重复四次，间隔时间为 10 秒，最后一次可以 3~5 分钟后做延迟扫描。部分病例可根据需要在增强后加做 30 分钟延迟扫描

MRI 注射器注射方法：开始注射对比剂后延时 15~18 秒开始做增强扫描，成像程序一般与增强前 T_1WI 程序相同，成像序列为快速梯度回波序列，用屏气扫描，以同样的扫描序列重复四次，间隔时间为 10 秒，最后一次可以 3~5 分钟后做延迟扫描。部分病例可根据需要在增强后加做 3 分钟延迟扫描

二、胰腺

【适应证】

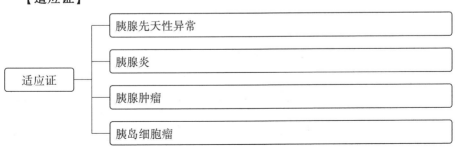

适应证	胰腺先天性异常
	胰腺炎
	胰腺肿瘤
	胰岛细胞瘤

【禁忌证】

同"颅脑 MRI 检查禁忌证"。

【线圈准备】

选用体部专用线圈或特殊的线圈。

【检查前准备】

同"颅脑 MRI 检查前准备"。

【患者体位】

同"肝脏 MRI 检查体位"。

【操作方法】

1. 平扫

（1）成像中心：线圈横轴中心对准剑突下 3cm，移动床面位置，使十字定位灯的纵横交点对准剑突下 3cm，即以线圈中心为采集中心。

（2）扫描方法

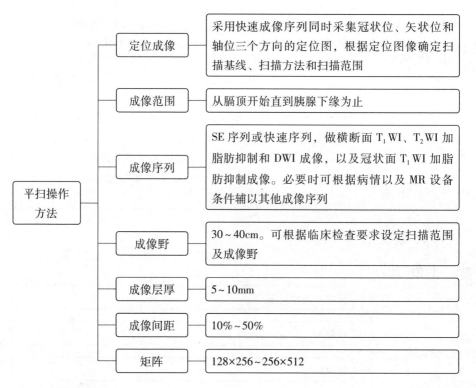

2. 增强扫描

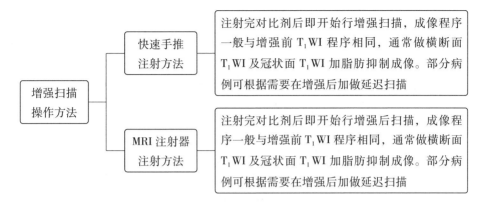

增强扫描操作方法

- 快速手推注射方法：注射完对比剂后即开始行增强扫描，成像程序一般与增强前 T_1WI 程序相同，通常做横断面 T_1WI 及冠状面 T_1WI 加脂肪抑制成像。部分病例可根据需要在增强后加做延迟扫描
- MRI 注射器注射方法：注射完对比剂后即开始行增强后扫描，成像程序一般与增强前 T_1WI 程序相同，通常做横断面 T_1WI 及冠状面 T_1WI 加脂肪抑制成像。部分病例可根据需要在增强后加做延迟扫描

三、肾脏

【适应证】

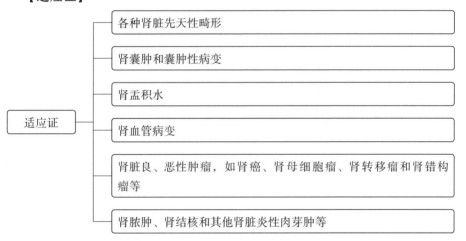

适应证

- 各种肾脏先天性畸形
- 肾囊肿和囊肿性病变
- 肾盂积水
- 肾血管病变
- 肾脏良、恶性肿瘤，如肾癌、肾母细胞瘤、肾转移瘤和肾错构瘤等
- 肾脓肿、肾结核和其他肾脏炎性肉芽肿等

【禁忌证】

同"颅脑 MRI 检查禁忌证"。

【线圈准备】

选用体部专用线圈或特殊的线圈。

【检查前准备】

同"颅脑 MRI 检查前准备"。

【患者体位】

同"肝脏 MRI 检查体位"。

【操作方法】

1. 平扫

（1）成像中心：线圈横轴中心对准剑突与肚脐连线中点，移动床面位置，

使十字定位灯的纵横交点对准剑突与肚脐连线中点，即以线圈中心为采集中心。

（2）扫描方法

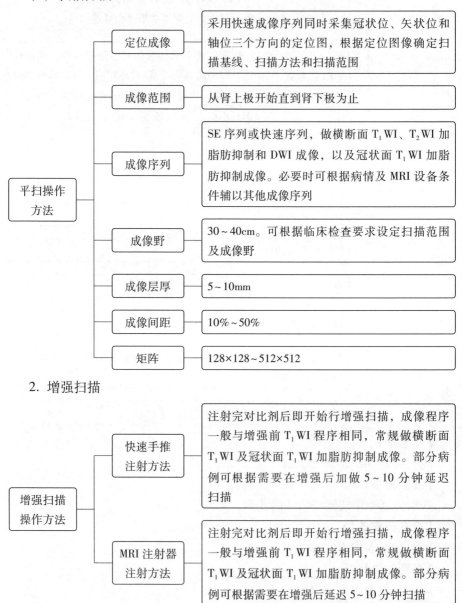

2. 增强扫描

| 增强扫描操作方法 | 快速手推注射方法 | 注射完对比剂后即开始行增强扫描，成像程序一般与增强前 T_1WI 程序相同，常规做横断面 T_1WI 及冠状面 T_1WI 加脂肪抑制成像。部分病例可根据需要在增强后加做 5~10 分钟延迟扫描 |
| | MRI 注射器注射方法 | 注射完对比剂后即开始行增强扫描，成像程序一般与增强前 T_1WI 程序相同，常规做横断面 T_1WI 及冠状面 T_1WI 加脂肪抑制成像。部分病例可根据需要在增强后延迟 5~10 分钟扫描 |

3. 必要时可进行动态扫描

四、前列腺

【适应证】

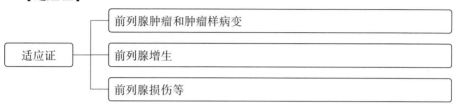

【禁忌证】

同"颅脑 MRI 检查禁忌证"。

【线圈准备】

选用体部专用线圈或特殊的线圈。

【检查前准备】

同"颅脑 MRI 检查前准备"。

【患者体位】

同"肝脏 MRI 检查体位"。

【操作方法】

1. 平扫

（1）成像中心：线圈横轴中心对准耻骨联合上缘，移动床面位置，使十字定位灯的纵横交点对准耻骨联合上缘，即以线圈中心为采集中心。

（2）扫描方法

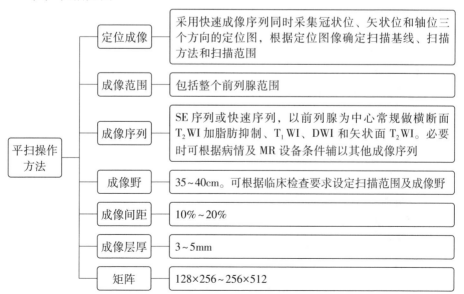

2. 增强扫描

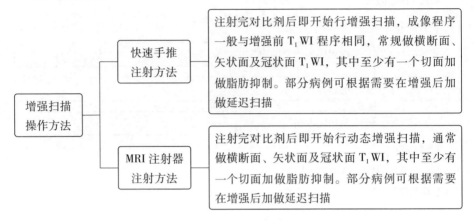

增强扫描操作方法

快速手推注射方法：注射完对比剂后即开始行增强扫描，成像程序一般与增强前 T_1WI 程序相同，常规做横断面、矢状面及冠状面 T_1WI，其中至少有一个切面加做脂肪抑制。部分病例可根据需要在增强后加做延迟扫描

MRI 注射器注射方法：注射完对比剂后即开始行动态增强扫描，通常做横断面、矢状面及冠状面 T_1WI，其中至少有一个切面加做脂肪抑制。部分病例可根据需要在增强后加做延迟扫描

五、女性盆腔

【适应证】

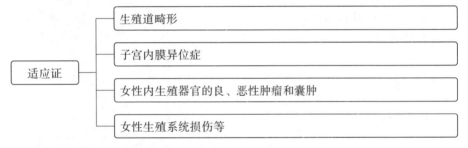

适应证

- 生殖道畸形
- 子宫内膜异位症
- 女性内生殖器官的良、恶性肿瘤和囊肿
- 女性生殖系统损伤等

【禁忌证】

同"颅脑 MRI 检查禁忌证"。

【线圈准备】

选用体部专用线圈或体部表面线圈。

【检查前准备】

带节育环的妇女检查腰椎及下腹部时须取出节育环后方能进行检查。其余准备同"颅脑 MRI 检查前准备"。

【患者体位】

同"肝脏 MRI 检查体位"。

【操作方法】

1. 平扫

（1）成像中心：线圈横轴中心对准脐与耻骨联合连线中点，移动床面位置，使十字定位灯的纵横交点对准脐与耻骨联合连线中点，即以线圈中心为采集中心。

（2）扫描方法

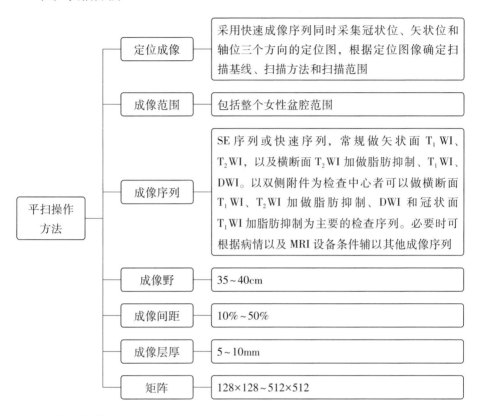

	定位成像	采用快速成像序列同时采集冠状位、矢状位和轴位三个方向的定位图，根据定位图像确定扫描基线、扫描方法和扫描范围
	成像范围	包括整个女性盆腔范围
平扫操作方法	成像序列	SE 序列或快速序列，常规做矢状面 T_1WI、T_2WI，以及横断面 T_2WI 加做脂肪抑制、T_1WI、DWI。以双侧附件为检查中心者可以做横断面 T_1WI、T_2WI 加做脂肪抑制、DWI 和冠状面 T_1WI 加脂肪抑制为主要的检查序列。必要时可根据病情以及 MRI 设备条件辅以其他成像序列
	成像野	35～40cm
	成像间距	10%～50%
	成像层厚	5～10mm
	矩阵	128×128～512×512

2. 增强扫描

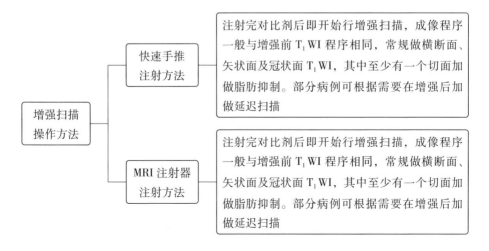

	快速手推注射方法	注射完对比剂后即开始行增强扫描，成像程序一般与增强前 T_1WI 程序相同，常规做横断面、矢状面及冠状面 T_1WI，其中至少有一个切面加做脂肪抑制。部分病例可根据需要在增强后加做延迟扫描
增强扫描操作方法	MRI 注射器注射方法	注射完对比剂后即开始行增强扫描，成像程序一般与增强前 T_1WI 程序相同，常规做横断面、矢状面及冠状面 T_1WI，其中至少有一个切面加做脂肪抑制。部分病例可根据需要在增强后加做延迟扫描

六、磁共振胰胆管成像

该检查不需要对比剂，不需要插管，无创性检查，无并发症。

【适应证】

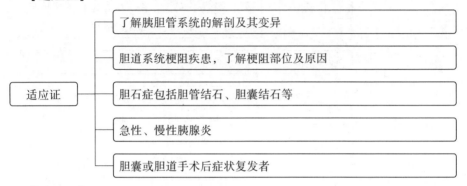

适应证
- 了解胰胆管系统的解剖及其变异
- 胆道系统梗阻疾患，了解梗阻部位及原因
- 胆石症包括胆管结石、胆囊结石等
- 急性、慢性胰腺炎
- 胆囊或胆道手术后症状复发者

【禁忌证】

同"颅脑 MRI 检查禁忌证"。

【线圈准备】

选用体部专用线圈或体部便面线圈。

【检查前准备】

检查前准备禁饮食 4 小时，其余同"颅脑 MRI 检查前准备"。

【患者体位】

患者仰卧在检查床上，取头先进，人体长轴与床面长轴一致，双手置于身体两旁，双手和双脚避免交叉形成环路。

【操作方法】

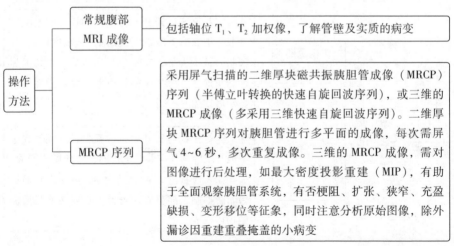

操作方法
- 常规腹部 MRI 成像：包括轴位 T_1、T_2 加权像，了解管壁及实质的病变
- MRCP 序列：采用屏气扫描的二维厚块磁共振胰胆管成像（MRCP）序列（半傅立叶转换的快速自旋回波序列），或三维的 MRCP 成像（多采用三维快速自旋回波序列）。二维厚块 MRCP 序列对胰胆管进行多平面的成像，每次需屏气 4~6 秒，多次重复成像。三维的 MRCP 成像，需对图像进行后处理，如最大密度投影重建（MIP），有助于全面观察胰胆管系统，有否梗阻、扩张、狭窄、充盈缺损、变形移位等征象，同时注意分析原始图像，除外漏诊因重建重叠掩盖的小病变

七、磁共振尿路造影

【适应证】

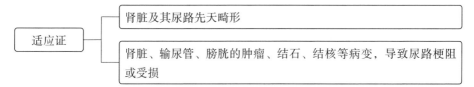

【禁忌证】

同"颅脑 MRI 检查禁忌证"。

【线圈准备】

选用体部专用线圈或体部表面线圈。

【检查前准备】

检查前禁食 6~8 小时，嘱患者饮水约 500ml，使膀胱保持充盈状态。为使输尿管良好显示，检查开始前可注射或嘱患者口服呋塞米注射液 2ml，以维持输尿管持续排尿状态。其余同"颅脑 MRI 检查前准备"。

【患者体位】

患者仰卧于检查床上，取头先进，人体长轴与床面长轴一致，双手置于身体两旁，双手和双脚避免交叉形成环路。

【操作方法】

1. 常规肾脏 MRI 成像，包括轴位 T_1、T_2 加权像，冠状位 T_2 加权像。

2. 采用屏气扫描的二维厚块磁共振尿路成像（MRU）序列（半傅立叶转换的快速自旋回波序列），或三维的 MRU 成像（多采用三维快速自旋回波序列）。屏气扫描的二维厚块 MRU 序列，对尿路进行多平面的成像，每次需屏气 4~6 秒，多次重复成像。三维的 MRU 成像，需对图像进行后处理，如最大密度投影重建（MIP），有助于全面观察肾盏、肾盂、输尿管有否受压、侵蚀、充盈缺损、梗阻等情况。同时注意分析原始图像，除外漏诊因重建重叠掩盖的小病变。

3. 如欲了解肾脏功能，可行对比剂增强的磁共振尿路成像检查。静脉注射顺磁性对比剂（Gd-DTPA），观察对比剂通过肾脏皮髓质进入收集系统的过程。了解肾脏排泄功能及尿路情况。

八、磁共振椎管成像

【适应证】

适应证
- 适应证同传统的脊髓造影，但不需要对比剂，无并发症
- 椎管内梗阻性病变，如椎管内肿瘤、炎症等，显示椎管受压、梗阻的位置及范围
- 明确椎间盘脱出对硬膜囊压迫的确切位置及程度
- 有助于脊髓动静脉畸形的评估

【禁忌证】

同"颅脑 MRI 检查禁忌证"。

【线圈准备】

选用脊柱成像专用线圈。

【检查前准备】

同"颅脑 MRI 检查前准备"。

【患者体位】

患者仰卧位，平静呼吸。

【操作方法】

1. 常规椎管 MRI 成像，包括矢状位 T_1、T_2 加权像。

2. 椎管磁共振椎管成像（MRM）序列，二维厚块或三维水成像序列（包括稳态进动快速成像序列、快速自旋回波序列等），沿椎管行冠状位或斜冠状位扫描。三维的 MRM 序列，需对图像进行后处理，如最大密度投影重建（MIP），有助于全面观察椎管有否受压变窄或梗阻，马尾、神经根及根袖情况，椎管内有否动静脉畸形等。同时注意分析原始图像，除外漏诊因重建重叠掩盖的小病变。

第五节　四肢和脊柱 MRI 检查技术操作常规

一、四肢骨骼

【适应证】

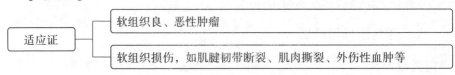

适应证
- 软组织良、恶性肿瘤
- 软组织损伤，如肌腱韧带断裂、肌肉撕裂、外伤性血肿等

续流程

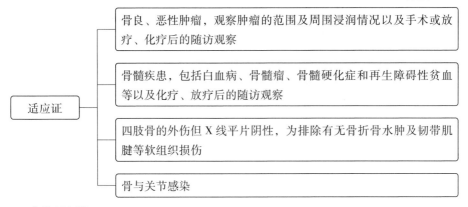

【禁忌证】

同"颅脑 MRI 检查禁忌证"。

【线圈准备】

选用特殊骨关节表面线圈，两侧肢体同时扫描可选用体线圈。

【检查前准备】

同"颅脑 MRI 检查前准备"。

【患者体位】

患者取仰卧位，用海绵垫垫平被查肢体并用沙袋固定，使患者舒适且易于配合。单侧肢体检查时，尽量把被检肢体放在床中心，可用四肢线圈或特殊骨关节表面线圈。两侧肢体可用体线圈同时进行扫描，以便对照观察。双手和双脚避免交叉形成环路。

【操作方法】

1. 平扫

（1）成像中心：应根据不同的检查部位而定。

（2）扫描方法

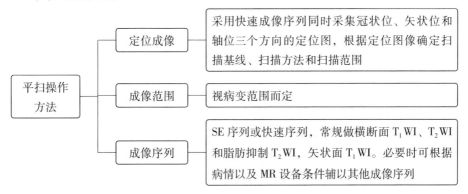

续流程

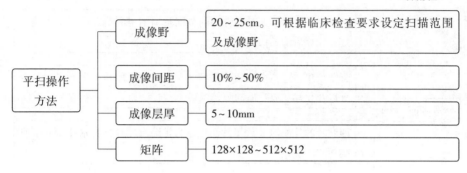

2. 增强扫描

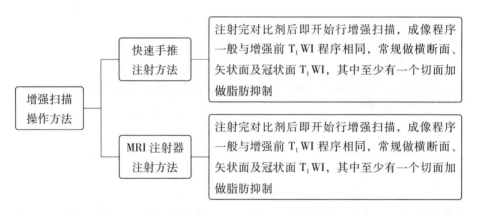

二、四肢关节

【适应证】

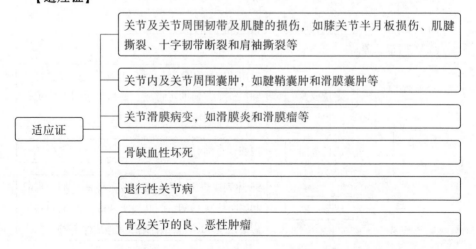

续流程

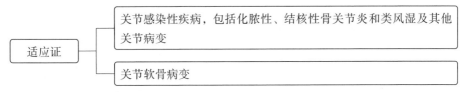

【禁忌证】

同"颅脑 MRI 检查禁忌证"。

【线圈准备】

选用特殊骨关节表面线圈，若行两侧肢体同时扫描者可选用体线圈。

【检查前准备】

同"颅脑 MRI 检查前准备"。

【患者体位】

患者取仰卧位，用海绵垫垫平被查肢体并用沙袋固定，使患者舒适且易于配合。行单侧肢体检查时，尽量把被检侧放在床中心。切面的方位应根据不同的关节而定。双手和双脚避免交叉形成环路。

【操作方法】

1. 平扫

（1）成像中心：应根据不同的关节部位而定。

（2）扫描方法

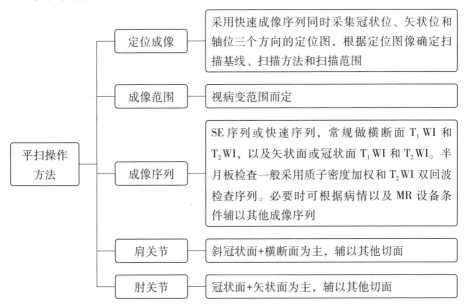

续流程

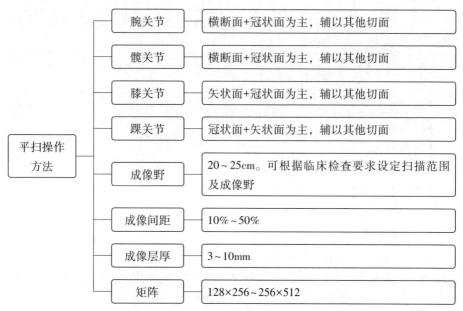

2. 增强扫描

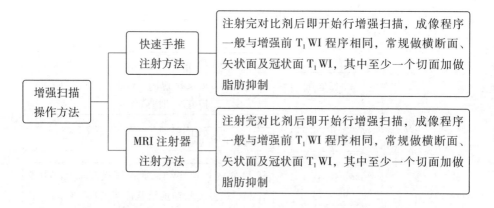

三、脊柱、脊髓

【适应证】

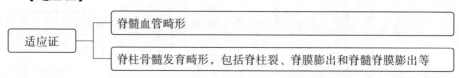

续流程

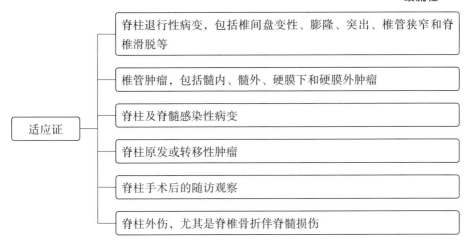

适应证
- 脊柱退行性病变，包括椎间盘变性、膨隆、突出、椎管狭窄和脊椎滑脱等
- 椎管肿瘤，包括髓内、髓外、硬膜下和硬膜外肿瘤
- 脊柱及脊髓感染性病变
- 脊柱原发或转移性肿瘤
- 脊柱手术后的随访观察
- 脊柱外伤，尤其是脊椎骨折伴脊髓损伤

【禁忌证】

同 "颅脑 MRI 检查禁忌证"。

【线圈准备】

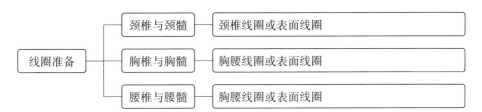

线圈准备
- 颈椎与颈髓 —— 颈椎线圈或表面线圈
- 胸椎与胸髓 —— 胸腰线圈或表面线圈
- 腰椎与腰髓 —— 胸腰线圈或表面线圈

【检查前准备】

同 "颅脑 MRI 检查前准备"。

【患者体位】

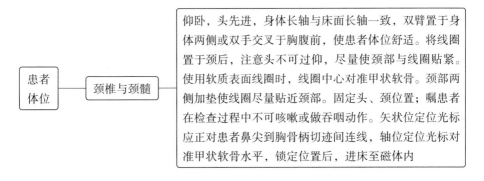

患者体位 —— 颈椎与颈髓 —— 仰卧，头先进，身体长轴与床面长轴一致，双臂置于身体两侧或双手交叉于胸腹前，使患者体位舒适。将线圈置于颈后，注意头不可过仰，尽量使颈部与线圈贴紧。使用软质表面线圈时，线圈中心对准甲状软骨。颈部两侧加垫使线圈尽量贴近颈部。固定头、颈位置；嘱患者在检查过程中不可咳嗽或做吞咽动作。矢状位定位光标应正对患者鼻尖到胸骨柄切迹间连线，轴位定位光标对准甲状软骨水平，锁定位置后，进床至磁体内

续流程

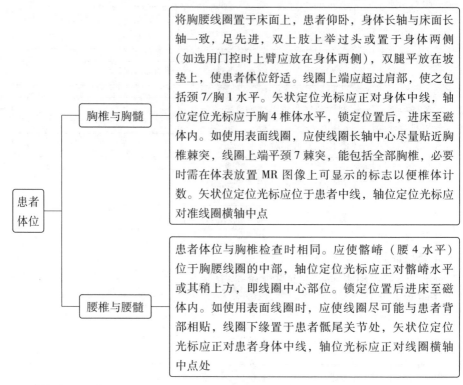

| 患者体位 | 胸椎与胸髓 | 将胸腰线圈置于床面上，患者仰卧，身体长轴与床面长轴一致，足先进，双上肢上举过头或置于身体两侧（如选用门控时上臂应放在身体两侧），双腿平放在坡垫上，使患者体位舒适。线圈上端应超过肩部，使之包括颈 7/胸 1 水平。矢状定位光标应正对身体中线，轴位定位光标应于胸 4 椎体水平，锁定位置后，进床至磁体内。如使用表面线圈，应使线圈长轴中心尽量贴近胸椎棘突，线圈上端平颈 7 棘突，能包括全部胸椎，必要时需在体表放置 MR 图像上可显示的标志以便椎体计数。矢状位定位光标应位于患者中线，轴位定位光标应对准线圈横轴中点 |
| | 腰椎与腰髓 | 患者体位与胸椎检查时相同。应使髂嵴（腰 4 水平）位于胸腰线圈的中部，轴位定位光标应正对髂嵴水平或其稍上方，即线圈中心部位。锁定位置后进床至磁体内。如使用表面线圈时，应使线圈尽可能与患者背部相贴，线圈下缘置于患者骶尾关节处，矢状位定位光标应正对患者身体中线，轴位光标应正对线圈横轴中点处 |

【操作方法】

1. 平扫

（1）成像中心：应按临床检查要求确定扫描中心。

（2）扫描方法

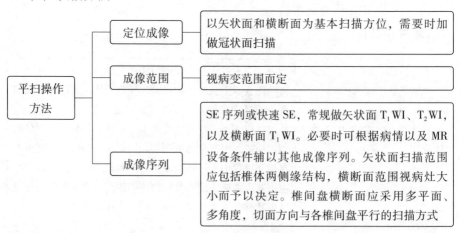

平扫操作方法	定位成像	以矢状面和横断面为基本扫描方位，需要时加做冠状面扫描
	成像范围	视病变范围而定
	成像序列	SE 序列或快速 SE，常规做矢状面 T_1WI、T_2WI，以及横断面 T_1WI。必要时可根据病情以及 MR 设备条件辅以其他成像序列。矢状面扫描范围应包括椎体两侧缘结构，横断面范围视病灶大小而予以决定。椎间盘横断面应采用多平面、多角度，切面方向与各椎间盘平行的扫描方式

续流程

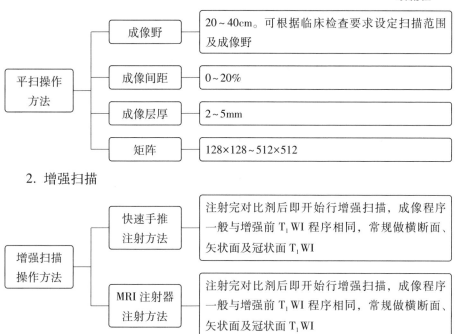

2. 增强扫描

参 考 文 献

［1］刘长安，陈肖华. 放射诊断中的医疗照射防护. 北京：军事医学科学出版社，2014.

［2］郑安梅，刘爱荣. 实用放射治疗技术规范与临床应用. 兰州：甘肃文化出版社，2014.

［3］祁吉. 放射学高级教程. 北京：人民军医出版社，2014.

［4］中华医学会. 临床技术操作规范・放射肿瘤学分册. 北京：人民军医出版社，2006.

［5］杨正汉，冯逢，王霄英. 磁共振成像技术指南：检查规范、临床策略及新技术应用. 北京：人民军医出版社，2010.

［6］郑穗生，高斌，刘斌. CT 诊断与临床. 第 2 版. 合肥：安徽科学技术出版社，2011.

［7］伍筱梅，宋玉全，何建勋. 现代数字化 X 线摄影技术学. 北京：北京理工大学出版社，2013.